Alimentation méditerranéenne et santé : actualités et perspectives

ISBN 2-7420-0315-0

Éditions John Libbey Eurotext
127, avenue de la République, 92120 Montrouge, France.
Tél : 01.46.73.06.60
Fax : 01.40.84.09.99
Site Internet : http://www.john-libbey-eurotext.fr

John Libbey and Company Ltd
13, Smiths Yard, Summerley Street, London SW18 4HR, England.
Tel : (1) 947.27.77

John Libbey CIC
Via L. Spallanzani, 11, 00161 Rome, Italy.
Tel : (06) 862.289

© 2000, John Libbey Eurotext, Paris.

Il est interdit de reproduire intégralement ou partiellement le présent ouvrage sans autorisation de l'éditeur ou du Centre Français d'Exploitation du Droit de Copie, 20, rue des Grands-Augustins, 75010 Paris.

Alimentation méditerranéenne et santé :
actualités et perspectives

Pierre Besançon

Stéphane Debosque

Francis Delpeuch

Bernard Descomps

Mariette Gerber

Claude-Louis Léger

Martine Padilla

Marc Puygrenier

Préface : Anna Ferro-Luzzi

Ouvrage coordonné par AGROPOLIS-Montpellier-France

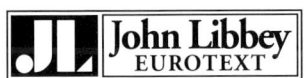

Sommaire

Liste des auteurs	VII
Présentation de l'ouvrage *Jacques Blanc, Docteur en Médecine, Président de la Région Languedoc-Roussillon*	IX
Introduction *Daniel Constantin, Préfet de la Région Languedoc-Roussillon*	XI
Préface *Anna Ferro-Luzzi, de l'Institut National de la Nutrition – Rome (Italie)*	XIII

I – Épidémiologie

1. Bénéfice santé du modèle de consommation méditerranéen *Mariette Gerber – INSERM-CRLC*	3

II – Apports nutritionnels des aliments entrant dans le modèle de consommation méditerranéen

2. Huile d'olive, coproduits de l'huilerie d'olive et olive-fruit : données actuelles et perspectives concernant la relation aliment et santé *Claude-Louis Léger, Bernard Descomps – Université Montpellier I – Médecine*	55
3. Poissons et produits de la mer *Mariette Gerber, Luçay Han-Ching, Gérard Pieroni – INSERM, CRLC, IFREMER*	73
4. Consommation de vin et prévention contre les maladies cardiovasculaires *Claude-Louis Léger, Marie-Annette Carbonneau, Bernard Descomps – Université Montpellier I – Médecine*	81
5. Effets bénéfiques pour la santé des fruits et légumes *Pierre Besançon – Université Montpellier II – Sciences et Technologies*	99

Fiches techniques

Les polyphénols : quelques notions sommaires *Claude-Louis Léger, Marie-Josephe Amiot-Carlin – INRA Avignon*	110
Fibres alimentaires : intérêt nutritionnel en alimentation humaine *Denis Lairon – INSERM U476-Marseille*	115

III – Comportements alimentaires et pratiques culinaires

6. Comportements alimentaires et pratiques culinaires
Martine Padilla, Françoise Aubaile-Sallenave, Bénédicte Oberti – CIHEAM-IAM M, Muséum National d'Histoire Naturelle 119

IV – Perspectives de l'alimentation méditerranéenne

7. Préserver le capital santé de l'aliment par des traitements technologiques appropriés
Pierre Besançon – Université Montpellier II – Sciences et Technologies 137

8. Nouvelles pratiques agricoles et innovations agro-alimentaires pour développer la valeur santé des aliments méditerranéens
Stéphane Debosque, Marc Puygrenier – Chambre Régionale d'Agriculture Languedoc-Roussillon, Agropolis 145

9. Préserver et promouvoir l'alimentation méditerranéenne pour la santé : vers des politiques nutritionnelles intégrées
Francis Delpeuch – IRD 155

Glossaire des termes scientifiques et techniques 167

Index 171

Alimentation méditerranéenne et santé

Liste des auteurs

Anna Ferro-Luzzi : Professeur – Directeur de l'Institut National de la Nutrition – Rome – Italie
A préfacé cet ouvrage collectif.

Auteurs :

Pierre Besançon : Professeur-Université Montpellier II-ISIM – Laboratoire de Génie Biologique et Sciences de l'Aliment. Unité de Nutrition – 34095 Montpellier cedex 05.

Stéphane Debosque : Directeur de la Chambre Régionale d'Agriculture Languedoc – Roussillon-Maison des Agriculteurs-Mas de Saporta – 34970 Lattes.

Francis Delpeuch : Directeur du Laboratoire de Nutrition Tropical-Département Sociétés et Santé-UR7-IRD-911, avenue Agropolis – BP 5045 – 34032 Montpellier Cedex 1.

Bernard Descomps : Professeur – Université Montpellier I-Directeur du Laboratoire de Nutrition Humaine et Athérogenèse – Institut de Biologie – boulevard Henry IV – 34060 Montpellier.

Mariette Gerber : Docteur – Centre de Recherche en Cancérologie – Groupe d'Epidémiologie Métabolique – INSERM-CRLC – 34298 Montpellier Cedex 5.

Claude-Louis Léger : Directeur de Recherche – Université Montpellier I – Laboratoire de Nutrition Humaine et Athérogenèse – Institut de Biologie – boulevard Henry IV – 34060 Montpellier.

Martine Padilla : Docteur – Administrateur Scientifique du CIHEAM – IAM.M-Département de Recherche Marchés et Sécurité Alimentaire – Institut Agronomique Méditerranéen-3191, route de Mende – 34 093 Montpellier Cedex 5.

Marc Puygrenier : Docteur – Directeur de la Valorisation – Agropolis, avenue Agropolis, 34394 Montpellier Cedex 5.

Ont également contribué :

Marie-Josephe Amiot-Carlin : Docteur-Directeur de Recherche-INRA – Station de Technologie des Produits Végétaux – Domaine Saint Paul-Site Agroparc – 84 914 Avignon Cedex 9.

Françoise Aubaile Sallenave : Docteur-Chargée de Recherche CNRS-Laboratoire d'Ethnobiologie : « Appropriation et socialisation de la nature ». URA 882 CNRS. Museum National d'Histoire Naturelle – 43, rue Cuvier – 75231 Paris Cedex 5.

Marie-Annette Carbonneau : Docteur – Université Montpellier I – Laboratoire de Nutrition Humaine et Athérogenèse – Institut de Biologie – boulevard Henry IV – 34060 Montpellier.

Luçay Han-Ching : Docteur-Directeur du département « valorisation des produits » IFREMER-Centre de Nantes – rue de l'Ile d'Yeu – BP 21 105 – 44311 Nantes Cedex 3.

Denis Lairon : Directeur de Recherche-Directeur de l'Unité INSERM U 476 – Centre Viton – 18 avenue Mozart – 13009 Marseille.

Bénédicte Oberti : Docteur, IAMM, Département de Recherche Marchés et Sécurité Alimentaire – Institut Agronomique Méditerranéen-3191, route de Mende – 34 093 Montpellier Cedex 5.

Gérard Piéroni : Docteur-Unité Nutrition Humaine et lipides : Biodisponibilité, métabolisme et régulations – Unité INSERM U 476-Centre Viton – 18 avenue Mozart – 13009 Marseille.

Présentation de l'ouvrage

En ma qualité de médecin et de Président d'une région où l'agriculture, les productions méditerranéennes, la viticulture et l'agroalimentaire jouent un rôle moteur dans l'économie et l'aménagement du territoire, je me suis personnellement mobilisé pour la reconnaissance des effets bénéfiques de l'alimentation méditerranéenne.

Cette mobilisation est aussi celle de la communauté scientifique du Languedoc-Roussillon, au travers de deux grands pôles d'excellence de la recherche : biologie-santé et agronomie.

Dans cet ouvrage collectif, des réponses sont apportées aux questions que chacun se pose : quels sont les effets de l'alimentation méditerranéenne sur la santé ? Qu'en pensent les spécialistes de la médecine et de l'agronomie ? Quel est l'état actuel des connaissances en ce domaine ? Quelles recherches méritent d'être poursuivies ou engagées pour mieux connaître et mieux comprendre l'intérêt du « mieux manger », pour son plaisir immédiat, son bien-être, la préservation durable de sa santé ?

Toutes ces questions relèvent aujourd'hui d'un véritable débat de société.

Je remercie chacun pour sa participation à la réflexion collective et forme le vœu que cette initiative à caractère scientifique contribue à développer l'attrait de nos productions méditerranéennes.

Jacques Blanc
Ancien Ministre
Président de la Région Languedoc-Roussillon

Alimentation méditerranéenne et santé

Introduction

D'un point de vue scientifique, il existe un rapport objectif entre alimentation et santé.

Si au cours des temps l'hygiène de vie, notamment celle de l'alimentation, a été prise en charge successivement par les instances religieuses (jeûne, interdits...) puis par le corps médical, la structuration de la science alimentaire n'intervient qu'au début du XXe siècle avec l'apparition de la diététique qui vise à la restauration des grands équilibres métaboliques puis, plus près de nous, l'avènement de la nutrition en tant que domaine de recherche à part entière et enfin depuis quelques années la promotion de l'aliment au statut de médicament, d'« alicament ».

L'alimentation méditerranéenne, au-delà des enquêtes épidémiologiques et du « *French paradox* », apparaît comme l'une des plus adaptées au maintien d'une bonne santé, conciliant intérêt nutritionnel et qualité organoleptique, en association avec une hygiène de vie qui va au-delà de la seule maîtrise de l'alimentation.

Traditionnellement, les Méditerranéens faisaient une consommation importante et variée d'aliments d'origine végétale, mangeaient peu de viande rouge, de poisson, très peu de lait et de beurre, mais des fromages frais ou des yogourts ; ils ajoutaient des lipides sous forme quasi exclusive d'huile d'olive, et enfin consommaient du vin rouge, modérément et au cours des repas... (dit-on dans les recommandations de bon sens !)

Ce mode d'alimentation est-il pour autant exportable dans d'autres régions et à d'autres cultures ?

Cette question méritait une réflexion approfondie, c'est le but de ce travail.

Des chercheurs ont décidé de faire le point des connaissances sur l'alimentation méditerranéenne afin d'en valoriser les acquis.

Les entreprises agroalimentaires pourront en retirer des nouveaux arguments commerciaux. Les consommateurs, quant à eux, disposeront d'une meilleure information afin de faire des choix dans le cadre d'une hygiène de vie saine et équilibrée.

C'est un travail stratégique pour notre région et pour son développement économique.

Daniel Constantin,
Préfet de la Région Languedoc-Roussillon

Préface

LE RÉGIME MÉDITERRANÉEN :
SAVONS-NOUS TOUT CE QUE NOUS DEVONS SAVOIR ?

Le régime méditerranéen fait partie intégrante d'un mode de vie dont nous avons hérité de nos grands-parents, et qui, au fil des années, jouit d'une popularité croissante dans le monde entier. Parmi les aspects les plus attrayants de cette façon de vivre, citons la douceur du climat, la beauté des paysages et le parfum des produits, la structure familiale élargie et solidaire, le rythme détendu de la vie quotidienne, la convivialité des repas et – bien sûr – le régime méditerranéen tant vanté. Grâce à ses vertus protectrices pour la santé, ce dernier a acquis une réputation bien méritée, non seulement chez les « gourmets », mais aussi au sein de la communauté scientifique. Cet effet hautement prometteur du régime méditerranéen a été mis en évidence pour la première fois par le Professeur Ancel Keys, savant éminent et épidémiologiste de réputation mondiale qui, en se fondant sur les résultats de l'Étude des Sept Pays, publia en 1975 un livre intitulé « Comment bien manger et rester en bonne santé à la mode méditerranéenne », figurant encore aujourd'hui au palmarès des succès de librairie. Depuis lors, de nombreuses études épidémiologiques, cliniques, métaboliques et expérimentales ont été conduites dans le but de préciser la composition du régime méditerranéen et d'identifier les mécanismes par lesquels il réduit le risque de maladie cardiovasculaire, mais également, comme cela apparut plus tard, le risque de cancer. Dans un premier temps, l'accent fut mis exclusivement sur sa fraction grasse et l'hypothèse lipidique de la maladie cardiovasculaire. L'intérêt s'est ensuite porté sur l'hypothèse oxydative, ce qui a déclenché des recherches approfondies sur les nutriments anti-oxydants présents dans le régime méditerranéen. Il fut rapidement établi qu'en effet, la vitamine E et la vitamine C contribuent de manière notoire à abaisser le facteur de risque nutritionnel de maladie cardiovasculaire. D'un autre côté, il est devenu évident qu'une proportion substantielle de la variabilité du risque restait encore à expliquer.

Alors que de nombreuses études destinées à fournir la preuve scientifique de l'importance des différents ingrédients du régime étaient en cours, on s'est rendu compte que, au-delà de sa composition en lipides, les connaissances sur le régime méditerranéen étaient remarquablement pauvres, notamment sur les aliments qui le composent. Ces lacunes dans notre savoir sont regrettables, et ont constitué un obstacle majeur au progrès de la compréhension des attributs bénéfiques pour la santé de ce style diététique particulier. Le régime méditerranéen n'était aucunement codifié et, même aujourd'hui, il est difficile de décider quelle est, ou quelle était, sa composition. Ainsi, si tout le monde s'accorde à reconnaître que l'huile d'olive est la source principale de graisses alimentaires dans le régime méditerranéen, sinon la seule, il apparaît que si les Crétois consommaient, au début des années 1960, pas moins de 100 g d'huile d'olive par jour, les Italiens se portaient tout aussi bien en en consommant près de deux fois moins. En termes d'apport d'énergie, ces quantités représentent respectivement 42 % de l'énergie d'origine lipidique en Crète contre 30 % en Italie. En tenant compte du risque que la densité d'énergie du régime pourrait représenter en relation avec l'obésité, on s'interroge sur la pertinence de promouvoir une consommation immodérée d'huile auprès de la population, à la condition expresse qu'il s'agisse d'huile d'olive. Ne devrions-nous pas adapter le conseil à notre mode de vie moderne, de plus en plus sédentaire, et faire passer le pourcentage d'énergie d'origine lipidique du niveau grec au niveau italien ? Il est intéressant de noter que d'autres enquêtes nutritionnelles conduites en Italie dans les années 1930 et 1940 montrent que la quantité de lipides alimentaires consommée à cette époque était encore plus limitée, et que cette consommation restreinte de lipides n'était pas liée à la pauvreté, dans la mesure où les classes socio-économiques urbaines, plus aisées, consommaient des quantités comparables à celles de la population générale. Ce résultat permettrait de penser que la tendance moderne du consommateur « occidental » à favoriser les aliments à haute teneur en graisses résulterait davantage de circonstances technologiques générées par l'industrie agro-alimentaire que d'une tendance innée.

Le régime méditerranéen d'origine se caractérisait également par la proportion élevée d'aliments d'origine végétale, avec une prépondérance des farines de céréales à faible taux d'extraction – l'aliment de base majeur qui, au début des années 1930, représentait quelque 65 % de l'apport énergétique total du régime alimentaire des paysans siciliens ; ce régime incluait également de grandes quantités de légumes. Légumes et céréales sont tous deux riches en polyphénols. Les composés polyphénoliques, famille de substances vaste et diversifiée, ne sont plus considérés comme des éléments inertes du régime, qui échappent à la digestion et dont le seul rôle serait de conférer couleur, flaveur et astringence aux aliments. Selon un consensus largement répandu, ces composés contribueraient de diverses manières aux effets bénéfiques du régime méditerranéen, en agissant comme anti-oxydants, phyto-oestrogènes, agents chélatants des métaux, activateurs ou inhibiteurs enzymatiques, etc. De nombreuses lacunes persistent dans la compréhension fine de ces mécanismes, des synergies ou des antagonismes possibles, de la biodisponibilité et même des quantités de ces composés qui sont présentes dans les aliments. Le type et les quantités de ces composés présents dans un fruit donné sont largement influencés par plusieurs facteurs, tels que les pratiques agricoles, l'exposition des plantes aux infections et aux parasites, le degré de maturité, la nature du processus technologique que l'on fait subir au fruit, son mode de consommation, pelé ou non, entre autres. D'autres questions émergentes concernent les implications inconnues de la composition et des fonctions des aliments qui appartiennent depuis toujours à la culture méditerranéenne. Il est encore trop tôt pour apprécier les conséquences possibles de la substitution de fruits et de légumes méridionaux cultivés selon la tradition par les variétés des mêmes espèces génétiquement modifiées. Des modifications indésirables subtiles de la composition d'un légume pourraient induire des effets pléïotropes. La démarche actuelle consistant à affirmer l'équivalence substantielle des produits issus d'OGM avec leurs alternatives traditionnelles ne tient pas compte, ou seulement dans une très petite mesure, de la grande diversité des polyphénols qui sont normalement présents dans le régime méditerranéen.

En conclusion, il nous faut encore poursuivre nos recherches avant de pouvoir composer un tableau cohérent de l'impact du régime méditerranéen sur la santé et de comprendre pleinement ses mécanismes. Un livre comme celui-ci, qui représente une mise à jour réunissant sous le même titre les progrès scientifiques les plus récents dans diverses disciplines allant des pratiques agricoles à la technologie alimentaire, de l'épidémiologie à la politique, marque une étape importante dans cette direction.

Anna Ferro-Luzzi
Institut National de la Nutrition
Rome, Italie

Épidémiologie

Bénéfice santé du modèle de consommation méditerranéen

Mariette Gerber

Il y a plus de dix ans que les études épidémiologiques, notamment l'étude des sept pays (Keys, 1986), ont évoqué le bénéfice santé lié à l'alimentation méditerranéenne. Mais il a fallu attendre les études conduites dans les pays anglo-saxons et scandinaves, terres d'élection de l'épidémiologie, pour que revienne en force le concept du bénéfice santé de l'alimentation méditerranéenne.

C'est donc *a contrario* que s'est fortifiée cette hypothèse, non pas seulement du point de vue géographique, du nord vers le sud, mais également du point de vue conceptuel. En effet, la relation aux maladies a été étudiée aliment par aliment et même nutriment par nutriment, alors qu'il apparaît de plus en plus probable qu'il faille avoir une vision globale des habitudes méditerranéennes pour en saisir tous les bienfaits.

Cette approche analytique correspond à la démarche scientifique habituelle, celle qui permet de démontrer des relations de cause à effet et des mécanismes. Nous verrons donc dans un premier temps, les limites de cette approche dans le contexte de l'épidémiologie, en rappelant brièvement les méthodes épidémiologiques et les difficultés rencontrées pour affirmer une relation de cause à effet.

Puis la relation avec les pathologies sera faite par aliment, en introduisant les nutriments contenus dans ces aliments pour suggérer les mécanismes. Nous verrons combien les sources de ces nutriments sont intriquées, notamment en ce qui concerne les aliments d'origine végétale *(figure 1)*.

Nous tenterons dans la conclusion de dégager les raisons en faveur de la conception holistique du régime méditerranéen.

ÉPIDÉMIOLOGIE. RAPPEL THÉORIQUE

L'épidémiologie est l'étude des affections pathologiques à l'échelle d'une ou plusieurs populations. On distingue l'**épidémiologie descriptive**, qui indique comment se distribue une maladie dans un ensemble de populations *(figure 2)*, et l'**épidémiologie analytique**, qui cherche à identifier les facteurs de risque de ces affections. Deux types d'études permettent une

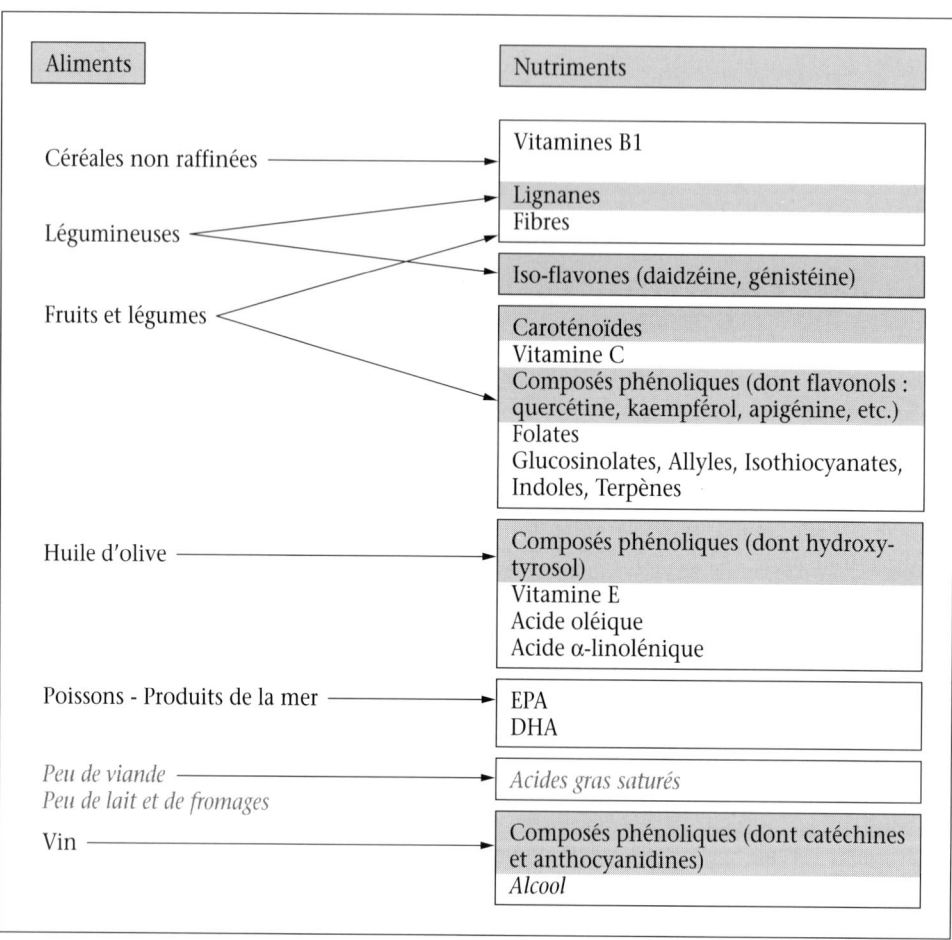

Figure 1. Sources des nutriments en ce qui concerne les aliments d'origine végétale.

telle recherche : **les études cas-témoins** comparent les expositions aux facteurs de risque des sujets atteints d'une maladie caractérisée et celles des témoins ; ceux-ci sont idéalement semblables aux cas en tous points, sauf la présence de la maladie. Ces études sont généralement rétrospectives, c'est dire que les sujets doivent se rappeler de leur exposition antérieure aux facteurs de risque. On conçoit aisément que cette méthode soit entachée d'erreurs quand il s'agit d'évaluer la consommation alimentaire des années passées. C'est pour cela que les **études prospectives** sont généralement préférées. Dans ces études, un ensemble de population (exemple : une cohorte d'infirmières, une cohorte d'employés du gaz ou de l'électricité, etc.) est interrogé au début de l'étude sur sa consommation alimentaire actuelle et sur d'autres facteurs de risque (tabagisme, activité physique, autres expositions, etc.). Ces enquêtes sont réalisées grâce à un questionnaire, le plus souvent un questionnaire de fréquence de consommation, pour évaluer l'apport alimentaire habituel. On peut aussi mesurer les marqueurs

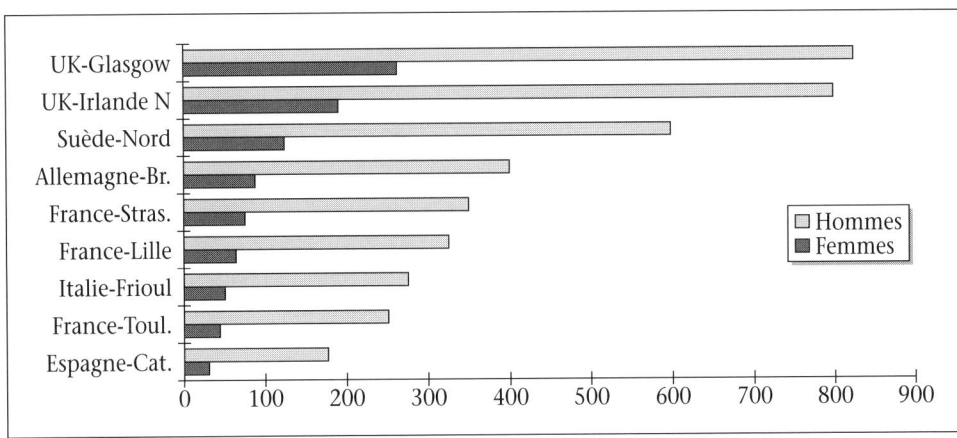

Figure 2A. Incidence des maladies coronariennes pour 100 000.

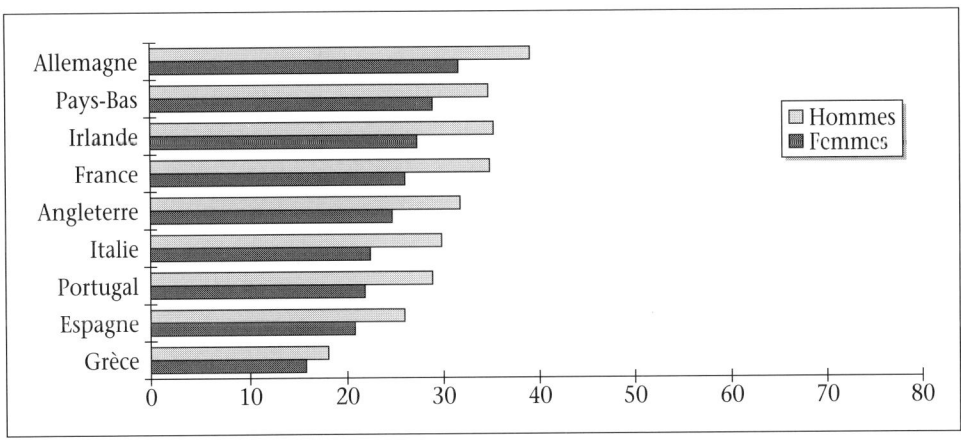

Figure 2B. Cancer côlo-rectal : incidence standardisée sur l'âge pour 100 000.

biologiques de l'alimentation dans différents tissus de l'organisme. La cohorte est suivie pendant un certain nombre d'années pour enregistrer l'incidence des maladies. Enfin, on peut mettre en œuvre des **études d'intervention** qui sont censées apporter la preuve d'une relation de cause à effet entre un apport nutritionnel et une maladie, en comparant les incidences ou la mortalité dans deux groupes, l'un traité par le nutriment étudié et l'autre par un placebo. Les grandes études d'intervention publiées ces dernières années et mentionnées dans le texte sont présentées dans le *tableau I*.

On calcule alors, de la même façon pour les trois types d'étude, le lien qui existe entre l'exposition à certain facteur (par exemple, la consommation de graisses) et la survenue de la maladie. On obtient la mesure de la probabilité d'apparition de la maladie en fonction du niveau d'exposition au facteur considéré. Cela est exprimé par l'*Odds Ratio* (OR).

Tableau I. Les grandes études d'intervention

Auteurs Pays	Sujets	Traitement	Suivi	Critères
LINXIAN 1 Chine Blot et al., 1993	29 584 population générale au Linxian adhésion : 93 %	C : vit C+ molybdene 120 mg + 30 µg D : β-carotène + vit E, + Se 15 mg + 30mg + 50mg plasma level 1,5 µmol/L (14,5x)	5 ans et 3 mois	mortalité toutes causes, tous cancers
LINXIAN 2 Chine Li et al., 1993	3 318 sujets avec dysplasie œsophagienne de la précédente cohorte	14 vitamines + 12 minéraux à 2-3 × RDA parmi lesquels β-carotène, (15 mg/jour), vit A, E, 60 IU, C, 180 mg, B1, B2, B6, B12, ac folique, biotine, Ca, Se, Mb, Zn, Mn, I, Cu, Fe	6 ans	cancers de l'œsophage et du cardia gastrique mortalité et incidence
LINXIAN 3 Chine Mark et al., 1994	même étude que Linxian 2	id	6 ans	régression de la dysplasie œsophagienne
ATBC Finlande *The ATBC cancer prevention study group,* 1994	29 000 gros fumeurs adhésion : 93 % abandon : 31 %	1-β-carotène 20 mg/jour taux plasmatique : 5,3 µmol/l (17,6x) 2-vit. E 50 mg/jour taux plasmatique : 42,5 µmol/l (1,5x) 3-1+2	5 à 8 ans	incidence des cancers du poumon et autres
CARET États-Unis Omenn et al., 1996	18 314 fumeurs, ex-fumeurs, ouvriers de l'amiante adhésion : 93 % abandon : 35 %	β-carotène 30 mg/jour + 25 000 UI vit. A taux plasmatique : 3,6 µmol/l (12,4x)	Moyenne : 4 ans	incidence des cancers du poumon et autres
Physicians' Health Study États-Unis Hennekens et al., 1996	22 071 médecins adhésion 78 % abandon 20 %	β-carotène 50 mg/jour taux plasmatique : 1,7 µmol/l (4x)	Moyenne : 12 ans	incidence des cancers du poumon et MCV
Skin Cancer Prevention Study Greenberg et al., 1990 ; 1996	1 720 sujets avec cancer de la peau enlevé récemment adhésion 80 %	β-carotène 50 mg/jour taux plasmatique : 3,3 µmol/l (10x)	Moyenne : 4,3 ans	cancers cutanés secondaires non-mélanomes
The Polyp Prevention Study États-Unis Greenberg et al., 1994	864 sujets avec adénomes sporadiques enlevée dans les 3 mois précédents adhésion 82 % abandon 13 %	1-β-carotène 25 mg/jour taux plasmatique : 1,1 µmol/l (2,7x) 2-vitamin C 1 g/jour + vit. E 400 mg/jour taux plasmatique : 30,6 µmol/l (1,4x) 3-=1+2	4 ans	nouveaux adénomes
The Australian Polyp Prevention Study Australie Mac Lennan et al., 1995	390 sujets avec > 1 polype enlevé au jour 0 abandon 28 %	β-carotène 20 mg pas d'information sur les taux plasmatiques	24 et 48 mois	récurrence des petits et gros adénomes
CHAOS Grande-Bretagne Stephens et al., 1996	2 002 patients avec diagnostic de MCV M + F	400 ou 800 UI vit. E taux plasmatique : 51,1 µmol/l	2 ans	infarctus non fatal, mortalité coronarienne
GISSI Prev. Invest. Italie 1999	11 234 patients avec infarctus récent	300 mg vit. E pas d'information sur les taux plasmatiques	3 ans et demi	infarctus non fatal, ictus mortalité coronarienne

> **Comment interpréter l'Odds Ratio (OR)**
>
> Pour estimer la probabilité d'apparition d'une maladie, on détermine une classe de référence de l'exposition au facteur de risque (dans notre cas un nutriment, un aliment ou un groupe d'aliments), dont le risque est estimé à 1. Si le calcul de l'OR attribue à une classe de sujets plus exposés, ou moins exposés une valeur inférieure à 1, cela indique un risque diminué pour cette classe d'exposition. Si au contraire on obtient une valeur supérieure à 1, cela indique un risque augmenté pour cette classe d'exposition. Par exemple, si dans une étude portant sur les maladies cardiovasculaires les sujets consommant le moins de légumes et de fruits sont la classe de référence, l'OR sera inférieur à 1 pour les sujets qui consomment beaucoup de fruits et légumes. Si dans une étude portant sur le cancer de l'estomac, les sujets consommant le plus de vitamine C sont la classe de référence, l'OR sera supérieur à 1 pour les sujets qui en consomment moins. L'OR est accompagné d'un intervalle de confiance (CI) qui n'inclut pas la valeur 1 si l'OR est statistiquement significatif. On évalue aussi un effet dose-réponse par le test de tendance qui, quand il est significatif, montre que le risque augmente avec l'exposition au facteur de risque, ou inversement diminue avec l'exposition quand le facteur considéré est protecteur : par exemple, plus on consomme de fruits et légumes, moins on a de risque de développer un cancer.

Les maladies dont nous allons parler, maladies chroniques dégénératives, essentiellement maladies cardiovasculaires et cancers, sont des maladies multifactorielles, c'est-à-dire qu'elles sont causées ou favorisées par plusieurs facteurs. Par exemple pour le cancer du sein, toutes les étapes de la vie reproductive qui influent sur le système hormonal se comportent comme des facteurs de risque (première grossesse tardive, pas ou peu d'enfants, ménopause tardive) auxquels s'associent des facteurs alimentaires et des facteurs génétiques directs ou de susceptibilité. Pour authentifier la relation de cause à effet entre le facteur de risque et la maladie, il faut éliminer l'effet possible des autres facteurs : par exemple, le risque relatif lié à la consommation de fruits et légumes dans les cancers est calculé à apport énergétique constant. Il existe des modèles statistiques qui permettent de contrôler l'effet des facteurs de confusion, c'est-à-dire de facteurs qui varient dans le même sens (positivement corrélés) : par exemple, les Méditerranéens associent dans leur alimentation beaucoup de fruits et légumes et le vin comme boisson. Il sera donc important, pour estimer la protection liée au vin, d'utiliser un modèle statistique qui permette de mesurer l'effet du vin à consommation constante de fruits et légumes : c'est l'ajustement. Cependant, même en identifiant tous les facteurs, il peut toujours rester un niveau de confusion résiduel, mais surtout on n'est jamais sûr d'avoir identifié tous les facteurs, d'où la prudence dans l'énoncé des résultats. On parle d'association d'observations, sans pouvoir affirmer qu'il y a relation de cause à effet.

> **Facteur de risque, marqueur de risque**
>
> Il faut introduire une distinction entre facteur de risque et marqueur de risque : le premier interfère dans la chaîne causale de la maladie, comme par exemple le taux de cholestérol dans les maladies cardio-vasculaires, ou les adénomes côlo-rectaux dans le cancer du côlon. Le second apparaît comme un épiphénomène dont l'implication causale n'est pas (encore) démontrée.

Puisqu'il est difficile de contrôler tous les facteurs de confusion, de dépister toutes les erreurs et de les corriger, les études sont répétées dans des conditions différentes (géographie, culture, etc.) avec des résultats qui peuvent être variables. Pour évaluer l'ensemble de ces études et arriver à des conclusions acceptables, on s'appuie sur des critères définis depuis plusieurs années (Hill, 1965).

Critères d'établissement de relation causale

– Convergence des résultats : reproductibilité des observations ;
– Force de l'association : les OR sont significatifs et très différents de 1, indiquant une probabilité du risque élevée, par exemple OR = 2, soit deux fois plus de risque de contracter la maladie si l'on est exposé à un certain facteur ;
– Relation dose-effet : existence d'un test de tendance significatif ;
– Plausibilité biologique : existe-t-il un mécanisme biologique susceptible d'expliquer l'effet du facteur d'exposition. Par exemple, les anti-oxydants contenus dans les fruits et légumes peuvent s'opposer à l'action mutagène d'un stress oxydatif au niveau de l'épithélium bronchique ou gastrique ;
– Analogie/cohérence : similarité des observations pour des affections ayant une physio-pathologie commune (cancers du larynx et des bronches).

C'est en s'appuyant sur ces critères qu'un certain nombre d'ouvrages (CNERNA, 1996 ; WRCF, 1997 ; COMA, 1998 ; Carotenoids, 1998) ou de revues (Ness et Powles, 1996 ; Kushi *et al.*, 1995 ; Corpet et Gerber, 1997, Gerber et Corpet, 1997) ont été écrits. Ce travail, associé à l'examen des travaux plus récents selon les mêmes critères, nous a permis de qualifier la nature du lien qui unit un facteur de risque et une pathologie. C'est ainsi que l'on pourra dire que les résultats sont :
– convaincants : quand ils convergent pour démontrer soit un effet de risque, soit un effet protecteur et qu'une mesure de santé publique doit résulter de cette observation ;
– probables : quand il y a quelques divergences, mais que les mesures de santé publique doivent cependant s'appliquer ;
– possibles : une majorité d'études vont dans le même sens mais la concordance des résultats n'est pas suffisante pour imposer une mesure de santé publique ;
– insuffisants : limités, trop peu d'études pour tirer une conclusion ;
– négatifs : ne montrent pas de relation entre la maladie et le facteur de risque ;
– divergents : il existe suffisamment d'études, mais discordantes.

L'ALIMENTATION MÉDITERRANÉENNE ET LES MALADIES CHRONIQUES DÉGÉNÉRATIVES

L'alimentation méditerranéenne étant traditionnellement frugale, l'ensemble de la consommation correspondait à un apport énergétique relativement faible constitué de divers aliments retrouvés dans l'ensemble des pays méditerranéens, même s'ils sont déclinés de façons différentes dans les diverses cultures de pays méditerranéens.

> **Les caractéristiques communes des alimentations méditerranéennes**
>
> - Forte consommation de légumes et de fruits variés, frais et secs, de céréales et de légumineuses
> - Utilisation d'herbes et aromates
> - Faible consommation de viande rouge, sauf un peu de viande ovine, ou caprine, mais du poisson
> - Faible consommation de lait et de beurre, mais des fromages frais ou des yogourts
> - Lipides ajoutés sous forme d'huile d'olive presque exclusivement
> - Vin rouge consommé modérément et au cours des repas

Ce type d'alimentation a d'abord été associé à un risque très faible de maladies cardiovasculaires et aussi de certains cancers comme le montrent les *figures 2A et B*, où les pays méditerranéens apparaissent groupés au bas de l'histogramme. D'autres affections chroniques dégénératives, telle la cataracte, le vieillissement cognitif, pourraient être aussi modifiées par de telles habitudes alimentaires.

C'est chacune des caractéristiques communes aux alimentations méditerranéennes qui va guider l'étude de la relation entre alimentation méditerranéenne et santé, soit :

– les aliments d'origine végétale qui couvrent l'apport en fibres, anti-oxydants et autres microconstituants intéressants des végétaux, dans un apport calorique relativement faible ;

– les aliments d'origine animale qui nous permettront de traiter la question des acides gras ;

– l'huile d'olive ;

– le vin rouge dans ses composantes alcool et polyphénols.

Le lien avec les maladies chroniques dégénératives, essentiellement maladies cardiovasculaires et cancers, sera étudié à l'intérieur de chacune des catégories.

LES ALIMENTS ÉNERGÉTIQUES : APPORT CALORIQUE

Traditionnellement il était relativement faible (hommes 2 500 kcal ; femmes 2 000 kcal) compte tenu de l'activité physique déployée. Cela s'explique par l'abondance d'aliments de faible densité énergétique (fruit, légumes, fromages frais) opposés aux aliments à forte densité énergétique (produits animaux, fromages à pâte dure) peu consommés. Un apport énergétique excédentaire résulte généralement en un surpoids (index de masse corporelle, IMC $\geq$ 25) ou une obésité (IMC $\geq$ 30), qui sont des facteurs de risque **convaincants** à la fois pour les maladies cardiovasculaires et certains cancers : cancer du rein, cancer côlo-rectal, cancers du sein, de l'endomètre, et à un moindre degré de l'ovaire et de la prostate (ces quatre derniers cancers sont dits hormono-dépendants car leur croissance est favorisée par les hormones sexuelles).

Comment s'explique cette similarité d'effet pour des affections par ailleurs dissemblables ? Il faut préciser que le type d'obésité en cause correspond à un type particulier : l'obésité viscérale ou abdominale, dite aussi androïde ou en pomme (opposée à l'obésité fémoro-glutéale, dite aussi gynoïde ou en poire), et que ce type d'obésité est caractéristique d'un syndrome de dysfonctionnement métabolique (syndrome d'insulino-résistance) portant à la fois sur les lipides (d'où sa relation avec les maladies cardiovasculaires), et sur les hormones sexuelles (d'où sa relation avec certains cancers).

> **Syndrome d'insulino-résistance**
>
> L'insulino-résistance et l'hyperinsulinémie qui en découle altèrent directement le métabolisme des acides gras, d'où la relation avec les maladies cardiovasculaires. On observe aussi une diminution du taux de la globuline liée aux hormones sexuelles (SHBG) ce qui induit l'augmentation de testostérone et d'œstrogènes, d'où la relation avec les cancers hormono-dépendants. Par ailleurs, la régulation d'un autre facteur de croissance pour les cellules tumorales (IGF-1) est altérée dans ce syndrome, ce qui explique que le développement d'autres cancers que les hormono-dépendants, tels le cancer colo-rectal, puisse être favorisé par le syndrome d'insulino-résistance.

Produits végétaux : beaucoup de fruits, légumes, herbes, céréales et légumineuses

Maladies cardiovasculaires

Aliments

Deux larges revues (Ness et Powles, 1997 et Law et Morris, 1998) ont été consacrées à cet aspect. Ness et Powles (1997) ont conclu que l'ensemble des résultats démontrait de façon **convaincante** que les fruits et légumes exerçaient un fort effet protecteur contre les ictus (« attaques ») et plus faiblement contre les maladies coronariennes. Law et Morris (1998) ont fait une analyse plus critique et ont quantifié la relation entre apport en fruits et légumes, et l'incidence des maladies coronariennes, accidents ischémiques et infarctus du myocarde. Leur conclusion est que le risque maladie cardiaque ischémique est environ 15 % plus faible chez les 10 % de sujets qui consomment le plus de fruits et légumes (soit plus de 600 g/jour) que chez les 10 % qui en consomment le moins.

Pour les céréales, l'effet protecteur est **probable** *(voir ci-dessous fibres)* quand elles ne sont pas raffinées (Jacobs *et al.*, 1998 ; Liu *et al.*, 1999), et pour les légumineuses, les résultats sont très **limités**. Il n'y a pas d'études spécifiques sur les herbes et aromates.

Mais la plupart des études épidémiologiques considèrent les nutriments contenus dans ces aliments : fibres, vitamines, anti-oxydants, minéraux, essayant d'individualiser les effets et les mécanismes.

Nutriments

Fibres

On les trouve principalement dans les céréales, les légumineuses et, de façon moins abondante dans les fruits et légumes.

Épidémiologie

La consommation de fibres est associée à un faible risque de maladies cardiovasculaires dans plusieurs études prospectives (revue dans Corpet et Gerber, 1997).

> Dans une étude prospective finlandaise (Knekt *et al.*, 1994), il est montré que ce sont les fibres qui sont associées au faible risque cardiovasculaire chez les femmes ; cette association ne se retrouve pas chez les hommes. Mais, en Finlande également, l'étude prospective de la cohorte ATBC décrite dans le *tableau I* (Pietinen *et al.*, 1996), conduite sur 21 930 hommes fumeurs âgés de 50 à 69 ans, a montré un risque relatif estimé (OR) de mortalité par affection coronarienne de 0,69 (0,54 à 0,88) pour 34,9 g/jour d'apport en fibres comparé à 16,1 g/jour. Les fibres solubles sont apparues plus efficaces que les insolubles. Dans l'étude prospective des Professionnels de Santé (43 757 hommes), l'OR d'infarctus fatal et non fatal était de 0,59 (IC : 0,46 à 0,76) dans le quintile consommant le plus de fibres (28,9 g/jour) comparé aux faibles consommateurs (12,9 g/jour), les fibres de céréales semblant les plus « protectrices » avec une diminution du risque de 29 % par 10 g ajoutés à l'apport journalier (Rimm *et al.*, 1996). Enfin deux études récentes confirment l'effet des fibres : l'étude prospective de la cohorte des infirmières aux États-Unis (Wolk *et al.*, 1999) montre que pour une augmentation de consommation de 10 g de fibres, le risque de maladie coronarienne est abaissé de 19 %, les fibres des céréales montrant l'effet le plus fort, et celle de la *Scottish health study* montre que l'effet se manifeste dès un apport de 20 g/jour (Todd *et al.*, 1999).

Mécanisme

Les fibres ont un effet hypocholestérolémiant : la supplémentation en son d'avoine induit une diminution du cholestérol LDL sans modifier le cholestérol HDL (Swain *et al.*, 1990 ; Rouanet *et al.*, 1993 ; Lairon *et al.*, 1996). Mais aussi, les fibres semblent s'opposer à l'insulino-résistance (Barnard *et al.*, 1992), qui est un facteur de risque pour les maladies cardio-vasculaires. De plus, un travail récent (Blache *et al.*, 1999) rapporte que l'acide butyrique, acide gras à chaîne courte dont la synthèse est favorisée par un apport important de fibres, se comporterait comme un anti-oxydant éventuellement protecteur contre l'oxydation des LDL.

Anti-oxydants

Sauf la vitamine E, que l'on trouve dans les amandes, noisettes, noix et pistaches, et dans l'huile d'olive (bien qu'à un taux bien inférieur à celui apporté par l'huile de tournesol) on trouve principalement les anti-oxydants décrits ci-dessous dans les fruits et légumes, les herbes et aromates, et les légumineuses.

Épidémiologie

Caroténoïdes

> **Où trouve-t-on les caroténoïdes ?**
>
> Les carotènes α et β se trouvent dans tous les fruits et légumes rouges et jaunes, et aussi dans certains crucifères. Plus spécifiquement, la lutéine se trouve dans les légumes verts à feuilles, le lycopène dans la tomate et la β-cryptoxanthine dans l'orange.

Les résultats sur l'effet protecteur des caroténoïdes sur les maladies cardiovasculaires sont **divergents**.

Certaines études d'observation rapportent une réduction du risque chez les sujets consommant ou présentant dans leurs tissus des taux élevés de β-carotène et de lutéine (Street *et al.*, 1994 ; Todd *et al.*, 1999) ou de lycopène et de β-carotène (Kohlmeier *et al.*, 1997). Mais les résultats cliniques des études d'intervention sont moins convaincants : chez les 22 000 médecins de la *Physicians' Health Study (tableau I)*, la prise de β-carotène tous les deux jours pendant 12 ans n'a pas changé le nombre d'accidents cardiovasculaires, par rapport à la prise d'un placebo, et chez ceux qui avaient une affection coronarienne préexistante, il y a eu une augmentation non significative de mortalité cardiovasculaire (Gaziano *et al.*, 1995). L'étude d'intervention ATBC *(tableau I)* analysant seulement les sujets ayant déjà présenté un infarctus du myocarde a montré un risque augmenté de mortalité par accident coronarien dans le groupe traité par le β-carotène (Rapola *et al.*, 1997).

Vitamine C
Il y a de fortes indications épidémiologiques permettant de dire que la réduction du risque de maladie coronarienne par l'apport élevé de vitamine C évalué par le taux plasmatique est **probable** (Vita *et al*, 1998 ; Nyyssonen *et al*, 1997 ; Gale *et al*, 1995 ; Eichholzer *et al*, 1992 ; Todd *et al.*, 1999) bien que l'effet basé sur l'estimation de l'apport par questionnaire alimentaire soit moins concluant.

En fait, il semble qu'on ne puisse montrer l'effet que si l'on étudie des populations présentant un faible apport (Nyyssonen *et al.*, 1997), ce qui expliquerait les études négatives (Kushi *et al.*, 1996-b ; Stampfer *et al.*, 1993 ; Rimm *et al.*, 1993). Il n'a pas été pratiqué d'études d'intervention examinant l'effet de la vitamine C sur les maladies coronariennes. Dans l'étude de Blot *et al.* (1993) la vitamine C était associée à d'autres nutriments, ce qui ne permet pas de conclure sur l'effet respectif de chacun des éléments *(tableau I)*.

Vitamine E
L'observation d'une relation inverse entre le taux de vitamine E plasmatique et les affections des coronaires dans 16 pays européens (Gey,1991) a été la première à montrer l'effet protecteur **possible** de la vitamine E. Les études d'épidémiologie basées sur la prise d'aliments (Knekt, 1994 ; Kushi *et al.*, 1996) ou de suppléments (Stampfer *et al.*, 1993 ; Rimm *et al.*, 1993) ont conforté cette hypothèse.

L'étude d'intervention ATBC (Rapola *et al.*, 1997, *tableau I*) montre que les sujets recevant 50 mg/jour d'α-tocophérol ont un risque diminué d'infarctus non fatal, mais la fréquence de ces événements sur les 6 ans de suivi n'est pas significativement différente du groupe placebo. Seule l'étude d'intervention CHAOS *(tableau I)* a montré un effet bénéfique de la supplémentation en vitamine E à fortes doses (268 mg par jour pendant 510 jours) sur l'incidence de l'infarctus du myocarde (mais pas sur la mortalité) chez des sujets ayant eu des signes authentifiés d'affection cadiovasculaire (Stephens *et al.*, 1996). Les taux plasmatiques de vitamine E étaient comparables dans l'étude ATBC et CHAOS (44,7 vs 51,1 µmol/l). La toute récente étude italienne (Gissi, 1999) ne montre pas d'effet sur la mortalité chez les sujets supplémentés par 300 mg de vitamine E et ayant présenté un infarctus du myocarde *(tableau I)*.

Composés phénoliques

Pour concilier les résultats d'épidémiologie d'observation et d'intervention, il faut rappeler que des anti-oxydants autres que les vitamines sont présents dans les fruits et légumes, tels les composés phénoliques et notamment les flavonoïdes, et que l'apport en β-carotène peut être seulement un marqueur pour la consommation de ces autres constituants. Deux études prospectives conduites aux Pays-Bas (Hertog et al., 1993 ; Hertog et al., 1995) suggèrent fortement l'importance de ces composés dans la réduction du risque de mortalité par affection cardiovasculaire. Ces résultats ont été confirmés par l'étude prospective de Knekt et al. (1996a) et de Yochum et al. (1999), mais contredits par une étude prospective conduite en Grande-Bretagne (Hertog et al., 1997). On pourrait donc actuellement dire que l'effet protecteur de ces composés vis-à-vis des maladies cardiovasculaires est **possible**.

Mécanismes

On a essayé de transposer mécanistiquement ces résultats en mesurant chez des sujets supplémentés par du β-carotène et les vitamines C et E le taux d'oxydation des particules LDL et le délai d'apparition des LDL oxydées, qui sont impliquées dans le développement de l'athérome.

En fait, il semble que l'effet protecteur des anti-oxydants s'appliquerait non pas aux premiers stades d'oxydation des LDL, mais plutôt lorsque la plaque d'athérome est déjà formée (Diaz et al., 1997). On a montré que le rapport des concentrations de vitamine E / cholestérol était plus faible dans les plaques d'athérome que dans les tissus artériels normaux prélevés sur les lésions d'autopsie de 37 sujets, alors que la vitamine E totale était plus élevée (Carpenter et al., 1995).

En ce qui concerne les composés phénoliques, leur disponibilité et leur métabolisme sont encore mal connus, mais il a été montré *ex vivo* qu'ils protégeaient la vitamine E contenue dans les particules LDL (Carbonneau et al., 1997 et fiche technique « Les polyphénols : quelques notions sommaires »). Dans leur revue, Bingham et al. (1998) rappellent que le soja qui contient des flavonoïdes diminue le taux de cholestérol LDL, que la génistéine diminue l'activité des tyrosines kinases impliquée dans la prolifération cellulaire, et supprime la libération de NO par inhibition de la NO synthétase.

Acide folique

L'acide folique (ou vitamine B9) se trouve présent sous la forme de folates dans de nombreux légumes et fruits (à côté de la levure et du foie), mais aussi dans les légumineuses. Le taux plasmatique d'acide folique, lié à l'apport alimentaire, est inversement corrélé au taux sanguin d'homocystéine. En effet, l'acide folique est nécessaire à la transformation d'homocystéine en méthionine, et sa carence bloque la voie métabolique résultant en une accumulation plasmatique d'homocystéine. On a observé chez les personnes âgées des concentrations élevées d'homocystéine, que l'on a pu associer au risque d'affections coronariennes. Dans l'étude prospective des Professionnels de Santé (Rimm et al., 1993), les hommes ayant le plus d'homocystéine dans le sang avaient trois fois plus de risque de faire un infarctus du myocarde que les autres sujets. A côté du déficit d'apport en acide folique, il peut s'agir aussi d'un déficit en vitamines B12 et B6, car ces vitamines sont aussi impliquées dans l'accumulation d'homocystéine, ce qui explique les résultats de Rimm et al. (1998) montrant un risque de maladie coronarienne plus diminué par la supplémentation ou l'apport alimentaire conjoint de folates et de vitamine B6 (en comparant des apports respectifs de 696 µg et 4,6 mg/jour *vs* 158 µg et 1,1 mg/jour) que par chacun isolément. Une étude d'intervention conduite en double aveugle sur 119 volontaires en bonne santé qui consommaient des céréales fortifiées ou non avec 200 µg d'acide folique pendant 6 mois a permis d'obtenir un taux d'homocystéine inférieur de 10 % chez les sujets supplémentés (Schorah *et al.*, 1998).

Potassium
Les fruits et légumes sont une source importante de potassium. Des études relativement anciennes revues dans Corpet et Gerber (1997) ont montré que les végétariens ont des taux de pression artérielle plus faible que les omnivores, observation corroborée par des essais cliniques utilisant des supplémentations en potassium. Le potassium est donc un candidat probable à la réduction du risque cardiovasculaire.

Cancers

Aliments

Pratiquement toutes les études épidémiologiques qui ont examiné la consommation de fruits et de légumes montrent qu'elle est associée à une diminution du risque de cancer : 132 études sur 170 montrent une protection significative, contre seulement 6 qui montrent une augmentation du risque. Plus précisément, en se basant sur les ouvrages cités plus haut (CNERNA, 1996 ; WRCF, 1997 ; COMA, 1998 ; IARC, 1998), et les études plus récentes *(tableaux II et III)*, on peut dire que les résultats sont **convaincants** pour tous les cancers des voies aéro-digestives supérieures, de l'estomac, du poumon et des bronches, du pancréas, du col de l'utérus et de la vessie. L'effet n'est que **possible**, et seulement pour les légumes, pour les cancers hormono-dépendants, du côlon-rectum, du rein et de la thyroïde. Les résultats sont **insuffisants** ou **divergents** pour les autres cancers.

Certaines études ont tenté de préciser si certains légumes en particulier réduisaient le risque de cancer : les résultats sont **convaincants** dans le cas des tomates pour les cancers de l'œsophage, de l'estomac et des poumons, **possibles** pour les cancers oro-pharyngés. Pour la plupart des autres cancers ils sont **insuffisants**. Il faut noter les études de Giovanucci *et al.* (1995) et Tzonou *et al.* (1999) montrant que les tomates cuites ou transformées diminuent le risque de cancer de la prostate. Ces études doivent être confirmées. Dans une étude nord-américaine (Longnecker *et al.*, 1997), les carottes et les épinards montrent une association inverse avec le cancer du sein. Franceschi *et al.* (1998a) ont repris l'ensemble des données italiennes. Globalement, les légumes apparaissent plus protecteurs que les fruits parmi lesquels seul le groupe pêche/abricot/prune réduit significativement le risque de cancer du rectum ; les pommes et les fruits riches en vitamine C n'atteignent pas la significativité. Tous les légumes cuits protègent contre le cancer du côlon, alors que seules parmi les légumes cuits, les carottes cuites réduisent significativement le cancer du sein. Salade verte et carottes crues réduisent le risque de cancer du côlon et du sein.

En ce qui concerne l'apport en céréales, les résultats des études analytiques sont **divergents**, moins de la moitié seulement montrent que l'apport de céréales réduit le risque de cancer du sein (revue dans Gerber, 1998 ; Potishman *et al.*, 1999). La réduction du risque par la consommation de céréales est jugée **possible** pour le cancer de l'estomac et **insuffisante** pour le cancer du côlon dans le WCRF (1997).

Tableau II. Caractéristiques et résultats des études cas-témoins récentes sur la relation fruits et légumes et cancers

Cancers et états précancéreux	Auteurs	Pays Caractéristiques méthodologiques	OR	Tendance	Remarques
Oro-pharyngé	Franceschi et al., 1999	Italie cas : 598 témoins : 1 491	Légumes crus : H (> 14,1 portions/semaine) vs F (5 portions/semaine) : 0,4 (0,3-0,6)	< 0,01	
			Légumes cuits : H (> 4,5 portions/semaine) vs F (1,5 portions/semaine) : 0,5 (0,3-0,7)	< 0,01	
Estomac	Ji et al., 1998	Chine cas : 1 124 témoins : 1 451	H (≥ 9 portions/jour) vs F (≤ 5) 0,4 (0,3-0,5)	< 0,0001	Après sous-groupes, seulement légumes vert-jaunes 0,5 (0,4-0,7) T : 0,0001
Poumon	Nyberg et al., 1998	Suède cas : 124 témoins : 235	Fruits sauf agrumes H (quotidiennement) vs F (2-4/semaine) 0,49 (0,25-0,94)	0,03	Exprimé en fréquence de consommation. Tomates : 0,79 (0,43-1,46) Tend : 0,4
Adénomes côlo-rectaux	Witte et al., 1996	États-Unis cas : 519 témoins : 556	Légumes H (45,5 portions/semaine) vs F (9 portions/semaine) 0,47 (0,29-0,76)	< 0,001	Légumes riches en caroténoïdes, crucifères, fruits riches en vitamine C significant OR < 1
Côlon, rectum	Franceschi et al., 1997	Italie cas : 1 953 témoins : 4 154	Légumes H (> 18,1 portions/semaine) vs F (8,4) 0,57 (0,47-0,69) Fruits hors agrumes H (> 19 portions/semaine) vs F (7,2) 0,72 (0,60-0,87)	< 0,01	Légumes crus (salade, carotes) Légumes verts cuits ; pois et haricots
Sein	Longnecker et al., 1997	États-Unis cas : 3 543 témoins : 9 406	Carottes et épinards crus et cuits H (> 2/semaine) vs F (< 1/mois) 0,56 (0,34-0,91)	0,0001	Chacun séparément moins protecteur Pas d'effet des suppléments de carotène et vit A
	Favero et al., 1998	Italie cas : 2 569 témoins : 2 588	Légumes crus H (> 12,5 portions/semaine) vs F (4,9) 0,73 (0,6-0,9)	< 0,01	

H : quantité la plus élevée ; F : quantité la plus faible.

Tableau III. Caractéristiques et résultats des études prospectives récentes sur la relation fruits et légumes et cancers

Cancers et états précancéreux	Auteurs	Pays Caractéristiques méthodologiques	OR	Tendance	Remarques
Estomac	Galanis et al., 1998	Japonais d'Hawaï 108/11 907	H (≥ 2/jour) vs F (< 1/jour) 0,4 (0,2-0,8)	0,02	
	Terry et al., 1998	Suède, 116/11 500	F vs H : 5,5 (1,7-18,3)	< 0,05	
	Botterweck et al., 1998	Pays-Bas 310/3 500 (sous cohorte)	H (374 g/jour) vs F (250 g/jour) 0,72 (0,48-1,10)	0,14	0,49 (0,20-1,18) cas et états précancéreux légumes seulement faible variation de l'apport
Poumon	Ocké et al., 1997	Pays-Bas 19 ans ; 54/561	Fruits : F (< 107 g/jour) vs H (> 166 g/jour) 1,92 (1,04-3,55)	0,03	Hommes : stabilité de la consommation de fruits : 2,52 (1,15-5,57). Légumes : NS
	Knekt et al., 1999	Finlande 25 ans ; 138/4 545	H vs F (non précisé) 0,60 (0,38-0,965)	0,02	Fruits 0,58 (0,37-0,93) p : 0,013. Légumes racines 0,56 (0,36-0,88) p : 0,03
Sein	Verhoeven et al., 1997	Pays-Bas 4 ans 650/1 812 (subcohorte)	Fruits H (343,1 g/jour) vs F (64,9 g/jour) 0,76 (0,54-1,08)	0,10	
	Zhang et al., 1999	États-Unis 14 ans, 784/83 234	Légumes H (≥ 5 portions) vs F (< 2 portions) 0,64 (0,43-0,95)	0,10	OR pour cancers en préménopause
Ovaire	Kushi et al., 1999	États-Unis 9 ans ; 139/29 083	Légumes verts à feuilles : H (> 6 portions/semaine) vs F (< 2) 0,44 (0,25-0,79)	0,01	
Vessie	Michaud et al., 1999	États-Unis 10 ans ; 252/47 909	H (> 8 portions/jour) vs F (< 3,5) 0,72 (0,47-1,09)	0,09	Crucifères 0,49 (0,32-0,75) tend : 0,008

H : quantité la plus élevée ; F : quantité la plus faible.

Bénéfice santé du modèle de consommation méditerranéen

Céréales raffinées, céréales complètes

Un point doit être clarifié : les études cas-témoins italiennes (Favero *et al.*, 1998 ; Franceschi *et al.*, 1996 ; Franceschi *et al.*, 1998c) montrent que les aliments à base de céréales sont un facteur de risque pour le cancer du côlon-rectum et du sein. Cela n'est pas contradictoire avec ce qui vient d'être dit. De nos jours les produits à base de céréales sont fortement raffinés. Ils contiennent donc peu de nutriments associés (tels les lignanes, *voir infra*) et surtout de l'amidon. Ceux-ci sont grands pourvoyeurs d'énergie qui, si elle est excédentaire, représente un facteur de risque pour ces deux cancers. Quand les céréales raffinées et les céréales complètes ont été séparées, ces dernières apparaissent inversement associées au risque de cancer du côlon, du sein et d'autres cancers (Franceschi *et al.*, 1998-b ; La Vecchia et Chatenoud, 1998 ; Levi *et al.*, 1999).

Enfin, en ce qui concerne les légumineuses, notons qu'une étude cas-témoins conduite dans l'île de Majorque (Benito *et al.*, 1990) montrait un effet protecteur des légumineuses et que Franceschi *et al.* (1998a) ont montré que les pois et les haricots réduisaient le risque de cancer du côlon.

On a cherché à identifier les nutriments présents dans ces aliments végétaux qui pourraient expliquer cet effet protecteur, en oubliant parfois la difficulté à caractériser qualitativement et à estimer quantitativement ces nutriments dans les tables de composition des aliments.

Nutriments

Fibres

Rappelons que leur source principale sont les céréales, les légumineuses et, dans une moindre mesure, les légumes et les fruits, sauf les fruits secs.

L'effet bénéfique des légumes, surtout dans le cas des cancers de l'intestin, pourrait être dû à la fraction non digestible des parois végétales : les fibres. Dans le cas des cancers, l'effet bénéfique des fibres des céréales est généralement moins net que celui des fibres des fruits et des légumes, sauf pour les céréales complètes, qui sont généralement associées à une réduction du risque de cancers (Jacobs *et al.*, 1995 ; la Vecchia *et al.*, 1998) et de cancer côlo-rectal en particulier (Franceschi *et al.*, 1998b).

Cancer du côlon

Épidémiologie

La conférence de consensus (ECP, 1997) a conclu à la forte présomption de protection contre le cancer côlo-rectal par les fibres, et celle-ci est jugée **possible** par le WRCF (1997).

Dans une méta-analyse regroupant 13 études cas-témoins, ceux qui ingèrent le plus de fibres ont environ deux fois moins de risque de cancer du côlon que ceux qui en mangent le moins (Howe *et al.*, 1992). L'analyse de Witte *et al.* (1996) suggère que l'effet réducteur de risque des céréales complètes pour les adénomes côlo-rectaux est dû en partie aux fibres. Pourtant, 4 grandes études prospectives sur 6 ne montrent pas de lien entre fibres et cancer du côlon, les deux autres montrent un risque diminué chez ceux qui consomment le plus de fibres de légumes. Dans 2 études d'intervention, les fibres n'ont pas eu l'effet protecteur attendu : des volontaires recevant chaque jour un supplément de son de blé pendant 2 ans au moins ont eu autant de développement de gros adénomes que les témoins (McKeown-Essen *et al.*, 1994 ; MacLennan *et al.*, 1995). Cependant dans l'étude australienne (MacLennan *et al.*, 1995), la réduction du développement des gros adénomes due à la diminution d'apport lipidique est augmentée par la supplémentation en fibres.

Mécanismes
Plusieurs mécanismes d'action des fibres dans le cancer du côlon sont possibles :
– augmentation du volume fécal, de la vitesse de transit dans l'intestin, ce qui diminuerait l'exposition de la muqueuse colique aux cancérigènes potentiels du contenu ;
– diminution de la conversion des acides biliaires primaires en secondaires, des promoteurs probables. Deux études d'intervention comportant, l'un du son de blé et du calcium, et l'autre de l'amidon-résistant (qui se retrouve dans le côlon comme les fibres) semblent soutenir la plausabilité de ce mécanisme (Alberts *et al.*, 1996 ; Hylla *et al.*, 1998) ;
– production de butyrate, un acide gras volatil qui inhibe *in vitro* la croissance des cellules tumorales et renforce la réponse immunitaire (Meflah *et al.*, 1996) ;
– prévention ou réversion du syndrome d'insulino-résistance qui est un facteur de risque de cancer du côlon (et aussi des cancers du rein et hormono-dépendants).

Cancer du sein

Épidémiologie
Six des onze études cas-témoins (revue dans Gerber, 1998, et De Stefani *et al.*, 1997) ont montré une réduction de risque de cancer du sein pour la consommation de fibres, avec effet dose-réponse. L'étude de Van't Veer *et al.* (1991) notamment montre une interaction entre un important apport de fibres et un faible apport de graisses dans la réduction de risque de cancer du sein. Deux études prospectives sur quatre montrent seulement une diminution non significative du risque de cancer du sein avec la consommation de céréales. L'effet protecteur des fibres est donc jugé **possible**.

Mécanismes
Les fibres agiraient sur le métabolisme des œstrogènes suivant deux mécanismes :
– Goldin *et al.* (1982) ont comparé les taux d'œstrogènes plasmatiques chez les femmes végétariennes et omnivores. L'excrétion d'œstrogène augmente avec le volume fécal et, corollairement, les taux d'œstrogènes plasmatiques étaient diminués. Les fibres qui augmentent le volume fécal, adsorbe les œstrogènes dont on connaît l'effet promoteur sur les cellules cancéreuses du sein. On a observé que le taux d'œstrogène fécal augmentait avec l'accélération du transit intestinal (Lewis *et al.*, 1997).
– Les fibres permettent la multiplication de bactéries dépourvues de β-glycuronidase. De ce fait, les œstrogènes échappent à la déconjugaison bactérienne, et au recyclage entéro-hépatique (revue dans Gerber, 1996a ; et Gerber, 1998).

Quel que soit le mécanisme, plusieurs études ont montré qu'une supplémentation en fibres (associé à un régime faible en lipides) chez des volontaires non ménopausées a diminué significativement les concentrations d'œstradiol et d'œstrone sériques (revue dans Gerber, 1998). Étant donné l'effet promotionnel des œstrogènes sur les cellules des cancers du sein, leur diminution dans le sérum peut expliquer une réduction de risque.

Phyto-œstrogènes

Ces composés ont deux types de précurseurs issus des plantes, les isoflavones et les lignanes. Ceux-ci sont transformés par la flore colique respectivement en équol et entérodiol et entérolactone dont la structure est proche de celle des œstrogènes, et qui sont capables de se fixer sur le récepteur β des œstrogènes. On trouve les isoflavonoïdes dans les légumineuses, surtout le soja mais aussi dans les légumineuses méditerranéennes : lentilles, haricots en grains, pois chiches. Les sources de lignanes sont principalement les graines de sésame, les céréales non raffinées et peut-être aussi les crucifères, et les légumes et fruits riches en caroténoïdes (Wiseman, 1999).

Épidémiologie

L'interaction des phyto-œstrogènes avec le métabolisme hormonal a d'abord été observée chez les animaux, des brebis qui pâturaient sur des prairies de trèfle et devenaient stériles révélant ainsi l'effet antiœstrogénique de ces composés. Chez la femme, de petites interventions nutritionnelles avec des protéines de soja (Cassidy *et al.*, 1994) ou du lait de soja (Nagata *et al.*, 1998) ont montré que de tels régimes tendaient à diminuer le taux de certains œstrogènes et/ou à allonger le cycle menstruel, ce qui résulte en une plus faible imprégnation œstrogénique sur l'ensemble de la vie. On a également observé que les femmes japonaises qui consoment une grande quantité de soja présentaient moins de cancers du sein que les femmes ayant une alimentaion de type occidental. Enfin, une étude conduite en Grande-Bretagne a montré qu'un taux urinaire élevé d'isoflavonoïdes phyto-œstrogènes était associé à un risque réduit de cancer du sein (Ingram *et al.*, 1997). Pour les autres cancers hormonodépendants les études sont plus rares, mais un effet protecteur de la consommation de soja et d'autres sources de phyto-œstrogènes a été rapporté pour le cancer de l'endomètre (Goodmann *et al.*, 1997).

Mécanismes

Les phyto-œstrogènes semblent modifier le métabolisme hormonal par la similarité de structure avec les œstrogènes humains.

Interaction possible des phyto-œstrogènes avec le métabolisme hormonal

Les phyto-œstrogènes se fixent sur le récepteur β des œstrogènes, sur lesquels ils vont avoir un effet agoniste, donc induire la synthèse des œstrogènes. Le récepteur β est celui qui est distribué sur l'ensemble des tissus qui sont bénéficiaires de l'œstrogénothérapie de remplacement (tissu osseux, cérébral et cardiovasculaire). On a rapproché cette observation de biologie cellulaire des études épidémiologiques descriptives rapportant que les symptômes liés à la chute du taux d'œstrogène lors de la ménopause sont pratiquement absents chez les femmes japonaises. Or, dans l'alimentation de celles-ci, la consommation de soja réalise un apport important de phyto-œstrogènes : les phyto-œstrogènes du soja se comporteraient donc bien comme des agonistes sur les tissus présentant le récepteur β. Cependant, les phyto-œstrogènes ont une affinité plus faible (donc ne peuvent être dans ce cas fortement agoniste) pour les récepteurs β des œstrogènes qui sont en majorité au niveau du tissu du sein, normal ou tumoral. Dans ce cas, les phyto-œstrogènes se comportent comme des modulateurs négatifs du récepteur β et donc présentent un effet antagoniste. Cependant, pour certains auteurs, certains effets des phyto-œstrogènes ne passeraient pas par les récepteurs mais par des effets sur la signalisation intracellulaire.

Anti-oxydants

Puisque les nutriments anti-oxydants β-carotène, vitamines C et E sont présents dans de nombreux produits végétaux, dont on a montré le rôle protecteur, ces nutriments ont été automatiquement associés à cet effet protecteur quand on a transformé les aliments en nutriments, sans que l'on puisse bien définir s'ils étaient responsables de la réduction du risque ou seulement marqueurs de la consommation de fruits et légumes, qui sont protecteurs, par d'autres éventuels constituants.

Épidémiologie

Bêta-carotène et autres caroténoïdes

Les études portant sur l'apport alimentaire ou les taux plasmatiques de β-carotène montrent des résultats protecteurs **convaincants** en ce qui concerne le cancer de l'œsophage, du poumon et de l'estomac. Les résultats sont **convergents mais limités** pour les cancers du larynx et du col de l'utérus et **insuffisants** pour les cancers oro-pharyngés et du pancréas. Pour tous les autres cancers les effets sont **divergents ou insuffisants** *(tableaux IV à VII)*.

Contrairement au rôle apparemment protecteur de la tomate *(voir ci-dessus)*, les résultats de diverses études concernant le lycopène, caroténoïde majeur de la tomate, apparaissent décevantes sauf pour le cancer de la prostate, dont le risque est diminué dans l'étude pour un apport élevé de lycopène (Giovanucci *et al.*, 1995) et dans une autre pour un taux plasmatique élevé de lycopène (Gann *et al.*, 1999) mais il est en fait difficile de conclure devant le petit nombre d'études, l'insuffisance des tables de composition des aliments, et pour les études basées sur les taux plasmatiques, la difficulté d'interpréter les taux observés (le lycopène reste peu de temps dans le plasma et n'est pas un bon marqueur de l'apport alimentaire).

Quand on a testé directement son effet chez l'homme dans des essais d'intervention *(tableau I)*, le β-carotène n'a pas montré d'effet protecteur, mais il a au contraire augmenté significativement le risque de cancer du poumon chez des fumeurs finlandais (+ 18 %) (ATBC, 1994) et aussi dans l'étude CARET (Omenn *et al.*, 1996). Plus récemment un essai d'intervention comparant l'effet de la vitamine A à celui du β-carotène (sans groupe placebo) chez des ouvriers exposés à l'amiante a montré que la vitamine A réduisait le risque par rapport au β-carotène et que le nombre de mésothéliome dans le groupe traité par le β-carotène était supérieur à celui attendu (de Klerk *et al.*, 1998).

Pour le cancer du côlon, une supplémentation de β-carotène semble aussi plutôt augmenter la récidive des adénomes du côlon dans deux études d'intervention mais l'OR est non significatif (Greenberg *et al.*, 1994 ; MacLennan *et al.*, 1995).

Pourtant les derniers résultats italiens *(tableau IV)* continuent à montrer un effet réducteur du risque du β-carotène (La Vecchia *et al.*, 1997). La même équipe montre aussi un effet réducteur du β-carotène pour le cancer de la thyroïde (d'Avanzo *et al.*, 1997) et pour le cancer du sein sur 2569 cas et 2588 témoins (La Vecchia *et al.*, 1998). D'après une analyse particulière de cette étude (Mezzeti *et al.*, 1998), un taux faible de β-carotène (< 3,4 mg par jour) expliquerait 15 % des cancers du sein. Pour ce dernier cancer cependant, les résultats des études conduites dans les autres pays du monde ont été majoritairement négatifs (revue dans IARC 1998), aussi dans les dernières grandes études conduites au Nord de l'Europe EURAMIC et *the Netherlands Cohort Study* (Van't Veer *et al.*, 1996 ; Verhoeven *et al.*, 1997). Une récente étude prospective conduite aux États-Unis suggère un effet protecteur du lycopène, de la β-cryptoxanthine et de la lutéine/zeaxanthine, sans que les OR soient significatifs (Dorgan *et al.*, 1998). Cependant, puisque la possibilité a été évoquée de la présence de lignanes dans les légumes riches en caroténoïdes, on peut penser qu'aux niveaux de consommation élevés observés dans les pays méditerranéens (> 4 mg par jour), ces légumes fournissent assez de lignanes pour jouer leur rôle protecteur.

Tableau IV. Caroténoïdes et cancers. Études cas-témoins récentes basées sur la consommation

Cancers et états précancéreux	Auteurs	Pays Caractéristiques méthodologiques	OR	Tendance	Remarques
Glande salivaire	Horn-Ross et al., 1997	États-Unis cas : 133 témoins : 191	carotène H (> 3,9 mg/jour) vs F (≤ 2,1 mg/jour) 0,54 (0,29-0,99)	0,05	Devient NS après ajustement sur la vitamine C
Estomac	Ji et al., 1998	Chine cas : 1 124 témoins : 1 451	carotène Hommes : H (≥ 1,5 g/jour) vs F (≤ 0,74 g/jour) 0,4 (0,3-0,6) Femmes : H (1,3 g/jour) vs F (0,66 g/jour) 0,7 (0,5-1,1)	Hommes < 0,0001 Femmes : 0,02	Ajustement pour alcool et tabac seulement chez les hommes
	Kaaks et al., 1998	Belgique cas : 301 témoins : 2 851	β-carotène H vs F (non précisé) 0,50 p < 0,05	< 0,001	
	Garcia-Closas et al., 1999	Espagne cas : 354 témoins : 354	Caroténoïdes H vs F (mg/jour) : β-carotène < 0,6 vs > 2,9 α-carotène < 0,02 vs 0,2 ; lutéine < 0,3 vs > 1. all NS	NS	Kaempferol protecteur 0,48 (0,26-0,88) tend 0,04
Côlon, rectum	La Vecchia et al., 1997	Italie cas : 1 953 témoins : 4 154	Caroténoïdes H (= 7,7 mg/jour) vs F (3,6-4,9 mg/jour) 0,63 (0,5-0,8)	< 0,001	OR en continu : 0,87 (0,8-1,0)
	Ghadirian et al., 1997	Canada cas : 402 témoins : 668	β-carotène H vs F (non précisé) 0,72 (0,49-1,06)	-	
Sein	Negri et al., 1996-a	Italie cas : 2 569 témoins : 2 588	β-carotène H (> 5,8 mg/jour) vs F (= 2,8 mg/jour) 0,74 (0,6-0,9)	< 0,01	Ajustement mutuel sur autres micronutriments : 0,84 (0,7-1,0) tend < 0,05
	La Vecchia et al., 1998	Italie cas : 2 569 témoins : 2 588 même étude, ci-dessus	β-carotène H (= 6,6 mg/jour) vs F (< 3,0 mg/jour) 0,68 (0,56-0,82) α-carotène H (> 1,2 mg/jour) vs F (< 0,3 mg/jour) 0,58 (0,48-0,70)	< 0,001	
	Bohlke et al., 1999	Grèce cas : 820 témoins : 1 548	β-carotène H (> 8,3 mg/jour) vs F (3,8 mg/jour) 0,67 (0,49-0,91)	0,005	preM : 0,36 (0,21-0,61) tend : 0,0001 postM : NS
Endomètre	Negri et al., 1996-b	Italie cas : 368 témoins : 713	β-carotène H (> 5,5 mg/jour) vs F (2,9 mg/jour) 0,5	< 0,01	IC non donné questionnaire de 50 aliments
Prostate	Key et al., 1997	Grande-Bretagne cas : 328 témoins : 328	carotène H (= 3,48 mg/jour) vs F (< 2,65 mg/jour) 0,83 (0,57-1,21)	NS	
Thyroïde	d'Avanzo et al., 1997	Italie cas : 399 témoins : 617	β-carotène H (= 5,8 mg/jour) vs F (< 3,1 mg/jour) 0,58 (0,4-0,9)	< 0,05	Questionnaire de 29 aliments

H : quantité la plus élevée ; F : quantité la plus faible ; NS : non significatif.

Tableau V. Caroténoïdes et cancers. Études cas-témoins récentes basées sur taux tissulaires

Cancers et états précancéreux	Auteurs	Pays Caractéristiques méthodologiques	OR	Tendance	Remarques
Polypes colorectaux	Shikany et al., 1997	États-Unis cas : 472 témoins : 502	β-carotène dans le plasma (μmol/l) H (> 0,486) vs F (< 0,186) OR = 1,05 (0,712-1,57)	NS	Tous les caroténoïdes NS après ajustement sur fruits et légumes
Sein	van't Veer et al., 1996	5 pays européens post-ménopause cas : 347 témoins : 374	β-carotène, tissu adipeux H (1,33 μg/g) vs F (0,69) OR : 0,74 (0,45-1,23)	NS	Étude Euramic Pas d'interaction Pas d'effet du score composite anti-oxydant
	Zhang et al., 1997	États-Unis cas : 46 témoins : 63	β-carotène, graisse mammaire H (> médiane, non précisé) vs F (< médiane) OR : 0,30 (0,11-0,85)	-	Différents échantillons collectés à 1 an d'intervalle Pas de corrélation avec l'apport

H : quantité la plus élevée ; F : quantité la plus faible ; NS : non significatif.

Vitamine C
Une réduction du risque par la consommation de vitamine C est **convainquante** pour le cancer de l'estomac, **probable** pour les cancers oro-pharyngés, du larynx, du poumon et des bronches, du pancréas et du col de l'utérus. Les résultats sont insuffisants pour tous les autres cancers (tableaux VIII et IX).

Il y a peu d'études d'intervention avec la vitamine C. L'étude du Linxian (Blot, 1993) avait un groupe supplémenté par cette vitamine (plus du molybdène) mais qui n'a pas montré d'effet.

Vitamine E
La supplémentation en vitamine E semble avoir donné des résultats **divergents** pour les cancers du poumon et des voies aéro-digestives supérieures (tableaux X-XIII) alors qu'une protection a été trouvée contre le cancer de la prostate (Heinoen et al., 1998). Deux études prospectives basées sur les taux sériques de vitamine E (Eichholzer et al., 1992 ; Gann et al., 1999, tableau XIII) montrent que les tumeurs prostatiques agressives (c'est-à-dire à évolution rapide) sont associées chez les fumeurs à de faibles taux de vitamine E. Le nombre de cas est petit, mais il s'agit comme pour le lycopène d'une recherche à poursuivre.

Les cancers du sein et du côlon ne montrent **pas d'association** avec la vitamine E.

Autres anti-oxydants
On l'a vu, les végétaux apportent aussi au consommateur des microconstituants qui ne sont ni des vitamines ni des nutriments, mais qui semblent, dans leur grande majorité, bénéfiques. Peu d'études cependant ont pu étudier cet aspect, étant donné l'absence de données

Tableau VI. Caroténoïdes et cancers. Études prospectives récentes basées sur la consommation

Cancers et états pré-cancéreux	Auteurs	Pays Caractéristiques méthodologiques	OR	Tendance	Remarques
Poumon	Ocké et al., 1997	Pays-Bas prospective (19) ; 54/561 hommes	≤ 33e vs > 33e percentile d'apport stable β-carotène 2,11 (1,02-4,38)	–	NS pour tout l'échantillon
	Yong et al., 1997	États-Unis prospective (19) 248/10 068	Caroténoïdes H (2 290 IU) vs F (< 206,2 IU) 0,74 (0,52-1,06)	0,14	+ vit. C + E. 0,32 (0,14-0,74) tend 0,0004 ; + vit. C : 0,41 (0,24-0,72) tend : 0,0003 ; + vit. E 0,62 (0,36-1,08) tend : 0,04
	Knekt et al., 1999	Finlande prospective (25) 138/4 545	α-carotène H (non précisé) vs F (26 µg/jour) 0,61 (0,39-0,95)	0,10	β-carotène NS Fumeurs vs non-fumeurs NS. Lycopène sans effet
Sein	Kushi et al., 1996	États-Unis, postM prospective (6) 879/34 387	Caroténoïdes ingérés H vs F (non précisé) 0,88 (0,70-1,12)	NS	OR = 1 chez les femmes non supplémentées en vitamines A, C et E
	Verhoeven et al., 1997	Pays-Bas prospective (4,3) 650/1 812 (subcohorte)	β-carotène (mg/jour H-0,7 vs F-0,2) 1,01 (0,72-1,42)	NS	
	Zhang et al., 1999	États-Unis 2697/83 234 (18 ans)	β-carotène (mg/jour H-7,6 vs F-1,7) α-carotène (1,5 vs 0,2) pour les deux OR 0,84 (0,67-1,05) β-cryptoxanthine (0,7 vs 0,02) 0,89 (0,70-1,13) luteine/zea (8,8 vs 1,4) 0,79 (0,63-0,99)	NS NS NS 0,04	Cas en préménopause seulement Effet en post-ménopause quand HTR et chez les femmes avec histoire familiale de cancer du sein

H : quantité la plus élevée ; F : quantité la plus faible ; NS : non significatif.

Tableau VII. Caroténoïdes et cancers. Études prospectives récentes basées sur les concentrations plasmatiques

Cancers et états précancéreux	Auteurs	Pays Caractéristiques méthodologiques	OR	Tendance	Remarques
Estomac	Eichholzer et al., 1996	Suisse (17) 24/2 974	Carotène F (< 0,23 µm/l) vs H (≥ 0,23 µm/l) 3,30 (1,42-7,70)		Covariables en continu, premières 2 années de suivi exclues
Poumon	Eichholzer et al., 1996	Suisse (17) 87/2 974	Carotène F (< 0,23 µm/l) vs H (≥ 0,23 µm/l) 1,90 (1,18-3,07)		Covariables en continu, premières 2 années de suivi exclues
	Comstock et al., 1997	États-Unis donneurs de sang (8 ans) cas : 258 sélection de témoins appariés : 515	Caroténoïdes (H vs F, non défini) β-carotène : 0,44 α-carotène : 0,48 cryptoxanthine : 0,2 lutein/zeaxanthine : 0,41	0,002 0,01 < 0,001 < 0,001	
Côlon, rectum	Eichholzer et al., 1996	Suisse (17) 21/2 974	Carotène F (< 0,23 µm/l) vs H (= 0,23 µm/l) 1,33 (0,47-3,80)		Covariables en continu, premières 2 années de suivi exclues
Prostate	Eichholzer et al., 1996	Suisse (17) 29/2 974	β-carotène F (< 0,23 µm/l) vs H (= 0,23 µm/l) 1,03 (0,43-2,47)		Covariables en continu, premières 2 années de suivi exclues
	Gann et al., 1999	États-Unis *Physician's Health Study* cas : 578 témoins appariés : 1 294	0,57 (0,37-0,88) chez les sujets avec taux F de lycopène	NS	
Sein	Dorgan et al., 1998	États-Unis (9,5) 105/7 224	β-carotène H (0,69-2,20 µm/l) vs F (= 0,29 µm/l) 1,1 (0,5-2,4)	NS	

H : quantité la plus élevée ; F : quantité la plus faible ; NS : non significatif.

Tableau VIII. Vitamine C et cancers. Études prospectives récentes basées sur la consommation

Cancers	Auteurs et année	Pays Caractéristiques méthodologiques	OR	Tendance	Remarques
Poumon	Ocké et al., 1997	Pays-Bas Hommes suivi : 19 ans 54/561	F (< 80 mg/jour) vs H (> 102 mg/jour) 2,16 (1,14-4,09)	0,02	
	Yong et al., 1997	États-Unis suivi : 19 ans 248/10 068	H (> 113,055 mg/jour) vs F < 23,07 mg/jour) 0,66 (0,45-0,96)	0,01	+ vit. E + carot. 0,32 (0,14-0,74) tend 0,0004 + vit. E : 0,40 (0,20-0,80) tend : 0,0003 ; + carot : 0,41 (0,24-0,72) tend : 0,04
Sein	Kushi et al., 1996	États-Unis suivi : 6 ans 879/34 387 post-ménopause	H (≥ 392 mg/jour) vs F (< 112 mg/jour) 0,87 (0,70-1,08)	0,88	OR = 1 chez femmes non supplémentées en vitamines A, C et E
	Verhoeven et al., 1997	Pays-Bas suivi : 4 ans 650/1 812 (sous-cohorte)	H (165,3 mg/jour) vs F (58,6 mg/jour) 0,77 (0,55-1,08)	0,08	

H : quantité la plus élevée ; F : quantité la plus faible ; NS : non significatif.

Tableau IX. Vitamine C et cancers. Études prospectives récentes basées sur les concentrations tissulaires

Cancers	Auteurs et année	Pays Caractéristiques méthodologiques	OR	Tendance	Remarques
Estomac	Eichholzer et al., 1996	Suisse suivi : 17 ans 24/2 974	conc. plasmatique F (< 22,7 µm/l) vs H (> 22,7 µm/l) 0,97 (0,44-2,14)	–	
Poumon	Eichholzer et al., 1996	Suisse suivi : 17 ans 87/2 974	conc. plasmatique F (< 22,7 µm/l) vs H (> 22,7 µm/l) 1,82 (0,86-3,85)	–	Associé avec taux faible de vitamine E : 3,70 (1,61-8,52)
Côlon	Eichholzer et al., 1996	Suisse suivi : 17 ans 21/2 974	conc. plasmatique F (< 22,7 µm/l) vs H (> 22,7 µm/l) F vs H 0,90 (0,34-2,34)	–	

H : quantité la plus élevée ; F : quantité la plus faible ; NS : non significatif.

Tableau X. Vitamine E et cancers. Études cas-témoins récentes basées sur la consommation

Cancers	Auteurs et année	Pays Caractéristiques méthodologiques	OR	Tendance	Remarques
Glande salivaire	Horn-Ross et al., 1997	États-Unis cas : 133 témoins : 184	H (> 14 mg/jour) vs F (≤ 7 mg/jour) 0,69 (0,38-1,2)	0,22	Devient 1,2 (0,58-2,3) après ajustement pour vitamine C
Estomac	Ji et al., 1998	Chine cas : 1 124 témoins : 1 451	Hommes : H (≥ 31,7 mg/jour) vs F (≤ 19,7 mg/jour) 0,5 (0,3-0,7) Femmes : H (≥ 28,8 mg/jour) vs L (≥ 17,2 mg/jour) 0,5 (0,3-0,8)	Hommes : < 0,0001 Femmes : 0,0002	Ajustement pour alcool et tabac seulement chez les hommes
Côlon, rectum	La Vecchia et al., 1997	Italie cas : 1 953 témoins : 4 154	H (≥ 18,42 mg/jour) vs F (9,72-12-31) 0,45 (0,4-0,6)	< 0,001	OR en continu : 0,65 (0,6-0,7)
	Ghadirian et al., 1997	Canada cas : 402 témoins : 668	H vs F (non défini) 0,53 (0,26-0,78)	–	α-tocophérol (suppléments) 0,63 (0,43-0,94)
Sein	Negri et al., 1996-a	Italie cas : 2 569 témoins : 2 588	H (> 13,43 mg/jour) vs F (≤ 7,21 mg/jour) 0,69 (0,6-0,8)	< 0,01	OR en continu 0,84 (0,78-0,91) ajustement mutuel continu : 0,86 (0,79-0,94)
	Bohlke et al., 1999	Grèce cas : 820 témoins : 1 548	H (> 8,6 UI/jour) vs F (≤ 5,2 UI/jour) 0,71 (0,48-1,05)	0,04	préM : 0,50 (0,25-1,02) tend : 0,03 ; postM : NS après ajustement mutuel
Thyroïde	d'Avanzo et al., 1997	Italie cas : 399 témoins : 617	H (≥ 15 mg/jour) vs F (< 9 mg/jour) 0,67 (0,4-1)	NS	29 aliments

H : quantité la plus élevée ; F : quantité la plus faible ; NS : non significatif.

Tableau XI. Vitamine E et cancers. Étude cas-témoins basée sur la concentration du tissu adipeux

Cancers	Auteurs et année	Pays Caractéristiques méthodologiques	OR	Tendance	Remarques
Sein	van't Veer et al., 1996	Europe postM cas : 347 témoins : 374	tissu adipeux H (350 mg/g) vs F (231 mg/g) 1,15 (0,75-1,77)	0,31	Euramic : 5 centres score composite des anti-oxydants : 1,54 (0,94-2,52)

H : quantité la plus élevée ; F : quantité la plus faible.

Tableau XII. Vitamine E et cancers. Études prospectives récentes basées sur la consommation

Cancers	Auteurs et année	Pays Caractéristiques méthodologiques	OR	Tendance	Remarques
Poumon	Ocké et al., 1997	Pays-Bas Hommes suivi : 19 ans 54/561	F (< 15,3 mg/jour) vs H (> 19,8 mg/jour) 1,47 (0,66-3,17)	NS	
	Yong et al., 1997	États-Unis suivi : 19 ans 248/10 068	H (> 6,71 mg/jour) vs F (< 3,69 mg/jour) 0,88 (0,62-1,25)	NS	+ vit. C + carot. 0,32 (0,14-0,74) tendance 0,0004 + vit C : 0,40 (0,20-0,80) tend : 0,0003 ; + carot : 0,62 (0,36-1,08) tend : 0,04
Sein	Kushi et al., 1996	États-Unis post-M suivi : 6 ans 879/34 387	H (≥ 35,66 mg/jour) vs F (< 5,66 mg/jour) 1,05 (0,83-1,33)	NS	Id. chez les femmes non supplémentées en vitamines A, C et E
	Verhoeven et al., 1997	Pays-Bas suivi : 4 ans 650/1 812 (sous-cohorte)	H (19,82 mg/jour) vs F (5,96 mg/jour) 1,25 (0,85-1,85)	NS	

H : quantité la plus élevée ; F : quantité la plus faible ; NS : non significatif.

complètes et fiables sur la composition des aliments. Les mieux connus sont les composés phénoliques dont les flavonols et les flavanols. Hertog et al. (1993) n'avaient pas trouvé d'effet des flavonols sur la mortalité par cancer. Étudiant l'incidence de divers cancers dans une cohorte finlandaise, Knekt et al. (1997) ont mis en évidence un effet significativement protecteur des flavonols pour le cancer du poumon. Donc les résultats sont limités.

Mécanismes
Les anti-oxydants ont la capacité de protéger l'ADN contre le stress oxydatif, mais ils peuvent aussi intervenir en inhibant la synthèse des facteurs de croissance par action sur les signaux transmembranaires. Les caroténoïdes peuvent jouer ce rôle (IARC, 1998) ainsi que la vitamine E, surtout quand elle est couplée avec la vitamine C (Gerber, 1996b). Les flavonols, comme la quercétine et le kaempférol, ont des propriétés anti-oxydantes ; on a pu montrer que l'efficacité des flavonoïdes à protéger l'ADN du stress oxydatif dépendait du nombre et de la position des radicaux hydroxyles (Noroozi et al., 1998). Cette capacité anti-oxydante peut aussi expliquer leur effet inhibiteur sur la prolifération (Fotsis et al., 1997). Mais la daidzéine et la génistéine peuvent aussi bloquer le cycle cellulaire et inhiber ainsi la prolifération. Les composés soufrés de l'ail et de l'oignon (sulfure de diallyle) et d'autres composés phénoliques (acide caféique) peuvent également présenter une capacité anti-oxydante, mais aussi agir comme modulateur des enzymes de phase I et II, ainsi que les glucosinolates, les isothiocyanates et les terpènes dont on connaît le rôle dans la cancérogenèse (*voir aussi* fiche technique : « Les polyphénols : quelques notions sommaires »).

Tableau XIII. Vitamine E et cancers.
Études prospectives récentes basées sur les concentrations plasmatiques

Cancers	Auteurs et année	Pays Caractéristiques méthodologiques	OR	Tendance	Remarques
Estomac	Eichholzer et al., 1996	Suisse suivi : 17 ans 24/2 974	F (< 30,02 µm/l) vs H (> 30,02 µm/l) 0,52 (0,20-1,34)		
Poumon	Eichholzer et al., 1996	Suisse suivi : 17 ans 83/2 974	F (< 30,02 µm/l) vs H (> 30,02 µm/l) 1,03 (0,60-1,78)		Associé avec taux faible de vitamine C : 3,76 (1,63-8,71)
Côlon	Eichholzer et al., 1996	Suisse suivi : 17 ans 21/2 974	F (< 30,02 µm/l) vs H (> 30,02 µm/l) 1,33 (0,47-3,80)		
Prostate	Eichholzer et al., 1996	Suisse suivi : 17 ans 29/2 974	F (< 30,02 µm/l) vs H (> 30,02 µm/l) fumeurs : 19,89 (3,6-109-8) non fumeurs : 5,66 (0,88-36,34)		Cas observés durant les 2 premières années du suivi exclus : 8,34 (1,01-68,7) 3,07 (0,55-17,3)
	Gann et al., 1999	États-Unis Physician's Health Study cas : 578 témoins appariés : 1 294	H (> 33,5) vs F (< 19,9) 1,06 (0,76-1,48)	NS	Cas agressifs seulement (259) 0,64 (0,38-1,07) tend : 0,11 cas agressifs chez les fumeurs + ex-fumeurs : 0,51 (0,26-0,98)

H : quantité la plus élevée ; F : quantité la plus faible ; NS : non significatif.

Comment expliquer la différence de résultats entre l'observation concernant les fruits et légumes et celles concernant les nutriments ?

On a pensé que l'effet protecteur des fruits et des légumes venait, en fait, de l'association de plusieurs facteurs, et non d'une seule molécule. L'étude de Yong et al. (1997) sur le cancer du poumon le suggère fortement *(tableaux VI, VIII et XII)*.

Des études d'intervention ont essayé ce protocole en « cocktail ». Des volontaires recevant chaque jour un supplément de β-carotène et de vitamines C et E pendant 2 à 4 ans avaient autant de récidive de polypes adénomateux que les témoins (McKeown-Eyssen et al., 1988 ; De Cosse et al., 1989 ; Greenberg et al., 1994). On ne peut donc apparemment pas prévenir l'apparition et/ou la croissance des tumeurs coliques par ces anti-oxydants. Dans une population dénutrie de la Chine rurale, le β-carotène et la vitamine E, associés au sélénium (cofacteur de la glutathion-peroxydase, enzyme anti-oxydante) apportés pendant 5 ans ont diminué la mortalité par tous cancers et par cancer de l'estomac (Blot et al., 1993). La même étude n'a pas démontré de protection contre le cancer de l'estomac par un supplément de vitamine C associée à du molybdène. Mais comme on l'a vu, beaucoup de microconstituants des fruits et légumes sont mal identifiés, d'une part, mal évalués, d'autre part, et enfin il est encore plus difficile d'évaluer les mécanismes de synergie entre les différents constituants des végétaux.

> **Comment expliquer l'échec des études d'intervention par supplémentation en β-carotène et à un moindre degré en vitamine E ?**
>
> On peut penser que le suivi n'est pas assez long pour montrer des résultats, ou que le β-carotène n'est pas l'élément protecteur dans les fruits et légumes. Outre les composés phénoliques, les constituants de certains aliments méditerranéens, tels les sulfures d'allyle dans l'ail et l'oignon, les glucosinolates, les isothiocyanates, et les terpènes dans les agrumes pourraient être des anticarcinogènes comme des expériences animales ou *in vitro* l'ont montré. Mais cette confusion dans la cause n'explique pas l'augmentation du risque lors de la supplémentation par le β-carotène. Il semble qu'on ignore encore trop d'éléments relatifs à la dose et aux associations possibles et/ou nécessaires pour supplémenter par nutriments. On a trop de lacunes aussi par rapport à la connaissance de l'histoire naturelle du cancer, et ceci est sans doute le mieux illustré par les résultats des études ATBC et CARET qui toutes deux avaient recruté des sujets présentant déjà certainement une transformation des cellules de l'épithélium bronchique et pulmonaire en cellules cancéreuses. Dans ces conditions, et en présence éventuellement d'un stress oxydatif persistant (le tabagisme) les anti-oxydants ont pu agir comme des pro-oxydants, et/ou favoriser la prolifération cellulaire en la protégeant du stress oxydatif (Gerber, 1996b ; Gerber *et al.*, 1996a ; Gerber *et al.*, 1997 ; Saintot *et al.*, 1997 ; IARC, 1998).

Autres affections

Un certain nombre d'autres pathologies pourraient bénéficier du régime méditerranéen : dégénérescence maculaire liée à l'âge, cataracte et vieillissement cognitif pour lesquelles une réduction du risque a été associée à un apport important en anti-oxydants. De même, il a été montré qu'une supplémentation en anti-oxydants améliorait la ventilation pulmonaire de sujets vivant (Romieu *et al.*, 1998) ou pratiquant un exercice physique (Grievink *et al.*, 1998 ; Grievink *et al.*, 1999) en milieu pollué par l'ozone. Quant aux folates, on sait qu'un apport supérieur à 400 µg par jour chez la femme enceinte diminue le risque de spina bifida. Cependant aucune étude n'a porté sur la différence d'incidence ou de morbidité entre les pays méditerranéens et d'autres pays pour permettre de suggérer un bénéfice lié spécifiquement à l'alimentation méditerranéenne.

Faible consommation de viande, essentiellement ovine ou caprine

Maladies cardiovasculaires

Épidémiologie

Une caractéristique majeure des régimes méditerranéens est la très faible proportion de viande rouge (environ 3 fois moins que dans les pays d'Europe du Nord). Or il semble que la consommation importante de viandes rouges soit associée à plusieurs pathologies chroniques. Pratiquement toutes les études réalisées chez les végétariens montrent qu'ils ont un risque nettement plus faible d'accident cardiaque que les non-végétariens (revues dans Corpet et Gerber, 1997). Cependant, on ne peut exclure, dans ces études, l'influence de facteurs de confusions comme l'activité physique ou le tabac.

Mécanismes
Comment la viande rouge peut-elle influencer les maladies cardiovasculaires ? En général on attribue les effets néfastes des viandes à leur contenu en graisses saturées. Ces nutriments influencent nettement la cholestérolémie, elle-même facteur de risque important des accidents cardiovasculaires. C'est ainsi que lorsque l'on additionne pendant plusieurs jours de la viande rouge à un régime végétarien, le cholestérol des LDL augmente, ainsi que la pression artérielle systolique (Sachs *et al.*, 1981).

Le fer héminique, dont la viande rouge est le principal véhicule, semble aussi associé aux maladies cardiovasculaires. Dans une étude finlandaise, le risque d'infarctus était associé aux réserves de fer (ferritine sérique, Salonen *et al.*, 1992), elles-mêmes dépendantes des apports de fer héminique qui est beaucoup mieux absorbé que le fer non héminique. Dans une étude prospective (Ascherio *et al.*, 1994), le fer héminique était associé au risque alors que le fer non héminique, apporté surtout par les végétaux, ne lui était pas lié. Dans leur revue de 1997, Corti *et al.* pensent que les résultats sont inconsistants, mais une étude récente conduite en Grèce a montré un risque accru de maladies cardiovasculaires associé à l'apport en fer : pour une augmentation mensuelle de 50 mg/mois de consommation de fer, l'OR s'élève à 1,47 (IC : 1,02-1,12) pour les hommes et 3,61 (IC : 1,45-9,01) pour les femmes (Tzonou *et al.*, 1998). Le fer peut entrainer la génération de radicaux libres (réaction de Fenton).

Cancers

Cancer du côlon

Épidémiologie
La revue de Potter *et al.* (1993) montre que, dans 16 études analytiques sur 27, la consommation de viande rouge est associée à un risque augmenté de cancer du côlon. Potter conclut que si l'on exclut les études les moins bien conduites, plus de 8 études sur 10 montrent un risque associé à la consommation de viande rouge. Les deux grandes études prospectives réalisées aux États-Unis montrent nettement le risque associé à la consommation de viande rouge, la consommation de volaille et de poisson étant au contraire associée à une réduction du risque (Willett *et al.*, 1990 ; Giovannucci *et al.*, 1994). Une autre étude prospective, réalisée en Suède, montre aussi le lien entre la consommation de bœuf ou de mouton et le risque (Gerhardson de Verdier *et al.*, 1991). Dans une étude faite aux Pays-Bas, le risque de cancer du côlon n'est associé qu'à la consommation de viandes transformées, les charcuteries (Goldbohm *et al.*, 1994). Cet effet des viandes transformées est retrouvé dans une étude norvégienne, avec un risque relatif de 2,5 chez ceux qui mangent des charcuteries 2 fois par jour ou plus, par rapport à ceux qui en mangent le moins. Enfin, 4 autres études prospectives, dont une récente Hsing *et al.* (1998), sans trouver de risque significatif associé à la consommation de viande rouge, sont compatibles avec l'hypothèse d'une association positive, indiquant un risque **possible**.

Mécanismes
On a longtemps pensé que c'étaient les graisses dans les viandes rouges qui étaient les facteurs de risque des cancers. Une hypothèse majeure est que les graisses sont la source alimentaire la plus concentrée en énergie, et qu'un excès d'énergie serait promoteur de nombre de cancers. Pour le cancer du côlon, les graisses favorisent la production d'acides biliaires qui servent à

les émulsionner lors de la digestion. Les acides biliaires primaires, après transformation en acides biliaires secondaires par les bactéries intestinales, pourraient être des promoteurs des tumeurs intestinales.

La thèse selon laquelle la viande serait facteur de risque à cause des lipides qu'elle contient est réfutée dans la revue de Giovanucci et Goldin (1997). Ils soutiennent, au contraire, l'explication liée à la présence d'amines aromatiques hétérocycliques, qui sont des carcinogènes potentiels, dans les viandes cuites à haute température (rôties, frites ou grillées). Certaines études indiquent, en effet, que le risque est plus précisément associé à la consommation de viande ainsi cuite. Ceci a été observé pour les cancers du côlon dans certaines études, mais pas dans toutes (Gherardsson de Verdier, 1991).

Cancer du sein

Épidémiologie
Le lien entre cancer du sein et consommation de viande est nettement plus controversé que pour le cancer du côlon.

> Une association positive est retrouvée avec la viande rouge (Toniolo *et al.*, 1989) et aussi avec les graisses d'origine animale (saturées et mono-insaturées) dans diverses études, cas-témoin ou de cohorte (Howe *et al.*, 1991 ; Richardson, *et al.*, 1991 ; Knekt *et al.*, 1990 ; Kushi *et al.*, 1992 ; Yu *et al.*, 1990). Mais les modèles statistiques d'ajustement sur l'énergie, qui cherchent à mettre en évidence l'effet spécifique des acides gras, indiquent qu'il n'y a pas d'effet significatif (Van den Brandt *et al.*, 1993, Willet *et al.*, 1992 ; Kushi *et al.*, 1992).

Mécanismes
On a aussi pensé que les graisses pouvaient être le nutriment en cause. Le rôle des lipides dans le cancer du sein, retrouvé dans certaines études, pourrait être dû à la constitution d'un surpoids. Il y aurait, soit synthèse d'œstrogènes dans le tissu adipeux, soit, dans le cas d'obésité de type abdominal (en pomme), existence du syndrome d'insulino-résistance, qui s'accompagne de synthèse de facteurs de croissance et de modification du métabolisme hormonal favorisant la promotion et la croissance des tumeurs du sein (Stoll, 1997 et paragraphe 1). La présence d'amines aromatiques hétérocycliques dans les viandes cuites à haute température a été également rapporté comme facteur de risque pour le cancer du sein (Knekt *et al.*, 1994). Ce mécanisme implique une participation des enzymes métabolisant les xénobiotiques, certains polymorphismes génétiques conférant une plus grande susceptibilité à la cancérogenèse (Ambrosone *et al.*, 1997).

> **Polymorphisme génétique et cancer**
>
> Les protéines, et notamment les enzymes, peuvent présenter des séquences variables d'acides aminés (polymorphisme), leur conférant des propriétés variables. Quand cela s'adresse aux enzymes de phase I et II, certains polymorphismes augmenteront ou diminueront la capacité d'activation ou de détoxification de ces enzymes. De ce fait, les sujets qui présentent ces polymorphismes présenteront une plus ou moins grande susceptibilité à l'effet des cancérigènes (tabac, amines aromatiques hétérocycliques, etc.)

Cancer de la prostate

Une revue de 9 études cas-témoins suggère fortement une association positive entre consommation de viande rouge et cancer de la prostate (Nomura *et al.*, 1991). Les études prospectives sur le cancer de la prostate montrent un risque supérieur chez ceux qui mangent le plus de viande à Hawaï, et aux États Unis, chez les professionnels de la santé comme chez les Adventistes (Giovanucci *et al.*, 1993 ; Le Marchand *et al.*, 1994 ; Mills *et al.*, 1989). Les risques relatifs associés à la consommation de viande sont significatifs sans être très importants. Ainsi les Adventistes consommant de la viande tous les jours avaient un risque relatif de cancer de 1,4 par rapport aux non-consommateurs.

Certains acides gras ont été spécifiquement associés avec le cancer de la prostate : Giovanucci *et al.* (1993) et Gann *et al.* (1994) ont montré, dans deux cohortes différentes (mais toutes deux nord-américaines) et avec des méthodes différentes de l'évaluation de l'apport, que l'acide α-linolénique était significativement associé à une augmentation du risque. Ce résultat vient d'être confirmé dans l'étude de Harvei *et al.* (1997). Normalement cet acide est d'origine végétale ; mais aux États-Unis, il peut être un facteur de confusion de la consommation de viande, si l'on sait que les animaux de boucherie sont souvent nourris avec du tourteau de soja, qui peut contenir de l'acide α-linolénique.

Comme cela a été décrit pour les maladies cardiovasculaires *(voir infra)*, la viande rouge apporte beaucoup de fer à l'organisme, sous une forme très assimilable (fer héminique). Ce métal, nécessaire à la vie, peut augmenter la peroxidation des lipides et la production de radicaux libres, impliqués dans la cancérogenèse.

Enfin, et peut-être surtout, les régimes riches en viande sont en général pauvres en produits végétaux, et apportent donc moins de facteurs protecteurs au consommateur.

Forte consommation de poisson

Maladies cardiovasculaires

Épidémiologie

Il faut remarquer que la faible consommation de viande dans le régime méditerranéen est compensée par un apport important en poissons et divers produits de la mer. Or, on a rapporté que les Eskimos qui ont un fort apport en acides gras n-3 présentaient moins d'affections cardiovasculaires (Kromhout *et al.*, 1985). Plus récemment aux États-Unis, il a été montré une association inverse entre la consommation de poisson (35 g/jour) et la mortalité par infarctus du myocarde, la mortalité étant encore plus réduite si l'on considère la mortalité « non soudaine » (Daviglus *et al.*, 1997). On a même montré un effet antifibrillaire (Landmark *et al.*, 1998). Une revue récente (Marckmann et Gronbaek, 1999) précise que ce n'est que dans le cas de population à risque (par exemple avec un fort apport de graisses saturées) que l'on met en évidence une réduction de risque associée à une consommation quotidienne de poisson supérieure à 30 g.

Mécanismes

On sait que les acides gras de la série n-3, contenus en grande quantité dans le poisson, améliorent les paramètres lipidiques qui sont des marqueurs de risque pour les maladies cardiovasculaires : ils font décroître la triglycéridémie, même avec un apport de 40 % en calories de lipides ; ils diminuent le cholestérol LDL sans diminution du HDL, dans un régime avec 30 % de l'apport calorique en lipides (Mori *et al.*, 1994). De plus, on a montré dans une étude métabolique de 50 sujets, que la consommation quotidienne de 12 g d'huile de poisson associée à 900 mg d'ail diminuait à la fois les paramètres lipidiques, cholestérol total et cholestérol LDL, et les triglycérides (Adler et Holub, 1997). Les poissons des mers froides contiennent généralement plus de ces acides gras, mais thons, sardines et maquereaux, consommés dans les pays méditerranéens, présentent des taux proches du hareng et du saumon (*voir chapitre* « Poissons et produits de la mer »).

Cancers

Épidémiologie

La consommation d'huiles issues de poissons, contenant les acides gras de la série n-3, EPA et DHA, paraît induire une diminution du risque de mortalité par cancers, comme le suggère la faible mortalité par cancers chez les Eskimos (Kaiser *et al.*, 1989). En effet, ces acides gras se retrouvent surtout dans les poissons des mers froides. D'autres études supportent cette hypothèse (revues dans Gerber et Corpet, 1997). Trois études de cohorte sur 6, et 7 études cas-témoins (revues dans Giovanucci et Goldin, 1997) montrent une association inverse entre consommation de poisson et cancer du côlon. Pour le cancer du sein, le même résultat est obtenu en Italie (Favero *et al.*, 1998). Ainsi, les poissons bleus de la Méditerranée (sardines, maquereaux, thon) pourraient présenter suffisamment d'acides gras n-3 pour jouer un rôle dans la prévention du cancer.

Mécanismes

On a montré chez l'animal que ces acides gras inhibaient la croissance tumorale dans des modèles animaux de tumeurs mammaires et coliques (revue dans Bougnoux *et al.*, 1996). Il s'agirait d'une compétition de substrat qui résulterait en une diminution de la synthèse d'acide arachidonique, donc de prostaglandines impliquées dans les processus de progression tumorale et de métastases, ou d'un effet toxique sur la prolifération des cellules tumorales.

On ne peut négliger cependant, que le seul fait de remplacer la viande par du poisson peut induire une réduction du risque.

Pas de lait ni de beurre, mais du yogourt et du fromage

Maladies cardiovasculaires

Épidémiologie

Dans l'étude internationale dite des « sept régions » (Keys, 1986), les Finlandais sont ceux qui consomment le plus de produits laitiers, et sont aussi ceux qui ont l'incidence la plus forte d'accidents cardiovasculaires. Pratiquement aucune étude analytique rétrospective ou prospective n'a été publiée sur le lien entre la consommation de produits laitiers et les maladies cardiovasculaires.

Mécanismes

Les graisses du lait contiennent plus d'acides gras saturés que les autres graisses animales (60 à 70 %, comparé à 40 à 50 % dans la graisse de bœuf). De plus, les acides gras saturés à chaîne moyenne trouvés dans le lait, font monter plus fortement le cholestérol des LDL, associé au risque, que les acides gras à chaîne plus longue trouvés dans la viande (Artaud-Wild *et al.*, 1993). En outre, on ignore si, dans le yogourt ou le fromage, pour lesquels le lait a préalablement été fermenté, les graisses saturées ont le même effet que dans les laitages à base de lait frais. L'acide α-linolénique (18 : 3 n-3) qui serait responsable de l'effet bénéfique du régime crétois (de Lorgeril *et al.*, 1994) est trouvé de façon plus importante dans les laits des petits ruminants, mouton et chèvre, que dans celui des bovins.

Cancers

Épidémiologie

L'absence de fromages à pâte dure dans le régime méditerranéen peut expliquer l'incidence plus faible de ces cancers, puisque le lait, le beurre et les fromages non frais contribuent largement à l'apport de graisses saturées. On conçoit donc que certaines études décrivent ces aliments comme facteurs de risque, chaque fois que les cancers sont associés à la consommation énergétique ou à l'obésité comme le cancer du côlon ou les cancers hormono-dépendants (Richardson *et al.*, 1991, revue dans Clavel-Chapelon *et al.*, 1996 ; Gerber, 1996c ; Gerber *et al.*, 1996b). Mais cela a été également récemment décrit pour le cancer du poumon (de Stefani *et al.*, 1997).

En revanche, il semble que le lait fermenté réduise le risque de cancer du sein (Lé *et al.*, 1986 ; Van't Veer *et al.*, 1989). L'étude plus récente montrant une protection contre le cancer du sein par les produits laiters, ne différencie pas entre les origines (Knekt *et al.*, 1996). Deux études cas-témoin montrent aussi un effet de protection par le lait fermenté pour le cancer du côlon (Adersson-Hassam et Astier-Dumas, 1991 ; Boutron *et al.*, 1996), effet non retrouvé dans une étude hollandaise prospective (Kampman *et al.*, 1994).

Mécanismes

Les fromages frais apportent moins de lipides et surtout d'acides gras saturés que les fromages à pâte dure (donc le risque de développer le syndrome insulino-résistant est moins grand).

Le lait fermenté serait protecteur contre le cancer du sein, en induisant une flore colique favorisant l'excrétion fécale des œstrogènes et éventuellement la conversion des précurseurs de phyto-œstrogènes en phyto-œstrogènes.

Ostéoporose

Étant donné son apport modéré en calcium (pas plus de 800 mg par jour), le régime méditerranéen pourrait augmenter le risque d'ostéoporose de la femme ménopausée. Le calcium est le composant majeur des os, et il est essentiel que les apports soient supérieurs aux pertes, en particulier pendant la croissance, la grossesse et la lactation. Mais les avis divergent à propos de la nécessité d'apports importants supplémentaires de calcium (revue dans Corpet et Gerber, 1996). Cela pourrait expliquer pourquoi l'ingestion importante de lait à l'âge adulte ne réduit pas nettement l'incidence des fractures. En effet, l'incidence des fractures est faible dans des populations ingérant assez peu de calcium (Japon, pays méditerranéens). L'ensemble des résultats épidémiologiques ne montre pas que la consommation de produits laitiers protège contre les fractures. Mais, en général, dans des sociétés riches, la consommation des produits laitiers est associée à un mode de vie sédentaire, ainsi qu'à une consommation importante de protéines animales : il est donc très difficile d'exclure ces facteurs de confusion.

Dans les pays méditerranéens, l'incidence des fractures du bassin était nettement plus faible que dans les pays de l'Europe du Nord (20 à 50 cas contre 100 à 200 cas par an pour 100 000, dans les années 1960-1970). En revanche, on assiste depuis peu à une augmentation des taux de fractures, pourtant concomitante de l'augmentation de consommation des produits laitiers. La Grèce a vu l'incidence de fractures de hanche chez les femmes ménopausées augmenter de 50 % entre 1960 et 1990, alors que la disponibilité des produits laitiers sur le marché doublait.

Mais, quand le calcium est associé à la vitamine D, il y a réduction des fractures dues à l'ostéoporose chez des personnes âgées (Chapuy *et al.*, 1992). Il se peut donc que l'ensoleillement méditerranéen soit aussi important dans la réduction d'incidence des fractures que le faible apport de calcium et de protéines. En effet, la comparaison des taux d'incidence de fractures dues à l'ostéoporose s'est faite entre pays à faible consommation de calcium et de protéines, ayant un climat ensoleillé (pays méditerranéens), et pays à forte consommation de calcium et de protéines, peu ensoleillés (Grande-Bretagne et Norvège) (Abelow *et al.*, 1992).

Huile d'olive

Maladies cardiovasculaires

Acides gras
On a associé généralement le faible risque d'affections coronariennes dans les pays méditerranéens à la consommation en huile d'olive (Keys *et al.*, 1986).

> Pourtant dans les études de manipulation diététique (Mensink *et al.*, 1992) les autres huiles végétales (tournesol, maïs) riches en acides gras poly-insaturés induisent une plus forte baisse du taux de LDL-cholestérol que l'huile d'olive, constituée essentiellement d'acide oléique, acide gras mono-insaturé. Mais avec cette dernière, et contrairement aux premières, le taux de cholestérol-HDL n'est pas altéré ou même augmenté (Yu *et al.*, 1995), ce qui fait préférer ce type d'intervention. On a en effet montré que le taux d'acide oléique dans les esters de cholestérol était associé au taux de cholestérol HDL (Sandker, 1993). Il semblerait que l'acide oléique soit neutre vis-à-vis du cholestérol LDL, mais préserve le cholestérol HDL. Mais les acides gras mono-insaturés doivent être d'origine végétale, car un régime qui serait riche en cholestérol, ce qui est le cas quand les mono-insaturés sont d'origine animale (40 % dans le bœuf et 45 % dans le porc ; Gerber, 1995), doit comporter une certaine proportion d'acides gras poly-insaturés pour maintenir la cholestérolémie à des taux satisfaisants (Hayes *et al.*, 1992). Cette situation se retrouve dans le Sud-Ouest où l'apport élevé en mono-insaturés (graisse d'oie et de canard, viande de porc) est accompagné de l'utilisation fréquente d'huile de tournesol (Gerber *et al.*, 1998).

Le régime méditerranéen, avec son apport prédominant en huile d'olive, est-il suffisant pour l'apport en acides gras essentiels (acide linoléique pour la série n-6 et acide α-linolénique pour la série n-3) étant donné l'utilisation majoritaire d'huile d'olive ? Bien que relativement pauvre en acides gras poly-insaturés, si l'huile d'olive constitue les 25 % de l'apport en lipides, sa contribution en acide linoléique est alors suffisante pour atteindre l'apport requis en cet acide essentiel, c'est-à-dire 2 à 3 % de l'apport calorique (Kushi *et al.*, 1995 et chapitre « Huile d'olive, coproduits de l'huilerie d'olive et olive-fruit »). L'apport d'acide α-linolénique faible (< 1 %) de l'huile d'olive est complété par l'apport de végétaux et de viande d'animaux se nourrissant de ces végétaux.

Autres constituants

Les huiles végétales étant constituées majoritairement d'acides gras insaturés contiennent le plus souvent des anti-oxydants naturels. Ainsi, l'huile de tournesol est très riche en vitamine E (60 mg/100 g). L'huile d'olive ne contient que 10 à 12 mg/100 g de vitamine E mais possède d'autres anti-oxydants : des composés phénoliques (oleuropéine et hydroxytyrosol). On a montré (Visioli et Galli, 1998) que l'hydroxytyrosol protégeait la consommation de vitamine E dans des LDL subissant un stress oxydatif *in vitro*, et diminuait la formation de diènes conjugués (*voir aussi* chapitre « Huile d'olive, coproduits de l'huilerie d'olive et olive-fruit »).

Notons enfin, bien qu'il ne s'agisse pas à proprement parler d'huile, que les *amandes*, qui sont une composante traditionnelle de l'alimentation méditerranéenne, notamment dans les pâtisseries et confiseries, associées au miel, sont très riches en acides gras mono-insaturés et en fibres, et qu'il s'agit là d'une composition optimale pour la réduction du taux de cholestérol-LDL (Abbey *et al.*, 1994).

Cancers

Épidémiologie

De récentes études (Martin-Moreno *et al.*, 1994 ; Trichopoulou *et al.*, 1995) montrent qu'un apport important d'huile d'olive réduit le risque de cancer du sein. L'étude italienne citée plus haut (Franceschi *et al.*, 1996 ; Favero *et al.*, 1998) montrent un effet modeste de l'huile d'olive, inférieur aux autres huiles végétales, alors que dans le même pays une autre équipe trouve une association inverse avec le cancer du poumon (Fortes *et al.*, 1995). Une étude cas-témoin sur le cancer du côlon conduite en pays méditerranéen (Benito *et al.*, 1990) ne montrait pas d'association avec l'apport de graisses (majoritairement de l'huile d'olive).

Mécanismes

Contrairement aux affections cardiovasculaires, il n'est pas évident que ce soit les acides gras mono-insaturés qui soient impliqués dans l'effet protecteur pour le cancer du sein. Les acides gras mono-insaturés sont facteurs de risque dans les études où l'apport lipidique augmente le risque relatif estimé (revue dans Gerber et Richardson, 1995). Ceux-ci n'apparaissent pas significativement protecteurs dans ces études ou certaines études prospectives, sauf dans la première analyse de l'étude des infirmières (Willet *et al.*, 1992) et récemment dans l'étude de Wolk *et al.* (1998). Cependant, dans cette dernière étude, l'effet protecteur des acides gras mono-insaturés n'est significatif qu'après application de modèles statistiques particuliers (ajustement mutuel sur les différentes classes d'acides gras, calcul de l'OR en continu).

On a vu que dans l'huile d'olive se trouvent également des composés phénoliques présents dans de nombreux produits végétaux, qui ont été décrits comme protecteurs. Il est possible que ces composés soient aussi responsables de l'effet bénéfique de l'huile d'olive sur les cancers.

Enfin, on ne peut écarter le fait que l'huile d'olive puisse apparaître comme protectrice contre certains cancers car elle est corrélée à la non-utilisation de graisses saturées, beurre et crème. Une étude à montré que l'ingestion d'huile d'olive à la place de beurre diminue le pic insulinique (Rasmussen *et al.*, 1996), ce qui pourrait diminuer le risque de voir se constituer un syndrome d'insulino-résistance avec son cortège d'altérations hormonales, facteurs de risque des cancers hormono-dépendants *(voir infra)*.

Vin

Maladies cardiovasculaires

Épidémiologie

Il est de mieux en mieux démontré qu'une consommation modérée d'alcool est associée à une diminution du risque d'infarctus (revue dans Corpet et Gerber, 1997). Une étude nord américaine (Rehm *et al.*, 1997) montre que si le risque de maladie cardiovasculaire n'augmente pas chez les hommes forts buveurs, chez les femmes le risque augmente à partir de 4 verres de boissons alcoolisées par jour. L'énorme étude (490 000 hommes et femmes aux États-Unis) de Thun *et al.* (1997), montre que la protection liée aux boissons alcoolisées est limitée aux personnes de plus de 60 ans présentant un risque de maladie cardiovasculaire et ayant une consommation ne dépassant pas 4 verres de boisson alcoolisée par jour. Certaines études tendent à montrer que le vin aurait un effet supérieur à celui des autres boissons alcoolisées (Stampfer *et al.*, 1988, Gronbaek *et al.*, 1995). Cependant, dans ces études, les populations consommant du vin représentent des groupes particuliers pour lesquels il est difficile de contrôler tous les facteurs de confusion éventuels (comportements alimentaires, modes de vie, activité physique). Certains (Renaud, 1992) ont même voulu y voir l'explication du « paradoxe français », selon lequel la mortalité cardiovasculaire est particulièrement faible en France, malgré une cholestérolémie et un apport lipidique importants. Cette notion de paradoxe français est discutée sur la base de l'exactitude des certificats de mortalité (Ducimetierre et Richard, 1992), ou de l'ajustement sur les facteurs de confusion (Criqui et Ringel, 1994) ; ou encore de la consommation réelle de matières grasses à l'époque de l'initiation éventuelle du risque cardiovasculaire (Law et Wald, 1999).

Mécanismes

On a montré qu'un apport modéré d'alcool augmentait le cholestérol HDL en diminuant le transfert des esters de cholestérol des particules HDL vers les particules LDL (Fumeron *et al.*, 1995). L'alcool aurait un effet bénéfique sur les facteurs de coagulation, l'aggrégation plaquettaire et le fibrinogène (Hendricks *et al.*, 1994).

L'effet protecteur plus particulièrement lié au vin pourrait venir des microconstituants phénoliques anti-oxydants du vin rouge (*voir chapitre* « Consommation de vin et prévention contre les maladies cardiovasculaires »). De plus, une comparaison entre buveurs de bière et buveurs de vin montre que seuls les premiers développent une obésité de type androïde, dont on a vu plus haut qu'elle était un facteur de risque pour les affections cardiovasculaires (Duncan *et al.*, 1995 ; *voir aussi encadré*). Il semble aussi que la valeur seuil de la gamma-glutamyl-transférase (GGT) soit plus élevé dans le cas où l'alcool ingéré provient du vin (Hoffmeister *et al.*, 1999 ; et encadrés GGT et MONICA, pages suivantes).

La gamma-glutamyl-transférase (GGT)

La GGT est une enzyme qui augmente avec la consommation d'alcool et c'est un marqueur de risque des pathologies liées à l'alcool. Cette augmentation est linéaire jusqu'à un seuil, à partir duquel on observe une augmentation exponentielle : ce seuil a été déterminé à 26,3 g/jour pour l'alcool d'origine non spécifiée, à 41,6 quand il s'agit de l'alcool apporté par la consommation de bière et à 50,8 quand il s'agit de l'alcool apporté par la consommation de vin (Hoffmeister *et al.*, 1999).

La façon de boire le vin au cours des repas peut aussi être une des explications de l'éventuelle supériorité du vin sur l'alcool, en ce qui concerne les maladies cardiovasculaires. La consommation traditionnelle de vin, dans les pays méditerranéens du sud de la France, est remarquable de constance entre les sujets, aussi bien pour la quantité que pour la façon régulière de le consommer (Gerber *et al.*, 1998).

Conseiller au public de consommer du vin, même de façon modérée, reste un exercice difficile, parce que la limite, qui dépend de nombreux paramètres (sexe, poids, polymorphisme génétique du système enzymatique) est difficile à fixer, et parce que l'alcool induit des risques sociétaux (accidents de la route et autres violences) et d'autres pathologies, dont certains cancers (*voir ci-dessous*).

Les résultats de MONICA-France

Pierre Ducimetierre a rapporté récemment des résultats concernant les populations de Lille, Strasbourg et Toulouse, caractérisées par des consommations d'alcool « vin » ou « non vin » très variées. Ils indiquent que, en deçà d'un apport journalier de 40 g d'alcool, des paramètres plasmatiques tels que la triglycéridémie, le taux de gamma-glutamyl-transférase (GGT) indicateur d'atteinte hépatique, la pression artérielle et le rapport taille/hanche (T/H, le meilleur indicateur anthropométrique actuellement connu du risque CV) ne sont pas modifiés, tandis que le cholestérol des HDL (C-HDL) augmente dès les apports les plus faibles en alcool. L'examen comparé des effets de l'alcool « vin » et de l'alcool « non-vin » aux doses ≥ 40 g/j ne montre aucune différence pour ce qui concerne le C-HDL (confirmant ainsi une fois encore que l'augmentation du C-HDL est bien due à l'alcool), et montre en revanche, uniquement avec l'alcool « non-vin », une augmentation significative de la GGT et du rapport T/H.

Claude Léger

Cancers

Dans le cas des cancers, l'alcool, sous toutes les formes de boissons alcoolisées, est un facteur de risque **convaincant**, qui apparaît dès 120 g/jour et augmente significativement avec la dose pour les cancers épithéliaux des voies digestives supérieures, et aussi du pancréas, mais de façon moins cohérente (revue dans Silverman, 1995 ; Launoy *et al.*, 1997). Ces affections ont une incidence plus élevée dans des régions où les alcools forts sont consommés. Cependant une étude récente au Danemark (Gronbaek *et al.*, 1998) tend à montrer que seule la consommation de bière et d'alcool fort augmente le risque des cancers des voies aérodigestives supérieures. Toutefois, il n'y a pas d'ajustement du risque sur l'apport alimentaire. Dans deux pays méditerranéens, le nord de l'Italie (Talamini *et al.*) et le sud de la France (Richardson *et al.*, 1989), qui ont un mode de consommation comparable, le vin, comme l'alcool dans d'autres pays, a été identifié comme facteur de risque du cancer du sein pour un consommation de 7 verres/jour. Ce risque, qui augmente avec la dose, est donc considéré comme **probable** pour le cancer du sein.

Ainsi, alors que la consommation de vin et le risque de maladies cardiovasculaires sont associés suivant une relation dose-effet en U ou en J, impliquant un effet bénéfique pour une dose modérée, pour les cancers, la relation est une droite qui montre que le risque augmente linéairement avec la dose.

CONCLUSION

L'ensemble de cette revue montre que le régime méditerranéen constitue probablement un ensemble équilibré très favorable à la santé des individus. Mais des limites spatiale et temporelle aux observations rapportées doivent être soulignées.

Limite spatiale :

Les pays méditerranéens profitent d'un climat ensoleillé, et les bénéfices pour la santé de la vie au grand air et de l'insolation de la peau, pour des individus qui ont une synthèse de mélanine adéquate, sont probables. Ainsi, l'insolation régulière, qui favorise la synthèse de vitamine D active dans la peau, induit une protection possible contre l'ostéoporose et certains cancers.

Bénéfices et risques de l'ensoleillement

Les Méditerranéens à la peau mate et aux cheveux noirs, témoins de la synthèse de la mélanine qui protège contre l'effet cancérigène des UV, peuvent profiter du soleil à moindre risque pour augmenter la synthèse de la vitamine D, dont on connaît l'effet bénéfique dans la fixation du calcium au niveau du tissu osseux, et dont on suspecte fortement l'effet anticancérigène. Au contraire, certaines populations d'origine nordiques blonds aux yeux bleus, ou plus encore roux, synthétisent peu de mélanine ou une mélanine de mauvaise qualité et vont subir à l'effet cancérigène des UV en s'exposant au soleil.

Limite temporelle

Dans la plupart des cas, les effets observés correspondent à la version traditionnelle de l'alimentation méditerranéenne, alimentation d'une société, en partie révolue, où l'on prend le temps de cultiver et de cuisiner une grande variété de légumes et d'herbes. Elle se rencontre dans des pays ruraux et pauvres. On peut supposer que ses bénéfices sanitaires viennent en partie d'un apport restreint de calories, et de dépenses physiques soutenues. Les méditerranéens âgés d'origine rurale sont de petite taille comparés aux jeunes de tous pays, ou aux personnes âgées des pays du nord. Les apports énergétiques limités, et les travaux physiques importants avant la fin de la croissance, expliquent en partie cette taille limitée. L'activité physique qui augmente la dépense énergétique et s'oppose au surpoids peut jouer un rôle dans la faible incidence des maladies cardiovasculaires et des cancers, à côté de l'apport alimentaire.

Cette version traditionnelle a disparu en grande partie, et avec elle, les chiffres favorables de certains indicateurs de santé : taux de cholestérol, incidence de certains cancers, incidence des fractures. Le défi de la prévention par les recommandations alimentaires est donc double : maintenir les bonnes habitudes dans les pays méditerranéens et exporter le modèle dans le reste des pays occidentaux.

On ne peut guère agir sur l'ensoleillement d'un pays, mais peut-on influencer, et dans quelles limites, les habitudes culturelles ?

Les résultats d'une enquête conduite dans l'Hérault, MEDHEA, (Gerber *et al.*, 1998) montrent d'abord que les traditions alimentaires varient d'une région méditerranéenne à l'autre. Dans la population âgée de l'Hérault rural, on retrouve toutes les caractéristiques du régime méditerranéen. Chez les jeunes au contraire, et dans la population urbaine, les résultats montrent que le modèle tend à disparaître. Le contexte socio-économique apparaît donc un déterminant important : l'alimentation dans le grand Montpellier, fortement urbanisé, est différente de celle d'autres zones du département plus reculées.

On conçoit donc que pour diffuser le modèle méditerranéen, dont l'enjeu peut-être considérable en Santé Publique, il faudra associer aux données de nutrition, de santé et de prévention, un aspect socio-économique : adapter aux conditions de vie actuelle, une culture culinaire qui nécessitait traditionnellement une grande variété de produits frais et beaucoup de temps pour les cuisiner.

Références

- Abbey M, Nestel PJ, Baghurst PA. Antioxidant vitamins and low-density-lipoprotein oxidation. *Am J Clin Nutr* 1993 ; 58 : 525-32.

- Abbey M, Noakes M, Belling B, Nestel PJ. Partial replacement of saturated fatty acids with almonds or walnutslowers plasma cholesterol and low density lipoprotein cholesterol. *Am J Clin Nutr* 1994 ; 59 : 995-9.

- Abelow BJ, *et al.* Cross-cultural association between dietary animal protein and hip fracture : a hypothesis. *Calcif Tissue Int* 1992 ; 50 : 14-8.

- Adler AJ, Holub BJ. Effect of garlic and fish-oil supplementation on serum lipid and lipoprotein concentrations in hypercholesterolemic men. *Am J Clin Nutr* 1997 ; 65 : 445-50.

- Adlercreutz H, Honjo H, Higashi A, *et al*. Urinary excretion of lignans and isoflavonoid phytoestrogens in Japanese men and women consuming a traditional Japanese diet. *Am J Clin Nutr* 1991 ; 54 : 1093-100.

- Agudo A, Esteve MG, Pallares C, Martinez-Ballarin I, Fabregat X, Malats N, MacHengs I, Badia A, Gonzalez CA. Vegetable and fruit intake and the risk of lung cancer in women in Barcelona, Spain. *Eur J Cancer* 1997 ; 33 : 1256-61.

- Alberts DS, Ritenbaugh C, Story JA, Aickin M, Rees-Mcgee S, Buller MK, Atwood J, Phelps J, Ramanujam PS, Bellapravalu S, Patel J, Bettinger L, Clark L. Randomized, double-blinded, placebo-controlled study of effect of wheat bran fiber and calcium on fecal bile acids in patients with resected adenomatous colon polyps. *J Natl Cancer Inst* 1996 ; 88 : 81-92.

- Ambrosone CB, Kadlubar FF. Toward an integrated approach to molecular epidemiology. *Am J Epidemiol* 1997 ; 146 : 912-8.

- Andersson-Hassam E, Astier-Dumas M. Habitudes alimentaires et cancers colorectaux : étude cas-témoins. *Med Nutr* 1991 ; 27 : 300-4.

- Artaud-Wild SM, Connor WE, Secton G. Differences in coronary mortality can be explain by differences in cholesterol and saturated fat intakes in 40 countries but not in France and Finland. A paradox. *Circulation* 1993 ; 88 : 2771-9.

- Ascherio A, Willet WC, Rimm EB, Giovannucci EL, Stampfer MJ. Dietary iron intake and risk of coronary heart disease among men. *Circulation* 1994 ; 89 : 974-6.

- Baghurst PA, Rohan TH. Dietary fiber and risk of benign proliferative epithelial disorders of the breast. *Int J Cancer* 1995 ; 63 : 481-5.

- Barnard RJ, Ugianskis EJ, Martin DA, Inkeles SB. Role of diet and exercise in the management of hyperinsulinemia and associated atherosclerotic risk factors. *Am J Cardiol* 1992 ; 69 : 440-4.

- Benito E, Obrador A, Stiggelbout A, *et al*. A population-based case-control study of colo-rectal cancer in Majorca. I-Dietray factors. *Int J Cancer* 1990 ; 45 : 69-76.

- Biesalski HK, Bueno de Mesquita B, Chesson A, Chytil F, Grinble R, Hermus RIJ, Kohrle J, Lotan R, Norpoth K, Pastorino U, Thurnham D. Consensus statement on lung cancer. *Eur J Cancer Prev* 1997 ; 6 : 316-22.

- Bingham SA, Atkinson C, Liggins J, Bluck L, Coward A. Phyto-oestrogens : where are we now ? *Br J Nutr* 1998 ; 79 : 393-406.

- Blache D, Gesquière L, Loreau N, Durand P. Oxidant stress : the role of nutrients in cell-lipoprotein interactions. *Proc Nutrition Soc* 1999 ; 58 : 559-63.

- Blot WJ, Li JY, Taylor Ph R, Guo W, *et al*. Nutrition intervention trials in Linxian, China : supplementation with specific vitamin/mineral combinations, cancer incidence, and disease-specific mortality in the general population. *J Natl Cancer Inst* 1993 ; 85 : 1483-92.

- Bohlke K, Spiegelman D, Trichopoulou A, Katsouyanni K, Trichopoulos D. Vitamins A, C and E and the risk of breast cancer : results from a case-control study in Greece. *Br J Cancer* 1999 ; 79 : 23-9.

- Bougnoux P, Corpet D, Gerber M. *Acides gras alimentaires et cancerogenèse. Alimentation et cancer*. Paris : Tec Doc, Lavoisier, 1996 : 281-314.

- Boutron MC, Faivre J, Marteau P, Couillault C, Senesse P, Quipourt V. Calcium, phosphorus, vitamin D, dairy products and colorectal carcinogenesis : a French case-control study. *Br J Cancer* 1996 ; 74 : 145-51.

- Carbonneau MA, Leger CL, Monnier L, Bonnet C, Michel F, Fouret G, Dedieu F, Descomps B. Supplementation with red wine phenolics increases the antioxidant capacity of plasma and vitamin E of low density lipoprotein without changing the lipoprotein Cu^{2+}-oxidability : possible explanation by phenolics location. *Eur J Clin Nutr* 1997 ; 51 : 682-90.

- Carpenter KL, Cheeseman KH, Van Der Veen C, Taylor SE, Walker MK, Mitchinson MJ. Depletion of alpha-tocopherol in human atherosclerotic lesions. *Free Radic Res* 1995 ; 23 : 549-58.

- Cassidy A, Bingham S, Setchell KDR. Biological effects of a diet of soy protein rich in isoflavones on the menstrual cycle of premenopausal women. *Am J Clin Nutr* 1994 ; 60 : 333-40.

- Chapuy MC, et al. Vitamin D3 and calcium to prevent hip fractures in elderly women. *N Engl J Med* 1992 ; 327 : 1637-42.

- Clavel-Chapelon F, Niravong M, Joseph RR. Diet and breast cancer : review of the epidemiologic literature. *Cancer Detect Prev* 1997 ; 21 : 426-40.

- Clavel-Chapelon F, Van Liere M, Dormoy N. Cancer du sein et alimentation. *Alimentation et cancers. Evaluation scientifique.* In : Riboli E, Decloitre F, Collet-Ribbing C, eds. Paris : Tec Doc, Lavoisier, 1996 : 157-202.

- Comstock GW, Alberg AJ, Huang HY, Wu K, Burke AE, Hoffman SC, Norkus EP, Gross M, Cutler RG, Morris JS, Spate VL, Helzlsouer KJ. The risk of developing lung cancer associated with antioxidants in the blood : ascorbic acid, carotenoids, alpha-tocopherol, selenium, and total peroxyl radical absorbing capacity. *Cancer Epidemiol Biomark Prev* 1997 ; 6 : 907-16.

- Corpet DE, Gerber M. Alimentation méditerranéenne et santé. I. Caractéristiques. Maladies cardiovasculaires et autres affections. *Med Nutr* 1997 ; 4 : 129-42.

- Corti MC, Gaziano M, Hennekens CH. Review : iron status and risk of cardiovascular disease. *Ann Epidemiol* 1997 ; 7 : 62-8.

- Criqui MH, Ringel BL. Does diet or alcohol explain the french paradox ? *Lancet* 1994 ; 344 : 1719-23.

- D'Avanzo B, Ron E, La Vecchia C, Franceschi S, Negri E. Selected micronutrient intake and thyroid carcinoma risk. *Cancer* 1997 ; 79 : 2186-92.

- Daviglus ML, Stamler J, Orencia AJ, Dyer AR, Liu K, Greenland P, Walsh MK, Morris D, Shekelle RB. Fish consumption and the 30-year risk of fatal myocardial infarction. *N Engl J Med* 1997 ; 336 : 1046-53.

- De Klerk NH, Musk AW, Ambrosini GL, Eccles JL, Hansen J, Olsen N, Watts VL, Lund HG, Pang SC, Beilby J, Hobbs MS. Vitamin A and cancer prevention II : comparison of the effects of retinol and beta-carotene. *Int J Cancer* 1998 ; 75 : 362-7.

- De Lorgeril M, Renaud S, Mamelle N, et al. Mediterranean alpha-linolenic acid rich diet in secondary pevention of coronary heart disease. *Lancet* 1994 ; 343 : 1454-9.

- De Stefani E, Correa P, Ronco A, Mendilaharsu M, Guidobono M, Deneo-Pellegrini H. Dietary fiber and risk of breast cancer : a case-control study in Uruguay. *Nutr Cancer* 1997 ; 28 : 14-9.

- De Stefani E, Fontham ETH, Chen V, et al. Fatty foods and the risk of lung cancer : a case-control study from Uruguay. *Int J Cancer* 1997 ; 71 : 760-6.

- De Cosse J, Miller HH, Lesser ML. Effect of wheat fiber and vitamins C and E on rectal polyps in patients with familial adenomatous polyposis. *J Natl Cancer Inst* 1993 ; 81 : 1290-7.

- Diaz MN, Frei B, Vita JA, Keaney JF. Antioxidants and atherosclerotic heart disease. *N Engl J Med* 1997 ; 337 : 408-16.

- Dorgan JF, Sowell A, Swanson CA, Potischman N, Miller R, Scussler N, Stephenson HE. Relationships of serum carotenoids, retinol, alpha-tocopherol, and selenium with breast cancer risk : results from a prospective study in Columbia, Missouri. *Cancer Causes Control* 1998 ; 9 : 89-97.

- Ducimetierre P, Richard JL. Dietary lipids and coronary heart disease : is there a French paradox. *Nutr Metab Cardiovasc Dis* 1992 ; 2 : 195-201.

- Duncan BB, Chambless LE, Schmidt MI, Folsom AR, Szklo M, Crouse JR, Carpenter MA. Association of the waist-to-hip ratio is different with wine than with beer or hard liquor consumption. Atherosclerosis risk in community study investigators. *Am J Epidemiol* 1995 ; 142 : 1034-8.

- Eichholzer M, Stahelin HB, Gey KF, Ludin E, Bernasconi F. Prediction of male cancer mortality by plasma levels of interacting vitamins : 17-year follow-up of the prospective Basel study. *Int J Cancer* 1996 ; 66 : 145-50.

- ECP Consensus panel on cereals and cancer : consensus meeting on cereals, fibre and colorectal and breast cancers. *Eur J Cancer Prev* 1997b ; 6 : 512-4.

- Favero A, Parpinel M, Franceschi S. Diet and risk of breast cancer : major findings from an Italian case-control study. *Biomed Pharmacother* 1998 ; 52 : 109-15.

- Fontham ETH. Vitamin-C, vitamin-C rich foods, and cancer-epidemiologic studies. In : Frei B, ed. *Natural antioxidants in human health and disease.* New York : Academic Press, 1994.

- Fortes C, Forastiere F, Anatra F, Schmid G. Consumption of olive oil and specific food groups in relation to breast cancer risk in Greece. *J Natl Cancer Inst* 1995 ; 87 : 1020-1.

- Fotsis T, Pepper MS, Aktas E, Breit S, Rasku S, Adlercreutz H, Wahala K, Montesano R, Schweigerer L. Flavonoids, dietary-derived inhibitors of cell proliferation and *in vitro* angiogenesis. *Cancer Res* 1997 ; 57 : 2916-21.

- Franceschi S, Bidoli E, La Vecchia C, Talamini E, d'Avanzo B, Negri E. Tomatoes and risk of digestive tracts cancers. *Int J Cancer* 1994 ; 59 : 181-4.

- Franceschi S, Favero A, La Vecchia C, *et al.* Influence of food groups and food diversity on breast cancer in Italy. *Int J Cancer* 1995 ; 63 : 785-9.

- Franceschi S, Favero A, Decarli A, La Vecchia C, Ferraroni M, Russo A, Salvini S, Amadori D, Conti E, Montella M, Giacosa A. Intake of macronutrients and risk of breast cancer. *Lancet* 1996 ; 347 : 1351-6.

- Franceschi S, Parpinel M, La Vecchia C, Favero A, Talamini R, Negri E. Role of different types of vegetables and fruit in the prevention of cancer of the colon, rectum, and breast. *Epidemiology* 1998-a ; 9 : 338-41.

- Franceschi S, Favero A, Parpinel M, Giacosa A, La Vecchia C. Italian study on colorectal cancer with emphasis on influence of cereals. *Eur J Cancer Prev* 1998b ; 7S : S19-S23.

- Franceschi S, La Vecchia C, Russo A, Favero A, Negri E, Conti E, Montella M, Filiberti R, Amadori D, Decarli A. Macronutrient intake and risk of colorectal cancer in Italy. *Int J Cancer* 1998c ; 76 : 321-4.

- Franceschi S, Favero A, Conti E, Talamini R, Volpe R, Negri E, Barzan L, La Vecchia C. Food groups, oils and butter, and cancer of the oral cavity and pharynx. *Br J Cancer* 1999 ; 80(3/4) : 614-20.

- Freudenheim JL, Marsall JR, Vena JE, Laughlin R, Brasure J, Swanson MK, Nemoto T, Graham S. Premenopausal breast cancer risk and intake of vegetables, fruits, and related nutrients. *J Natl Cancer Inst* 1996 ; 88 : 340-8.

- Fumeron F, Betoulle D, Gerald L, *et al.* Alcohol intake modulates the effect of a polymorphism of the cholesteryl ester transfer protein gene on plasma high density lipoprotein and the risk of myocardial infarction. *J Clin Invest* 1995 ; 96 : 1664-71.

- Galanis DJ, Kolonel LN, Lee J, Nomura A. Intakes of selected foods and beverages and the incidence of gastric cancer among the Japanese residents of Hawaii : a prospective study. *Int J Epidemiol* 1998 ; 27 : 173-80.

- Gann PH, Hennekens CH, Sacks FM, Grodstein F, Giovannucci E, Stampfer MJ. Prospective study of plasma fatty acids and risk of prostate cancer. *J Natl Cancer Inst* 1994 ; 86 : 281-6.

- Gann PH, Ma J, Giovannucci E, Willett W, Sacks FM, Hennekens CH, Stampfer MJ. Lower prostate cancer risk in men with elevated plasma lycopene levels : results of a prospective analysis. *Cancer Res* 1999 ; 59 : 1225-30.

- Garcia-Closas R, Gonzalez CA, Agudo A, Riboli E. Intake of specific carotenoids and flavonoids and the risk of gastric cancer in Spain. *Cancer Causes Control* 1999 ; 10 : 71-5.

- Gates JR, Parpia B, Campbell TC, Junshi C. Association of dietary factors and selected plasma variables with sex-hormone-binding globulin in rural Chinese women. *Am J Clin Nutr* 1996 ; 63 : 22-31.

- Gaziano JM, Manson JE, Branch LG, *et al.* A prospective study of consumption of carotenoids in fruits and vegetables and decreased cardiovascular mortality in the elderly. *Ann Epidemiol* 1995 ; 5 : 255-60.

- Gerber M. Fat in the mediterranean diet. *Int J Nutr Vit Res* 1995 ; 65 : 59-60.

- Gerber M. Fiber and breast cancer : another piece of the puzzle – but still an incomplete picture. *J Natl Cancer Inst* 1996 a ; 88 : 857-8.

- Gerber M. Vitamine E, selenium et cancers. In : Decloitre F, Riboli E, Collet-Ribbing C, eds. *Alimentation et Cancers. Évaluation scientifique.* Paris : TecDoc, Lavoisier, 1996b : 345-72.

- Gerber M. Alimentation et cancer de l'endomètre. In : Decloitre F, Riboli E, Collet-Ribbing C, eds. *Alimentation et Cancers. Évaluation scientifique.* Paris : Tec-Doc, Lavoisier, 1996c : 213-22.

- Gerber M. Fibre and breast cancer. *Eur J Cancer Prev* 1998 ; 7S : S63-S67.

- Gerber M, Astre C, Segala C, Saintot M, Scali J, Simony-Lafontaine J, Grenier J, Pujol H. Oxidant-antioxidant status alterations in cancer patients : relationship to tumor progression. *J Nutr* 1996 a ; 126 : 1201S-7S.

- Gerber M, Astre C, Ségala C, Saintot M, Scali J, Simony-Lafontaine J, Grenier J, Pujol H. Tumor progression and oxidant-anti-oxidant status. *Cancer Lett* 1997 ; 114 : 211-4.

- Gerber M, Bougnoux P, Corpet D. Équilibre énergétique et cancers. In : Decloitre F, Riboli E, Collet-Ribbing C, eds. *Alimentation et Cancers. Évaluation scientifique.* Paris : Tec-Doc, Lavoisier, 1996 b : 255-80.

- Gerber M, Corpet D. Alimentation méditerranéenne et Santé. II-Cancers. *Med Nutr* 1997 ; 4 : 143-54.

- Gerber M, Richardson S. Re : consumption of olive oil and specific food groups in relation to breast cancer risk in Greece. *J Natl Cancer Inst* 1995 ; 87 : 1020-2.

- Gerber M, Scali J, Michaud A, Siari S, Grosclaude P, Faliu B. Consommation alimentaire dans le département de l'Hérault, du Tarn, et la zone urbaine de Toulouse. Rapport du Conseil régional LR, 1998 b.

- Gerhardsson-de-Verdier MG, *et al.* Meat, cooking methods and colorectal cancer – a case referent study in Stockholm. *Int J Cancer* 1991 ; 49 : 520-5.

- Gey KF, Puska P. Inverse correlation between plasma vitamin E and mortality from ischemic heart disease in cross-cultural epidemiology. *Am J Clin Nutr* 1991 ; 53 : 326S-34S.

- Ghadirian P, Lacroix A, Maisonneuve P, Perret C, Potvin C, Gravel D, Bernard D, Boyle P. Nutritional factors and colon carcinoma. *Cancer* 1997 ; 80 : 858-64.

- Giovannucci E, Rimm EB, Colditz GA, Stampfer MJ, Ascherio A, Chute CC, Willett WC. A prospective study of dietay fat and risk of prostate cancer. *J Natl Cancer Inst* 1993 ; 85 : 1571-9.

- Giovannucci E, Rimm EB, Stampfer MJ, Colditz GA, Ascherio A, Willett WC. Intake of fat, meat, and fiber in relation to risk of colon cancer in men. *Cancer Res* 1994 ; 54 : 2390-7.

- Giovannucci E, Ascherio A, Rimm EB, Stampfer MJ, Colditz GA, Willett WC. Intake of carotenoids and retinol in relation to risk of prostate cancer. *J Natl Cancer Inst* 1995 ; 87 : 1767-76.

- Giovannucci E, Goldin B. The role of fat, fatty acids, and total energy intake in the etiology of human colon cancer. *Am J Clin Nutr* 1997 ; 66S : 1564S-71S.

- GISSI-prevenzione investigators. Dietary supplementation with n-3 polyunsaturated fatty acids and vitamin E after myocardial infarction : results of the GISSI-prevenzione trial. *Lancet* 1999 ; 354 : 447-55.

- Goldin BR, Adlercreutz H, Gorbach SL, *et al.* Estrogen excretion patterns and plasma levels in vegetarian and omnivorous women. *N Engl J Med* 1982 ; 307 : 1542-7.

- Goldbohm RA, *et al.* A prospective cohort study on the relation between meat consumption and the risk of colon cancer. *Cancer Res* 1994 ; 54 : 718-23.

- Goodman MT, Wilkens LR, Hankin JH, Lyu LC, Wu AH, Kolonel LN. Association of soy and fiber consumption with the risk of endometrial cancer. *Am J Epidemiol* 1997 ; 146 : 294-306.

- Graham S, Hellmann R, Marshall J, *et al.* Nutritional epidemiology of postmenopausal breast cancer in Western New-York. *Am J Epidemiol* 1991 ; 134 : 552-66.

- Gramenzi A, Gentile A, Fasoli M, *et al.* Association between certain foods and the risk of acute myocardial infarction in women. *Br Med J* 1990 ; 300 : 771-3.

- Greenberg ER, Baron JA, Tosteson TD, *et al.* (the polyp prevention study group). A clinical trial of antioxidant vitamins to prevent colorectal adenoma. *N Engl J Med* 1994 ; 331 : 141-7.

- Grievink L, Jansen SMA, Van'T Veer P, Brunekreef B. Acute effects of ozone on pulmonary function of cyclists receiving antioxidant supplements. *Occup Environ Med* 1998 ; 55 : 13-7.

- Grievink L, Zijlstra AG, Ke X, Brunekreef B. Double-blind intervention trial on modulation of ozone effects on pulmonary function by antioxidant supplements. *Am J Epidemiol* 1999 ; 149(4) : 306-14.

- Gronbaek M, *et al*. Mortality associated with moderate intakes of wine, beer or spirits. *Br Med J* 1995 ; 310 : 1165-9.

- Gronbaek M, Becker U, Johansen D, Tonnesen H, Jensen G, Sorensen TIA. Population based cohort study of the association between alcohol intake and cancer of the upper digestive tract. *Br Med J* 1998 ; 317 : 844-8.

- Hankinson SE, Willett WC, Colditz GA, Hunter DJ, Michaud DS, Deroo B, Rosner B, Speizer FE, Pollak M. Circulating concentrations of insulin-like growth factor-I and risk of breast cancer. *Lancet* 1998 ; 351 : 1393-6.

- Harris WS. N-3 fatty acids and serum lipoproteins : human studies. *Am J Clin Nutr* 1997 ; 65 : 1645S-54S.

- Harvei S, Bjerve K, Tretli S, Jellum E, Robsahm TE, Vatten L. Prediagnostic level of fatty acids in serum phospholipids : gamma-3 and gamma-6 fatty acids and the risk of prostate cancer. *Int J Cancer* 1997 ; 71 : 545-51.

- Hayes KC, Koshla P. Dietary fatty acid thresholds and cholesterolemia. *FASEB J* 1992 ; 6 : 2600-7.

- Heinonen OP, Albanes D, Virtamo J, Taylor PR, Huttunen JK, Hartman AM, Haapakoski J, Malila N, Rautalahti M, Ripatti S, Maenpaa H, Teerenhovi L, Koss L, Virolainen M, Edwards BK. Prostate cancer and supplementation with alpha-tocopherol and beta-carotene : incidence and mortality in a controlled trial. *J Natl Cancer Inst* 1998 ; 90 : 440 6.

- Hertog MGL, Feskens EJM, Hollman PCH, Katan MB, Kromhout D. Dietary antioxidants flavonoïds and the risk of coronary heart disease : the Zutphen elderly study. *Lancet* 1993 ; 342 : 1007-11.

- Hertog MGL, Hollman PCH. Potential health effects of the dietary flavonol quercetin. *Eur J Clin Nutr* 1996 ; 50 : 63-71.

- Hertog MGL, Sweetnam PM, Fehily AM, Elwood PC, Kromhout D. Antioxidant flavonols and ischemic heart disease in a Welsh population of men : the Caerphilly Study. *Am J Clin Nutr* 1997 ; 65 : 1489-94.

- Hoffmeister H, Schelp FP, Mensink GBM, Dietz E, Böhning D. The relationship between alcohol consumption, health indicators and mortality in the German population. *Int J Epidemiol* 1999 ; 28 : 1066-72.

- Hopkins KD. Dietary fibre decreases cardiovascular events. *Lancet* 1996 ; 348 : 1648.

- Horn-Ross PL, Morrow M, Ljung BM. Diet and the risk of salivary gland cancer. *Am J Epidemiol* 1997 ; 146 : 171-6.

- Howe GR, Friedenreich Ch M, Jain M, Miller AB. A cohort study of fat intake and risk of breast cancer. *J Natl Cancer Inst* 1991 ; 83 : 336-40.

- Howe GR, *et al*. Dietary intake of fiber and decreased risk of cancers of the colon and rectum – evidence from the combined analysis of 13 case-control studies. *J Natl Cancer Inst* 1992 ; 84 : 1887-96.

- Hsing AW, McLaughlin JK, Chow WH, Schuman LM, Co Chien HT, Gridley G, Bjelke E, Wacholder S, Blot WJ. Risk factors for colorectal cancer in a prospective study among US white men. *Int J Cancer* 1998 ; 77 : 549-53.

- Hylla S, Gostner A, Dusel G, Anger H, Bartram HP, Christl SU, Kasper H, Scheppach W. Effects of resistant starch on the colon in healthy volunteers : possible implications for cancer prevention. *Am J Clin Nutr* 1998 ; 67 : 136-42.

- IARC. *Carotenoids. Handbookds of cancer prevention*. IARC, Lyon, 1998.

- Ingram D, Sanders K, Kolybaba M, Lopez D. Case-control study of phyto-oestrogens and breast cancer. *Lancet* 1997 ; 350 : 990-4.

- Jacobs DR, Slavin J, Marquart L. Whole grain intake and cancer : a review of the litterature. *Nutr Cancer* 1995 ; 24 : 221-9.

- Ji BT, Chow WHO, Yang G, McLaughlin JK, Zheng W, Shu XO, Jin F, Gao RN, Gao YT, Fraumeni JF. Dietary habits and stomach cancer in Shanghai, China. *Int J Cancer* 1998 ; 76 : 659-64.

- Kaaks R, Tuyns AJ, Haelterman M, Riboli E. Nutrient intake patterns and gastric cancer risk : a case-control study in Belgium. *Int J Cancer* 1998 ; 78 : 415-20.

- Kaiser L, Boyd NF, Kriukov V, Tritchler D. Fish consumption and cancer risk : an ecological study. *Nutr Cancer* 1989 ; 12 : 61-8.

- Kampman E, *et al*. Calcium, vitamin D, dairy foods, and the occurrence colorectal adenomas among men and women in two prospective studies. *Am J Epidemiol* 1994 ; 139 : 16-29.

- Key TJ, Silcocks PB, Davey GK, Appleby PN, Bishop DT. A case-control study of diet and prostate cancer. *Br J Cancer* 1997 ; 76 : 678-87.

- Keys A, Fidanza F, Scardi U, *et al*. Studies on serum cholesterol and other characteristics on clinically healthy men in Italy. *Arch Intern Med* 1954a ; 93 : 328-32.

- Keys A, Lorenzo F, Rodriguez Minon VL, *et al*. Studies on the diet, body fatness and serum cholesterol in Madrid, Spain. *Metabolism* 1954b ; 3 : 195-8.

- Keys A, Taylor HL, Blackburn HW, *et al*. The diet and 15 years death rate in Seven Countries Studies. *Am J Epidemiol* 1986 ; 124 : 903-15.

- Knekt P, Albanes D, Seppänen R, *et al*. Dietary fat and risk of breast cancer. *Am J Clin Nutr* 1990 ; 52 : 903-8.

- Knekt P, Reunanen A, Jarvinen R, *et al*. Antioxidant vitamin intake and coronary mortality in a longitudinal population study. *Am J Epidemiol* 1994 a ; 134 : 1180-9.

- Knekt P, Steineck G, Järvinen R, Hakulinen T, Aromaa A. Intake of fried meat and risk of cancer : a follow-up study in Finland. *Int J Cancer* 1994 b ; 59 : 756-60.

- Knekt P, Jarvinen R, Reunanen A, Maatela J. Flavonoid intake and coronary mortality in Finland : a cohort study. *Br Med J* 1996 a ; 312 : 478-81.

- Knekt P, Jarvinen R, Seppanen R, Pukkala E, Aromaa A. Intake of dairy products and the risk of breast cancer. *Br J Cancer* 1996 b ; 73 : 687-91.

- Knekt P, Jarvinen R, Teppo L, Aromaa A, Seppanen R. Role of various carotenoids in lung cancer prevention. *J Natl Cancer Inst* 1999 ; 91 : 182-3.

- Knekt P, Jarvinen R, Seppanen R, Heliovaara M, Teppo L, Pukkala E, Aromaa A. Dietary flavonoids and the risk of lung cancer and other malignant neoplasms. *Am J Epidemiol* 1997 ; 146 : 223-30.

- Kohlmeier L, Dark JD, Gomez-Garcia E, *et al*. Lycopene and myocardial infarction risk in the Euramic study. *Am J Epidemiol* 1997 ; 146 : 618-26.

- Kromhout D, Bosschieter EB, Coulander CR. The inverse relationship between fish consumption and 20-year mortality from coronary heart disease. *N Engl J Med* 1985 ; 312 : 1205-9.

- Kushi LH, *et al*. Dietary fat and premenopausal breast cancer. *J Natl Cancer Inst* 1992 ; 84 : 1092-9.

- Kushi LH, Lenart EB, Willett WC. Health implications of mediterranean diets in light of contemporary knowledge. 1. plant foods and dairy products. 2. Meats, wine, fats, and oils. *Am J Clin Nutr* 1995 ; 61 : S1407-S27.

- Kushi LH, Folsom AR, Prineas RJ, Mink PJ, Wu Y, Bostick RM. Dietary antioxidant vitamins and death from coronary heart disease in postmenopausal women. *N Engl J Med* 1996 ; 334 : 1156-62.

- Kushi LH, Mink PJ, Folsom AR, Anderson KE, Zheng W, Lazovich D, Sellers TA. Prospective study of diet and ovarian cancer. *Am J Epidemiol* 1999 ; 149(1) : 21-31.

- La Vecchia C, Braga C, Negri E, Franceschi S, Russo A, Conti E, Falcini F, Giacosa A, Montella M, Decarli A. Intake of selected micronutrients and risk of colorectal cancer. *Int J Cancer* 1997 ; 73 : 525-30.

- La Vecchia C, Chatenoud L. Fibres, whole-grain foods and breast and other cancers. *Eur J Cancer Prev* 1998 ; 7S : S25-S28.

- La Vecchia C, Ferraroni M, Negri E, Franceschi S. Role of various carotenoids in the risk of breast cancer. *Int J Cancer* 1998 ; 75 : 482-3.

- Landmark K, Abdelnoor M, Kilhovd B, Dorum HP. Eating fish may reduce infarct size and the occurrence of Q wave infarcts. *Eur J Clin Nutr* 1998 ; 52 : 40-4.

• Launoy G, Milan C, Day NE, Faivre J, Pienkowski P, Gignoux M. Oesophageal cancer in France : potential importance of hot alcoholic drinks. *Int J Cancer* 1997 ; 71 : 917-23.

• Le Marchand, *et al.* Animal fat consumption and prostate cancer : a prospective study in Hawaii. *Epidemiology* 1994 ; 5 : 276-82.

• Lé MG, Moulton LH, Hill C, Kramar A. Consumption of dairy produce and alcohol in a case-control study of breast cancer. *J Natl Cancer Inst* 1986 ; 77 : 633-6.

• Lee HP, Gourley L, Duffy SW, *et al.* Dietary effects on breast-cancer risk in Singapore. *Lancet* 1991 ; 337 : 1197-200.

• Levi F, La Vecchia C, Gulie C, Negri E. Dietary factors and breast cancer risk in Vaud, Switzerland. *Nutr Cancer* 1993 ; 19 : 327-35.

• Levi F, Pasche C, La Vecchia C, Lucchini F, Franceschi S. Food groups and colorectal cancer risk. *Br J Cancer* 1999 ; 79 : 1283-7.

• Lewis SJ, Heaton KW, Oakey RE, McGarrigle HHG. Lower serum oestrogen concentrations associated with faster intestinal transit. *Br J Cancer* 1997 ; 76 : 395-400.

• Lihavainen L, Korpela R. Conjugated linoleic acid. Scand. *J Nutr* 1998 ; 42 : 74-6.

• Linn S, Caroll M, Johnson C, Fulwood R, Kalsbeecek W, Briefel R. HDL-Cholesterol and alcohol consumption in US white end Black adults : data from NHANES II. *Am J Public Health* 1993 ; 83 : 811-6.

• Liu, Stampfer MJ, Hu FB, Giovannucci E, Rimm E, Manson JE, Hennekens CH, Willet WC. Whole-grain consumption and risk of coronary heart disease : results from the Nurses'Health Study. *Am J Clin Nutr* 1999 ; 70 : 412-9.

• London S, Willett WC, Longcope C, McKinlay S. Alcohol and other dietary factors in relation to serum hormone concentrations in women at climateric. *Am J Clin Nutr* 1991 ; 53 : 166-71.

• Longnecker MP, Nexcomb PA, Mittendorf R, Greenberg R, Willett WC. Intake of carrots, spinach, and supplements containing vitamin A in relation to risk of breast cancer. *Cancer Epidemiol Biom Prev* 1997 ; 6 : 887-92.

• Mac Lennan R, Macrae F, Bian C, *et al.* Randomized trial of intake of fat, fiber, and beta-carotene to prevent colorectal adenomas. *J Natl Cancer Inst* 1995 ; 87 : 1760-6

Mantzoros CS, Tzonou A, Signorello LB, Stampfer M, Trichopoulos D, Adami HO. Insulin-like growth factor 1 in relation to prostate cancer and benign prostatic hyperplasia. *Br J Cancer* 1997 ; 76 : 1115-8.

• Marckmann P, Gronbaek M. Fish consumption and coronary heart disease mortality. A systematic review of prospective cohort studies. *Eur J Clin Nutr* 1999 ; 53 : 585-90.

• Martin-Moreno JM, Willet WC, Gorgojo L, *et al.* Dietary fat, olive oil intake and breast cancer risk. *Int J Cancer* 1994 ; 58 : 774-80.

• McKeon-Eyssen G, Holloway C, Jazmaji V, Bright-See E, Dion P, Bruce WR. A randomized trial of vitamins C and E in the prevention of recurrence of colorectaal polyps. *Cancer Res* 1988 ; 48 : 4701-5.

• McKeon-Essen G, *et al.* A randomized trial of a low fat high fibre diet in the recurrence of colorectal polyps. *J Clin Epidemiol* 1994 ; 47 : 525-36.

• Meflah K, Cherbut C, Riboli E, Kaaks R, Corpet D. Fibres alimentaires et cancer colorectal. In : Riboli E, Decloitre F *et al.*, eds. *Alimentation et cancer*. Paris : Tec Doc, Lavoisier, 1996 ; 402-25.

• Mensink RP, Katan MB. Effect of dietary fatty acids on serum lipids and lipoproteins. A meta-analysis of 27 trials. *Arterioscler Thromb* 1992 ; 12 : 911-9.

• Mezzetti M, La Vecchia C, Decarli A, Boyle P, Talamini R, Franceschi S. Population attributable risk for breast cancer : diet, nutrition, and physical exercise. *J Natl Cancer Inst* 1998 ; 90 : 389-94.

• Michaud DS, Spiegelman D, Clinton SK, Rimm EB, Willett WC, Giovannucci EL. Fruit and vegetable intake and incidence of bladder cancer in a male prospective cohort. *J Natl Cancer Inst* 1999 ; 91(7) : 605-13.

• Micozzi MS, Brown ED, Edwards BK, *et al.* Plasma carotenoïd response to chronic intake of

• selected foods and beta-carotene supplements in mes. *Am J Clin Nutr* 1992 ; 55 : 1120-5.

• Mills PK, *et al*. Cohort study of diet lifestyle and prostate cancer in Adventist men. *Cancer* 1989 ; 64 : 598-604.

• Mori TA, Vandongen R, Beilin LJ, *et al*. Effects of varying fat, fish and fishoils on blood lipids in a randomized controlled trial in me at risk of heart disease. *Am J Clin Nutr* 1994 ; 59 : 1060-8.

• Nagata C, Takatsuka N, Inaba S, Kawakami N, Shimizu H. Effect of soymilk consumption on serum estrogen concentrations in premenopausal Japanese women. *J Natl Cancer Inst* 1998 ; 90 : 1830-5.

• Negri E, La Vecchia C, Franceschi S, *et al*. Vegetable and fruit consumption and cancer risk. *Int J Cancer* 1991 ; 48 : 350-4.

• Negri E, La Vecchia C, Franceschi S, D'Avanzo B, Talamini R, Parpinel M, Ferraroni M, Filiberti R, Montella M, Falcini F, Conti E, Decarli A. Intake of selected micronutrients and the risk of breast cancer. *Int J Cancer* 1996-a ; 65 : 140-4.

• Negri E, La Vecchia C, Franceschi S, Levi F, Parazzini F. Intake of selected micronutrients and the risk of endometrial carcinoma. *Cancer* 1996-b ; 77 : 917-23.

• Newcomb PA, Klein R, Klein BEK, Haffner S, Mares-Perlman J, Cruickshanks KJ, Marcus PM. Association of dietary and life-style factors with sex hormones in postmenopausal women. *Epidemiology* 1995 ; 6 : 318-21.

• Nomura AM, Kolonel LN. Prostate cancer : a current perspective. *Epidemiol Rev* 1991 ; 13 : 200-27.

• Noroozi M, Angerson WJ, Lean MEJ. Effects of flavonoids and vitamin C on oxidative DNA damage to human lymphocytes. *Am J Clin Nutr* 1998 ; 67 : 1210-8.

• Nyberg F, Agrenius V, Svartengren K, Svensson C, Pershagen. Dietary factors and risk of lung cancer in never-smokers. *Int J Cancer* 1998 ; 78 : 430-6.

• Ocke MC, Bueno-de-Mesquita B, Feskens EJM, Van Staveren WA, Kroumhout D. Repeated measurements of vegetables, fruits, beta-carotene, and vitamins C and E in relation to lung cancer. *Am J Epidemiol* 1997 ; 145 : 358-65.

• Omenn GS, Goodman GE, Thornquist MD, *et al*. Risk factors for lung cancer and for intervention effects in CARET, the beta-carotene and retinol efficacy trial. *J Natl Cancer Inst* 1996 ; 88 : 1550-9.

• Pietinen P, Rimm EB, Korhonen P, Hartman AM, Willett WC, Albanes D, Virtamo J. Intake of dietary fiber and risk of coronary heart disease in a cohort of finnish men. The ATBC cancer prevention study. *Circulation* 1996 ; 94 : 2720-7.

• Potischman N, Swanson CA, Coates RJ, Gammon MD, Brogan DR, Curtis J, Brinton LA. Intake of food groups and associated micronutrients in relation to risk of early-stage breast cancer. *Int J Cancer* 1999 ; 82 : 315-21.

• Potter JD, *et al*. Colon cancer : a review of the epidemiology. *Epidemiol Rev* 1993 ; 15 : 499-545.

• Potter JD, *et al*. Vegetable and fruit consumption and adenomatous polyps. The University of Minnesota Cancer Prevention Unit Case Control Study. *Proc AACR* 1995 ; 36 : 1702.

• Rapola JM, Virtamo J, Ripatti S, Huttunen JK, Albanes D, Taylor PR, Heinonen OP. Randomised trial of alpha-tocopherol and beta-carotene supplements on incidence of major coronary events in men with previous myocardial infarction. *Lancet* 1997 ; 349 : 1715-20.

• Rasmussen O, Lauszus FF, Christiansen C, *et al*. Differential effects of saturated and monounsaturated fat on blood glucose and insulin responses in subjects with NIDD. *Am J Clin Nutr* 1996 ; 63 : 249-53.

• Reaven PD, Khouw A, Beltz WF, Parthasarathy S, Witzum JJ. Effect of dietary antioxidant combinations in human. *Arterioscler Thromb* 1993 ; 13 : 590-600.

• Rehm JT, Bondy SJ, Sempos CT, Vuong CV. Alcohol consumption and coronary heart disease morbidity and mortality. *Am J Epidemiol* 1997 ; 146 : 495-501.

• Renaud S, de Lorgeril M. Wine, alcohol, platelets and the French paradox or coronary disease. *Lancet* 1979 ; 1 : 1017-20.

- Richardson S, de Vincenzi I, Pujol H, Gerber M. Alcohol consumption in a case-control study of breast cancer in Southern France. *Int J Cancer* 1989 ; 44 : 84-9.

- Richardson S, Gerber M, Cenée S. The role of fat, animal protein and vitamin consumption in breast cancer. A case-control study in Southern France. *Int J Cancer* 1991 ; 48 : 1-9.

- Rimm EB, *et al*. Vegetable, fruit, and cereal fiber intake and risk of coronary heart disease among men. *JAMA* 1996 ; 275 : 447-51.

- Rimm EB, Willett WC, Sampson L, Colditz GA, Manson JE, Hennekens C, Stampfer MJ. Folate and vitamin B6 from diet and supplements in relation to risk of coronary heart disease among women. *JAMA* 1998 ; 279 : 359-64.

- Rimm EB, Stampfer MJ, Ascherio A, Giovanucci E, Colditz GA, Willett WC. Vitamin E consumption and risk of coronary heart disease in men. *N Engl J Med* 1993 ; 328 : 1450-6.

- Rohan TE, McMichael AJ, Baghurst PA. A population-based case-control study of diet and breast cancer in Australia. *Am J Epidemiol* 1988 ; 128 : 478-89.

- Romieu I, Meneses F, Ramirez M, Ruiz S, Perez Padilla R, Sienra JJ, Gerber M, Grievink L, Dekker R, Walda I, Brunekref B. Antioxidant supplementation and respiratory functions among workers exposed to high levels of ozone. *Am J Resp Crit Care Med* 1998 ; 158 : 226-32.

- Rouanet JM, Laurent C, Besançon P. Rice bran and wheat bran : selective effect on plasma and liver cholesterol in high-cholesterol fed rats. *Food Chemistry* 1993 ; 47 : 67-71.

- Sachs FM, *et al*. Effects of ingestion of meat on plasma cholesterol of vegetarians. *JAMA* 1981 ; 246 : 640-4.

- Saintot M, Astre C, Pujol H, Gerber M. Tumor Progression and Oxidant Antioxidant Status. *Carcinogenesis* 1996 ; 17 : 1267-71.

- Salonen JT, *et al*. High stored iron levels are associated with excess risk of myocardial infarction in Eastern Finnish men. *Circulation* 1992 ; 86 : 803-11.

- Sandker GW, Kromhout D, Aravanis C, *et al*. Serum cholesteryl ester fatty acids and their relation with serum lipids in elderly men in Crete and the Netherlands. *Eur J Clin Nutr* 1993 ; 47 : 201-8.

- Schorah CJ, Devitt H, Lucock M, Dowell AC. The responsiveness of plasma homocysteine to small increases in dietary folic acid : a primary care study. *Eur J Clin Nutr* 1998 ; 52 : 407-11.

- Setchell KDR. Phyto-oestrogens : the chemistry, physiology and implications for human health of soy isoflavones. *Am J Clin Nutr* 1968 ; 68(S) : 1333S-46S.

- Shikany JM, Witte JS, Henning SM, Swendseid ME, Bird CL, Frankl HD, Lee ER, Haile RW. Plasma carotenoids and the prevalence of adenomatous polyps of the distal colon and rectum. *Am J Epidemiol* 1997 ; 145 : 552-7.

- Silverman DT, Brown LM, Hoover RN, *et al*. Alcohol and pancreatic cancer in Blacks and Whites in the United States. *Cancer Res* 1995 ; 55 : 4899-905.

- Simopoulos A, Salem N Jr. Purslane : a terrestrial source of omega-3 fatty acids. *N Engl J Med* 1986 ; 315 : 833-5.

- Slattery ML, Caan BJ, Berry TD, Coates A, Duncan D, Edwards SL. Dietary energy sources and colon cancer risks. *Am J Epidemiol* 1997 ; 145 : 199-210.

- Stampfer MJ, Hennekens CH, Manson JE, *et al*. A prospective study of vitamin E consumption and risk of coronary heart disease in women. *N Engl J Med* 1993 ; 328 : 1444-9.

- Stephens NG, Parsons A, Schofield PM, Kelly F, Cheeseman K, Mitchinson MJ, Brown MJ. Randomised controlled trial of vitamin E in patients with coronary disease : Cambridge Heart Antioxidant Study (CHAOS). *Lancet* 1996 ; 347 : 781-6.

- Stoll BA. Breast cancer : further metabolic-endocrine risk markers ? *Br J Cancer* 1997 ; 76 : 1652-4.

- Suschetet M. Microconstituants végétaux présumés protecteurs. In : Riboli E, *et al*., eds. *Alimentation et cancer*. Paris : Tec Doc, Lavoisier, 1996 : 459-508.

- Swain JF, Rouse IL, Curley CB, Sacks FM. Comparison of the effects of oat bran and low-fiber wheat on serum lipoprotein levels and blood pressure. *N Engl J Med* 1990 ; 322 : 147-52.

• Talamini R, La Vecchia C, Decarli A. Social factors, diet and breast cancer in a Northern Italian population. *Br J Cancer* 1984 ; 49 : 723-9.

• The alpha-tocopherol, beta-carotene cancer prevention study group. The effect of vitamin E and beta carotene on the incidence of lung cancer and other cancers in male smokers. *N Engl J Med* 1994 ; 330 : 1029-35.

• Thompson LU, et al. Influence of flaxseed and lignan on colon carcinogenesis. The role of lignans and oil in flaxseed on mammary tumorigenesis. *Proc AACR* 1995 ; 36 : 675-8.

• Thun MJ, Peto R, Lopez AK, Monaco JH, Henley J, Heath CW, Doll R. Alcohol consumption and mortality among middle-aged and elderly US adults. *N Engl J Med* 1997 ; 337 : 1705-14.

• Todd S, Woodward M, Tunstall-Pedoe H, Bolton-Smith C. Dietary antioxidant vitamins and fiber in the etiology of cardiovascular disease and all-causes mortality : results from the Scottish Heart Health Study. *Am J Epidemiol* 1999 ; 150 : 1073-80.

• Toniolo P, Riboli E, Protta F, *et al*. Calorie-providing nutriments and risk of breast cancer. *J Natl Cancer Inst* 1989 ; 81 : 278-86.

• Trichopoulou A, Katsouyanni K, Stuver S, *et al*. Consumption of olive oil and specific food groups in relation to breast cancer risk in Greece. *J Natl Cancer Inst* 1995 ; 87 : 110-5.

• Tzonou A, Lagiou P, Trichopoulou A, Tsoutsos V, Trichopoulos D. Dietary iron and coronary heart disease risk : a study from Greece. *Am J Epidemiol* 1998 ; 147 : 161-6.

• Van den Brandt P, Van't Veer P, Goldbohm RA, *et al*. A prospective cohort study on dietary fat and the risk of postmenopausal breast cancer. *Cancer Res* 1993 ; 53 : 75-82.

• Van't Veer P, Dekker JM, Lamers JW, *et al*. Consumption of fermented milk products and breast cancer : a case-control study in the Netherlands. *Cancer Res* 1989 ; 49 : 4020-3.

• Van't Veer P, Van Leer EM, Rietdijk A, *et al*. Combination of dietary factors in relation to breast-cancer occurence. *Int J Cancer* 1991 ; 47 : 649-53.

• Van't Veer P, Strain JJ, Fernandez-Crehuet J, Martin BC, Thamm M, Kardinaal AF, Kohlmeier L, Huttunen JF, Martin-Moreno JM, Kok FJ. Tissue antioxidants and postmenopausal breast cancer : the European Community Multicentre Study on Antioxidants, Myocardial Infarction, and Cancer of the Breast (EURAMIC). *Cancer Epidemiol Biom Prev* 1996 ; 5 : 441-7.

• Verhoeven DTH, Assen N, Goldbohm RA, Dorant E, Van'T Veer P, Sturmans F, Hermus RJJ, Van Den Brandt PA. Vitamins C and E, retinol, beta-carotene and dietary fibre in relation to breast cancer risk : a prospective cohort study. *Br J Cancer* 1997 ; 75 : 149-55.

• Visioli F, Galli C. The effect of minor constituents of olive oil on cardiovascular disease : new findings. *Nutr Rev* 1998 ; 56 : 142-7.

• Wahlqvist ML, Wattanapenpaiboon N, Macrae FA. Changes in serum carotenoids in subjects with colo-rectal adenomas after 24 months of beta-carotene supplementation. *Am J Clin Nutr* 1998 ; 90 : 583-612.

• Willett WC, Stampfer MJ, Colditz GA, Rosner BA, Speizer FE. Relation of meat, fat, and fiber, intake to the risk of colon cancer in a prospective study among women. *N Engl J Med* 1990 ; 323 : 1664-72.

• Willet WC, Hunter DJ, Stampfer MJ, *et al*. Dietary fat and fiber in relation to risk of breast cancer : an eight year follow-up. *JAMA* 1992 ; 268 : 2037-44.

• Wiseman H. The bioavailability of non-nutrient plant factors : dietary flavonoids and phyto-oestrogens. *Proc Nutr Soc* 1999 ; 58 : 139-46.

• Witte JS, Longnecker MP, Bird CL, Lee ER, Frankl HD, Haile RW. Relation of vegetable, fruit, and grain consumption to colorectal adenomatous polyps. *Am J Epidemiol* 1996 ; 144 : 1015-25.

• Wolk A, Bergstrom R, Hunter D, Willett W, Ljung H, Holmberg L, Bergkvist L, Bruce A, Adami HO. A prospective study of association of monounsaturated fat and other types of fat with risk of breast cancer. *Arch Intern Med* 1998 ; 158 : 41-5.

• Wolk A, Mason JA, Stampfer MJ, Colditz GA, Hu FB, Speizer FE, Hennekens CH, Willett. Long-term intake of dietary fiber and decreased risk of coronary heart disease amon women. *JAMA* 1999 ; 281 : 1998-2004.

• Yong LC, Brown CC, Schatzkin A, Dresser CM, Slesinski MJ, Cox CS, Taylor PR. Intake of vitamins E, C, and A and risk of lung cancer. The NHANES I epidemiologic follow up study. *Am J Epidemiol* 1997 ; 146 : 231-43.

• Yu S, Derr J, Etherton TD, Kris-Etherton PM. Plasma-cholesterol-predictive equations demonstrate that stearic acid id neutral and monounsaturated fatty acids are hypocholesterolemic. *Am J Clin Nutr* 1995 ; 61 : 1129-39.

• Yu SZ, Lu RF, Xu DD, *et al.* A case-control study of dietary and non dietary risk factors for breast cancer in Shangaï. *Cancer Res* 1990 ; 50 : 5017-21.

• Zhang S, Tang G, Russell RM, Mayzel KA, Stampfer MJ, Willett WC, Hunter DJ. Measurement of retinoids and carotenoids in breast adipose tissue and a comparison of concentrations in breast cancer cases and control subjects. *Am J Clin Nutr* 1997 ; 66 : 626-32.

• Zhang S, Hunter DJ, Hankinson SE, Giovannucci EL, Rosner BA, Colditz GA, Speizer FE, Willett WC. A prospective study of folate intake and the risk of breast cancer. *JAMA* 1999 ; 281(17) : 1632-7.

Apports nutritionnels des aliments entrant dans le modèle de consommation méditerranéen

Huile d'olive, coproduits de l'huilerie d'olive et olive-fruit : données actuelles et perspectives concernant la relation aliment et santé

Claude-Louis Léger et Bernard Descomps

La consommation d'olives et d'huile d'olive est une des grandes caractéristiques de l'alimentation de type méditerranéen. Les données épidémiologiques et les interventions nutritionnelles indiquent qu'une part du « bénéfice santé » attribué à ce type d'alimentation est imputable à la consommation d'huile d'olive (*voir chapitre* « Bénéfice santé du modèle de consommation méditerranéen »). Cette notion récente, de même que les qualités organoleptiques des produits (apparition d'appellations d'origine contrôlée) suscitent un intérêt croissant pour la culture de l'olivier dans l'Europe du Sud, ainsi que dans les régions Languedoc-Roussillon et Provence-Alpes-Côte d'Azur. L'exposé qui va suivre s'efforce de différencier ce qui, dans le bénéfice santé attribué à la consommation d'huile d'olive, est du domaine de l'acquis (apport d'acide oléique : l'acide gras caractéristique de l'huile d'olive) et ce qui est du domaine du possible (apport de composés non glycéridiques polyphénoliques en particulier) dont l'activité biologique ne se limite pas au seul effet anti-oxydant.

L'huile d'olive bénéficie sans aucun doute, dans l'opinion publique, d'une image positive en termes de santé, marquant ainsi une très forte opposition avec l'image généralement négative véhiculée par les lipides alimentaires (les graisses !). Il suffit, pour s'en convaincre, d'observer l'augmentation de la consommation :
– en France : + 78 % entre 1984 et 1996 (Barsacq, 1997) ;
– dans le monde : + 23 % de 1990 à 1997 pour l'ensemble des pays disposant de statistiques de consommation, + 67 % lorsque l'on ne considère que les pays non producteurs d'huile d'olive (Luchetti, 1997).

Les États-Unis, premier pays importateur d'huile d'olive, connaissent une évolution caractéristique des pays non producteurs puisqu'ils voient leur consommation d'huile d'olive (majoritairement un mélange d'huile d'olive vierge extra et d'huile d'olive raffinée) augmenter de 20 %, alors que la consommation totale d'huile par la population diminue de 20 % (Haumann, 1996).

D'une façon générale, enfin, ce sont les pays dont la consommation était très faible, il y a quelques années, ou qui n'atteignaient pas un niveau enregistrable, qui progressent le plus.

Cela se vérifie tout particulièrement dans les pays nord-européens dont la consommation a été multipliée au moins par trois au cours des dix dernières années (Barsac, 1997).

L'engouement pour l'huile d'olive s'est également illustré dans le lancement de programmes d'amélioration génétique qui ont abouti à la mise sur le marché, par exemple, de l'oléisol, une huile de tournesol dont la composition en acides gras « ressemble » à celle de l'huile d'olive.

Ce mouvement d'opinion est comparable, et simultané, à celui qui reconnaît à l'alimentation méditerranéenne un rôle bénéfique en matière de santé. La réputation qui touche ainsi l'huile d'olive n'est évidemment pas sans fondement.

LES ÉTUDES ÉPIDÉMIOLOGIQUES : LES ÉTUDES PIONNIÈRES SUR L'ALIMENTATION MÉDITERRANÉENNE

Les grandes lignes ont été énoncées dans le premier chapitre de cet ouvrage. Nous développerons seulement les grandes étapes concernant les affections cardiovasculaires.

Ancel Keys, le premier, a observé au cours des années 1950 que les populations méditerranéennes présentaient une morbidité et une mortalité cardiovasculaires plus faibles que les populations occidentales (notamment de l'Europe du Nord et des États-Unis). Il a également observé – et ainsi confirmé des observations antérieures – que les populations à plus fort risque cardiovasculaire étaient caractérisées par des taux plus élevés de cholestérol sanguin (Keys, 1957).

De très nombreux travaux et une littérature abondante ont été depuis consacrés à la relation entre cholestérol sanguin et risque cardiovasculaire. Ils ont permis d'établir définitivement que l'élévation du taux de cholestérol sanguin (ou plasmatique) était un marqueur et un facteur de risque majeur des maladies cardiovasculaires. En revanche, la grande majorité des études a conclu à une absence de relation entre cholestérol alimentaire consommé et risque cardiovasculaire, d'autant plus qu'il est aujourd'hui établi que, dans les limites d'une alimentation normale, le cholestérol alimentaire influence peu le taux de cholestérol sanguin (Connor et Connor, 1995).

Le résultat le plus novateur des études effectuées à partir de la fin des années 1950 par A. Keys, la première publiée en 1957 (Anderson *et al.*, 1957), a été de montrer que l'élévation du cholestérol sanguin total et du cholestérol des lipoprotéines légères ou LDL *(low density lipoproteins)* était directement liée à des apports alimentaires riches en lipides.

L'étude des sept pays (Finlande, États-Unis, Pays-Bas, Italie, Croatie, Serbie, Grèce et Japon) commencée au début des années 1960 – et qui s'est poursuivie pendant plus de vingt ans, en donnant lieu à de très nombreuses publications – a amplement confirmé ces résultats. Les premières publications ont établi, en effet, que l'alimentation méditerranéenne apportait, dans les années 1950, moitié moins de lipides (en énergie) que l'alimentation nord-américaine (Keys *et al.*, 1954). Mais une précision substantielle a pu être donnée : une partie seulement des lipides consommés était importante, puisque seuls les lipides saturés (acides gras sans double liaison ou insaturation) étaient directement corrélés à la cholestérolémie. L'alimentation méditerranéenne fournissait de faibles quantités d'acides gras saturés, généralement moins de la moitié de celle des pays du nord de l'Europe et des États-Unis. L'huile d'olive, pauvre en acides gras saturés, pouvait représenter jusqu'à 80 % des apports lipidiques de l'alimentation dans certains pays méditerranéens – au moment où ces observations ont été faites. Le rapport entre acides mono-insaturés (une seule double liaison ou insaturation) et acides saturés (un indicateur de la consommation relative d'huile d'olive par rapport à la consommation de graisses animales) rendait le mieux compte de la variabilité des risques de mortalité cardiovasculaire (Keys *et al.*, 1986).

L'EFFET DE LA DÉRIVE DE LA CONSOMMATION

Le résultat principal de l'étude des sept pays tient dans le fait que nous disposons grâce à elle, des arguments épidémiologiques convaincants d'une liaison entre nature des graisses alimentaires, cholestérolémie et risque cardiovasculaire (Kromhout *et al.*, 1986). Au cours de l'étude, une dérive positive de la consommation de viande et de lait a pu être constatée, qui est allée de pair avec une élévation du risque cardiovasculaire.

LES CONSTITUANTS ACTIFS DE L'HUILE D'OLIVE EN MATIÈRE DE SANTÉ

Il est nécessaire de faire la part des connaissances solidement acquises, de celles qui méritent des précisions supplémentaires. Nous devons distinguer, en effet, les propriétés de l'huile d'olive dues à la fraction acides gras de celles que l'on ne peut attribuer, dans l'état actuel des connaissances, à une fraction particulière de l'huile : fraction acides gras, fraction phénolique, ou autres fractions non glycéridiques.

RÔLE PRÉVENTIF VIS-À-VIS DES PATHOLOGIES CARDIOVASCULAIRES ATTRIBUABLES À L'ACIDE OLÉIQUE

L'huile d'olive vierge première pression à froid contient 53 à 80 % d'acide oléique (le plus représentatif des acides mono-insaturés : une seule double liaison), contre 3 à 20 % d'acide linoléique (deux doubles liaisons), et 10 à 20 % d'acides gras saturés (de l'acide palmitique pour l'essentiel).

Ce dernier, est principalement situé en position externe (sn-1/sn-3) de la molécule de triglycéride (moins de 10 % de l'acide palmitique est en position sn-2, contre environ 70 % de l'acide linoléique et 50 % de l'acide oléique).

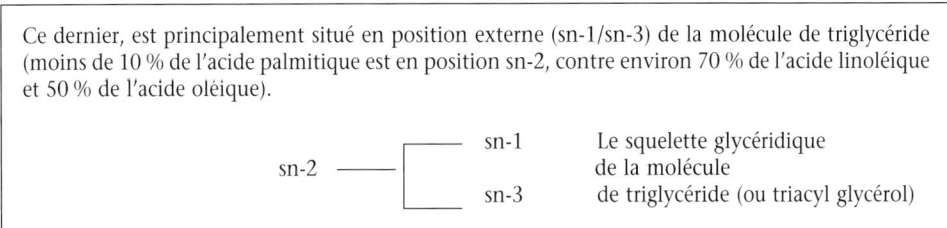

Il est aujourd'hui largement admis que, par rapport aux acides gras saturés, l'acide oléique est hypocholestérolémiant. Les équipes de Grundy, Mensink et Katan (Grundy, 1986 ; Mattson, Grundy 1985 ; Mensink et Katan, 1987 ; Garg et al., 1988 ; Mensink et al., 1989) avaient déjà suggéré que le remplacement de graisses saturées par des graisses mono-insaturées conduisait à une réduction du cholestérol plasmatique total et du cholestérol des lipoprotéines légères, « mauvais cholestérol », au moins égale à celle que l'on pouvait obtenir par une simple réduction de l'apport des graisses saturées.

Cela a été confirmé par Ginsberg et al.(1990) dans une étude portant sur 36 sujets sains soumis pendant 10 semaines à des régimes apportant soit :
- 38 % de lipides avec 18/10/10 d'acides gras saturés (AGS), d'acides gras mono-insaturés (AGMI) et d'acides gras poly-insaturés (AGPI – plusieurs doubles liaisons ou insaturations), respectivement ;
- soit 30 % de lipides avec 10/10/10 des trois types d'acides gras ;
- soit 38 % de lipides avec 10/18/10 d'AGS, AGMI et AGPI.

Il a été possible de préciser (Ginsber et al., 1990 ; Mensink et Katan, 1989 ; Berry et al., 1991) que la diminution du cholestérol plasmatique total était due à une réduction du cholestérol transporté par les LDL. Les effets hypocholestérolémiants de l'acide oléique étaient comparables à ceux d'un acide gras, l'acide linoléique, lorsque l'effet des acides gras saturés était pris pour référence. L'acide oléique ne présentait généralement pas d'effet sur le cholestérol des HDL, lipoprotéines de haute densité (*high density lipoproteins* ou HDL). Le cholestérol des HDL est communément considéré comme le « bon cholestérol » car il représente une voie d'élimination. Cependant, il a été également mentionné que la consommation d'acide oléique ne modifie pas ou peut augmenter le taux plasmatique de cholestérol des HDL (Mattson et Grundy, 1985 ; Mensink et Katan, 1987) alors que des apports alimentaires riches en acide linoléique se sont révélés avoir l'effet inverse (Mattson et Grundy, 1985). Étant donné la liaison existant entre l'élévation du cholestérol des HDL et l'abaissement du risque cardio-vasculaire (Étude de Framingham ; Wilson et al., 1988), cet effet de l'acide oléique peut être apprécié comme un effet protecteur d'autant plus intéressant qu'il s'oppose sur ce point à celui de l'acide gras insaturé majoritairement présent dans les huiles de table les plus courantes (tournesol, maïs, soja).

Une étude récente permet de confirmer le rôle positif dans la prévention cardiovasculaire de l'acide oléique sur la population de 80 000 femmes de la *Nurses' Health Study* (Hu, 1997) (Massachussetts), quelle que soit l'origine alimentaire de cet acide. Ce rôle pourrait s'expliquer par la plus grande capacité à capter le cholestérol de HDL issues de personnes consommant de l'huile d'olive, que de HDL issues de personnes consommant des huiles poly-insaturées (Esteva et al., 1986).

L'ACIDE OLÉIQUE ET L'ABAISSEMENT DE L'OXYDABILITÉ DES LDL

Il a été enfin clairement montré chez l'animal que l'acide oléique, très faiblement oxydable en raison de la présence d'une seule double liaison dans la molécule, abaisse l'oxydabilité des

LDL lorsqu'il se substitue à un acide gras poly-insaturé pour un niveau d'apport alimentaire correspondant compris entre 20 et 30 % en énergie (Parthasarathy, *et al.*, 1990 ; Wiseman *et al.*, 1996 ; Scaccini *et al.*, 1992). Chez l'homme, une supplémentation de 50 g/jour d'huile d'olive pendant une semaine réduit significativement l'oxydabilité des LDL et leur incorporation par une souche de macrophages (Aviram et Eias, 1993), tandis que l'acide oléique incubé en présence de LDL inhibe de façon dose-dépendante l'oxydation des LDL. On connaît les multiples rôles joués par les formes oxydées des LDL dans le processus athérogénique, notamment leur capacité à s'incorporer dans une variété particulière de globules blancs, les macrophages (cellules chargées de phagocyter les bactéries) pour former les cellules « spumeuses » et les stries lipidiques caractéristiques du premier stade clinique de l'athérome (Parthasarathy et Rankin, 1992). Il est donc possible de penser qu'une meilleure protection anti-oxydante des LDL due à un enrichissement en acide oléique est en faveur d'une meilleure protection contre l'athérosclérose.

HUILE D'OLIVE ET APPAREIL DIGESTIF

Ce sujet a été traité exhaustivement par Charbonnier, 1996. Il sera simplement rappelé ici que l'huile d'olive vierge première pression à froid est considérée par les gastro-entérologues comme un agent de choix de la contraction de la vésicule biliaire. C'est donc un cholagogue qui ne peut être remplacé dans ce rôle par aucune autre huile de table. Cette propriété n'est donc pas modifiée après chauffage à 200 °C pendant 3 heures. De plus, l'huile d'olive semble être l'huile qui ralentit le moins l'évacuation gastrique et l'une de celles dont l'absorption intestinale est la plus efficace (toutes études confondues, la digestibilité est supérieure à 94 %).

HUILE D'OLIVE ET CANCER

Les données disponibles aujourd'hui sont essentiellement d'ordre épidémiologique ; elles ont été analysées dans le premier chapitre de cet ouvrage, et les aspects généraux des relations entre lipides alimentaires et risque de cancer ont fait l'objet d'un récent éditorial (Wisout, 1999).

Deux études conduites dans des pays de l'Europe du Sud (Trichopoulou *et al.*, 1994 ; Martin Moreno *et al.*, 1994 ; Franceschi *et al.*, 1996) indiquent qu'une diminution du risque de cancer du sein est associée à une consommation importante d'huile d'olive. Il est intéressant de rapprocher ces données des résultats plus nuancés d'une vaste étude réalisée en Europe du Nord sur une population 61 000 Suédoises (Wolk *et al.*, 1998) qui rapporte une diminution de risque de cancer du sein, associée à une consommation élevée d'acides mono-insaturés. On pourrait croire ainsi que l'effet bénéfique serait imputable à l'acide oléique lui-même puisqu'en Europe du Nord, la consommation d'huile d'olive est faible. En fait, les résultats de l'étude suédoise sont nuancés et l'origine des acides gras mono-insaturés n'est pas précisée dans ce travail.

La plus grande prudence s'impose pour tirer des conclusions en ce domaine pour plusieurs raisons :
– pour attribuer à l'acide oléique les modifications du risque observées, il faudrait pouvoir déterminer ce qui relève en propre de sa consommation élevée et de celle des polyphénols associés et, ce qui relève de la substitution de fait de cet acide à d'autres acides gras saturés, notamment à l'acide linoléique dont la consommation est diminuée de façon concomitante dans ce type de régime ;
– si une majorité d'études épidémiologiques semble indiquer qu'une augmentation du risque de certains cancers est associée à une augmentation de la consommation de lipides, tous les résultats ne sont pas concordants ;
– il demeure difficile de distinguer ce qui relève de l'augmentation de l'apport alimentaire lipidique, en particulier de la nature des acides gras constitutifs, et de ce qui résulte de la surcharge calorique, de la faible activité physique et de la surcharge pondérale qui accompagnent fréquemment la surconsommation d'acides gras.

Les composés phénoliques de l'huile d'olive, de l'olive et des margines

Outre la partie glycéridique, l'huile d'olive vierge première pression à froid contient une partie non glycéridique dont les caractéristiques sont rapportées dans le *tableau I*. Celle-ci est majoritairement constituée d'hydrocarbures (squalène, un précurseur du cholestérol synthétisé par l'organisme), mais contient également des stérols (molécules apparentées au cholestérol), des alcools triterpéniques et, en quantités sensiblement équivalentes, des tocophérols (vitamine E et dérivés) et des composés phénoliques (Uzzan, 1992 ; Tsimidou *et al.*, 1992 ; Forcadell *et al.*, 1987 ; Akabi *et al.*, 1993). dont certains sont comparables à ceux présents dans le vin.

Tableau I. Composition de la partie non-glycéridique
de l'huile d'olive vierge première pression à froid

Teneur dans l'huile : 0,4-0,8 % dont :	
• Hydrocarbures	dont squalène 300-700 mg/100 g
• Stérols	dont β-sitosterol 70-90 mg/100 g
• Alcools triterpéniques	100-300 mg/100 g
• Tocophérols	7-15 mg/100 g
α-tocophérols	4-13 mg/100 g
β-tocophérol	1-2 mg/100 g
• Composés phénoliques	2-50 mg/100 g
hydroxytyrosol	0,01-1 mg/100 g

Huile d'olive, coproduits de l'huilerie d'olive et olive-fruit

---

Il a été rapporté que l'ingestion de squalène à la dose de 1 g/jour, équivalent à la consommation de 100 g d'huile d'olive pour les huiles les plus riches en squalène, augmente les formes athérogènes de transport du cholestérol plasmatique, mais que 0,5 g/jour de squalène administré postérieurement normalise les stérols plasmatiques (Miettinen et Vanhanen, 1994). Les phytostérols (stérols végétaux), dont le β-sitostérol majoritaire, font également l'objet de recherches. L'huile d'olive en contient dix à vingt fois moins que l'huile de maïs. Cela pourrait expliquer, en partie, des désaccords concernant les effets comparées de ces huiles sur le cholestérol et les triglycérides circulants (Howell *et al.*, 1998).

Nous nous intéresserons ici aux composés phénoliques dont la présence dans l'huile d'olive est une particularité, qui n'est commune à aucune huile de table de consommation courante, et présente un grand intérêt organoleptique et nutritionnel.

L'olive présente des teneurs variables en polyphénols. Cela dépend essentiellement de la variété et du degré de maturité à la récolte (Vazquez Roncero, 1978). Les valeurs se situent entre 1 et 10 g/kg d'olives dans une étude récente portant sur quatre variétés différentes provenant d'Espagne, Italie, Portugal et France (Vincieri *et al.*, communication personnelle), mais des richesses supérieures ont été rapportées (Vazquez Roncero, 1978). La teneur en polyphénols de l'huile d'olive dépend non seulement de la variété et de la maturité des fruits, des conditions de culture, mais aussi des procédés technologiques utilisés pour séparer la phase aqueuse (margines) de la phase huileuse (huile d'olive proprement dite). Elle varie de 100 mg à 1 g/kg pour l'huile d'olive, et de 40 à 7 000 mg/l pour les margines (Perrin, 1992). On estime généralement que 1 kg d'olive fournit de 0,5 à 1 l de margines. Mais certains procédés de séparation abaissent le volume de margines produit et concentrent de ce fait les polyphénols, aussi bien dans les margines que dans l'huile. La richesse en polyphénols des margines, plus grande que celle de la phase huileuse, résulte des propriétés amphiphiles, mais essentiellement hydrophiles, de ces composés. Puisqu'une partie de ces polyphénols est consommée en l'état lorsque les olives noires sont elles-mêmes consommées, on peut espérer transformer l'inconvénient « polluant » en avantage, à condition de prendre en charge immédiatement les margines, entité fragile, dès leur émission à la sortie de la centrifugeuse. Des études sont actuellement en cours pour valoriser les polyphénols des margines en qualité « d'anti-oxydants naturels » utilisables dans différentes filières agroalimentaires.

L'oleuropéine, secoiridoide phénolique, est le composé phénolique majeur de l'olive, responsable de l'amertume de ce fruit. Lors des procédés technologiques, ce composé subit des modifications chimiques (hydrolyses et oxydations). Dans l'huile d'olive, sont retrouvés des composés phénoliques comme les esters hydroxycinnamiques. Ces composés peuvent participer à la stabilité de l'huile par les mécanismes suivants : piégeurs de radicaux libres, protecteurs d'autres molécules anti-oxydantes et chélateurs de métaux, les métaux étant d'excellents catalyseurs d'oxydations. Si ces composés ont des propriétés anti-oxydantes démontrées *in vivo*, ils peuvent ainsi avoir un effet protecteur vis-à-vis de l'oxydation des LDL, dont nous avons déjà mentionné le rôle crucial dans le développement des lésions athéromateuses. Les effets biologiques réels de ces molécules sont conditionnés par leur absorption et leur métabolisme. Encore peu d'études sont consacrées à leur biodisponibilité. Par contre, un certain nombre de données sont déjà disponibles *in vitro*.

De façon plus détaillée, les composés phénoliques sont (*voir fiche technique* : « Les polyphénols : quelques notions sommaires ») :
– soit des alcools phénoliques : tyrosol et hydroxytyrosol,
– soit des acides phénols libres de la série benzoïque : acides protocatéchique, gallique, vanillique, syringique, ou de la série cinnamique : p-coumarique, caféique, sinapique,
– soit des dérivés estérifiés de l'acide caféique (verbascoside) ou de l'acide élénolique (oléuropéine glycosylée ou non, en grande partie responsable de l'amertume), ces deux acides étant estérifiés par l'hydroxytyrosol,
– soit enfin des flavonoïdes : flavones (lutéoline) et flavonols (quercétine et kaemférol glycosylés ou non).

La teneur en composés phénoliques de l'olive dépend également du degré de maturation et de la variété (Vincieri *et al.*, communication personnelle et Amiot *et al.*, 1986 ; 1988). Cette dernière notion est source de complexité d'autant plus que l'identification des variétés et le contrôle de leur stabilité est parfois difficile. Cependant, la diversité variétale de l'olivier est en même temps une richesse à préserver pour les produits d'intérêt potentiel dont elle peut être la source.

La diversité génétique de l'olivier est considérable ; elle est repérée grâce à la morphologie et la phénologie des arbres (olivier, oléastres et apparentés) pour répertorier et gérer les collections. Cependant, elle est influencée par les effets environnementaux qui en perturbent l'expression. Ils peuvent entraîner des erreurs d'appréciation. La diversité moléculaire repérée par analyse des gènes est, en revanche, insensible à l'environnement ; elle est utilisable pour l'identification variétale, la diversité clonale et déterminer les apparentements des cultivars. Elle permet de détecter les homonymies (même nom pour des clones différents) et les synonymies (différents noms pour un même clone). Dans la descendance d'un croisement de deux cultivars, elle permet de construire une carte génétique pour établir les relations entre les marqueurs et les caractères en ségrégations. C'est donc un complément indispensable pour gérer les collections et entreprendre une amélioration des variétés.

Les études génétiques ont montré que l'olivier méditerranéen avait plusieurs origines dans les autres variétés européenes. Leur diversité, ainsi que leur adaptation à des milieux très contrastés, en font des ressources génétiques précieuses, mais insuffisamment étudiées. Peu d'expériences d'hybridation ont été réalisées. Ces espèces peuvent-elles apporter à l'olivier des caractères qui lui font défaut ? Le marquage des caractères puis la sélection assistée devrait permettre une meilleure résistance aux maladies et aux facteurs du milieu, et un meilleur contrôle de la qualité de la composition en acides gras et en polyphénols.

Tableau II. Composés phénoliques dans quatre variétés d'huile d'olive (Laval-Jeantet, 1983) en mg/kg

Provenance	OH-tyrosol	Tyrosol	Acide p-OH-phénylacétique	Acide homovanillique	Acide caféique
Gondola	0,18 ± 0,007	9,62 ± 1,34	2,79 ± 0,30	0,23 ± 0,005	0,030 ± 0,01
Olio Sasso	0,19 ± 0,015	0,75 ± 0,29	0,19 ± 0,11	0,03 ± 0,008	0,014 ± 0,001
Fillipo Berio	0,57 ± 0,035	2,36 ± 0,45	0,31 ± 0,006	0,03 ± 0,002	nd[a]
Marca Il Duomo	0,74 ± 0,170	2,61 ± 1,25	1,73 ± 0,06	0,14 ± 0,026	nd[a]

[a] Non détecté

En règle générale, les composés phénoliques les plus abondants sont l'oléuropéine, ses dérivés glycosylés et ses produits d'hydrolyse. Certaines variétés peuvent être également riches en flavonoïdes. L'huile d'olive renferme cinq composés majeurs : le tyrosol, l'hydroxytyrosol, les acides p-hydroxyphénylacétique, homovanillique et caféique *(tableau II)*. On rapporte quelquefois la présence de l'acide 3,4-dihydroxy-phénylacétique. La composition des margines est caractérisée par la présence principalement d'acide élénolique, produit d'hydrolyse de l'oléuropéine, et accessoirement du couple tyrosol/hydroxytyrosol (Vincieri *et al.*, données non publiées).

PROPRIÉTÉS BIOLOGIQUES DES POLYPHÉNOLS

Des effets de l'huile d'olive ne peuvent être attribués, dans l'état actuel des connaissances, qu'à l'huile entière, laissant donc suspecter l'intervention possible de la partie non glycéridique de l'huile. Parmi ces effets il faudrait citer : l'abaissement de la pression artérielle chez des patients hyperlipidémiques (Nydahl *et al.*, 1994), de l'agrégation plaquettaire (Vicario *et al.*, 1998), du fibrinogène plasmatique (Lopez-Segura, 1996), voire l'augmentation de la densité osseuse (Laval-Jeantet, 1983). Or, les composés phénoliques sont d'ores et déjà connus pour leurs propriétés biologiques *(tableau III)*.

Tableau III. Effets biologiques des composés phénoliques présents dans l'olive

Familles de composés	Composés	Propriétés biologiques
Toutes les familles	Séparément ou en mélange naturel (margines)	• anti-oxydants[a] (Visioli *et al.*, 1995) • piège à radicaux libres[a] (Perrin, 1992) • cytotoxicité des LDL[b]
Acides phénols	Caféique	• anti-AP-1[a] • anti-5-LIPOX (Koshihara *et al.*, 1984)
Alcools phénols	Hydroxytyrosol	• anti-agrégation plaquet (Petroni *et al.*, 1995) • Inhibe 5 et 12-LIPOX (Kohyama *et al.*, 1997) • Inhibe TXB2 (Petroni *et al.*, 1995)
	Dérivés de l'hydroxytyrosol • verbascoside	• anti-PKC (Herbert *et al.*, 1991) • anti-aldose-réductase (Andary, 1993) • antiproliférateur (Andary, 1993) • immunomodulateur (Andary, 1993)
	• oléuropeine	• synthèse de • NO (Visioli *et al.*, 1998)
Flavonoïdes	Flavonols Flavones	• antiviraux (Selway, 1986) • inhibent la dé-iodination de T4 (surtout lutéoline) (Köhrle *et al.*, 1986) • immunostimulants chez irradiés ou brûlés
	Rutine (déconjuguée = quercétine)	• anti-5-LIPOX (Welton *et al.*, 1986) • anti-aldose réductase (Chaudhry *et al.*, 1983)
	Lutéoline, quercétine	• anti-PKC (Middleton, Ferriola, 1988)

[a] Pour référence bibliographique, voir texte.
[b] Conséquence de l'oxydo-protection des LDL

Les propriétés anti-oxydantes des polyphénols

Ils possèdent une activité anti-oxydante, variable en fonction de leur structure. L'hydroxytyrosol, par exemple, est bien connu pour la protection « anti-peroxyde » qu'il confère à l'huile vierge (Perrin, 1992). Il est également le plus rapidement dégradé au cours de l'auto-oxydation de l'huile d'olive (Chimi et al., 1990). Dans ce type de protection, seuls les composés ortho-diphénols se sont révélés actifs.

La protection *in vitro* des LDL contre l'oxydation par l'hydroxytyrosol ou par des dérivés oxydés de l'oléuropéine a été mise en évidence (Visioli et al., 1995). L'oxydabilité des LDL de lapins ayant reçu une alimentation enrichie en huile d'olive vierge s'avère plus faible que celle des LDL provenant de lapins ayant reçu une alimentation enrichie, soit en huile d'olive raffinée (sans polyphénols), soit en tournesol oléique (huile de composition similaire en acides gras, mais dénuée de polyphénols) (Wiseman et al., 1996).

Le *tableau IV* rapporte les activités anti-oxydantes spécifiques (AAS) de plusieurs acides phénols de l'olive, mesurées dans notre laboratoire (étude en cours de publication) au cours de l'oxydation *in vitro* de LDL humaines réalisée en présence d'oxygène moléculaire et d'un catalyseur d'oxydation (Cu^{2+}) *(figure 1)*. L'objectif d'une telle étude est de comparer le poten-

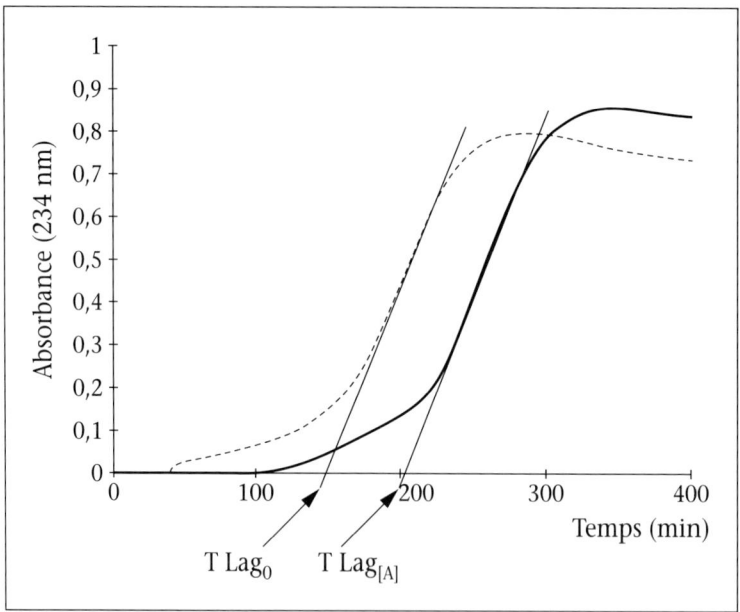

Figure 1. Mode de calcul de l'activité anti-oxydante spécifique. L'allure de la production de diènes conjugués au cours de l'oxydation des LDL catalysée par Cu^{2+} est représentée dans deux conditions, avec et sans anti-oxydant. On soustrait le temps de latence du phénomène en l'absence d'anti-oxydant, $Tlag_0$, du temps de latence en présence d'un anti-oxydant A, $Tlag_{[A]}$, à la concentration [A]. Cette nouvelle valeur est portée sur un graphique pour des concentrations croissantes de A. La pente de la droite dose-réponse est l'activité anti-oxydante spécifique.

Tableau IV. Activité anti-oxydante spécifique de différents composés ou mélange de composés phénoliques

	Formule chimique	AAS[a] (Unité AA)	R[b]	p[c]	
Margines (extrait)		7,2	0,964	< 1 %	n = 9
Vin rouge (extrait)		7,7	0,983	< 1 %	n = 7
Acide p-coumarique	OH–⌬–CH=CH–COOH	0,5	0,684	< 1 %	n = 20
Acide ferulique	OH–⌬–CH=CH–COOH ; CH₃O	8,5	0,753	< 1 %	n = 20
Acide sinapique	CH₃O, OH–⌬–CH=CH–COOH, CH₃O	47,4	0,896	< 1 %	n = 14
Acide caféique	OH–⌬–CH=CH–COOH ; OH	54,2	0,760	< 1 %	n = 24
Acide gallique	OH, OH–⌬–COOH, OH	de ≈ 750 à ≈ 10[d]			
Acide protocatéchique	OH–⌬–COOH, OH	de ≈ 1 000 à ≈ 10[d]			

[a] Pour la définition de l'unité, voir *figure 1*.
[b] Coefficient de corrélation de la relation dose-activité.
[c] Signification statistique de la relation.
[d] Respectivement pour des concentrations submicromolaires et des concentrations micromolaires et supérieures.

tiel anti-oxydant de chaque molécule afin d'évaluer leur éventuelle intervention dans la protection anti-oxydante des LDL, dont l'une des conséquences, comme nous l'avons déjà évoqué, est une protection accrue contre l'athérosclérose. Nous confirmons le faible potentiel anti-oxydant de la structure monophénolique (cf. l'acide p-coumarique) par rapport à la structure ortho-diphénol (acide caféique). La plupart des acides phénols étudiés ont, par ailleurs, une AAS indépendante de la concentration testée. Les acides de la série benzoïque, gallique et protocatéchique, présentent une AAS variable, plus élevée aux concentrations submicromolaires, concentrations susceptibles d'être rencontrées dans le plasma après ingestion d'aliments riches en polyphénols.

Il est, par ailleurs, bien connu que l'activité anti-oxydante de certaines substances vis-à-vis des LDL conduit à la protection de l'anti-oxydant majeur de cette lipoprotéine : la vitamine E.

Nous avons pu montrer au laboratoire que la protection des LDL par des polyphénols, pouvant se trouver dans l'olive et les produits qui en sont issus avait pour résultat une diminution ou un retard de la production de la lysophosphatidylcholine. Cette substance pro-inflammatoire témoigne généralement de la présence concomitante de composés phospholipidiques oxydés structurellement et fonctionnellement apparentés au PAF (un puissant pro-agrégant). Cette action fait également des polyphénols, des substances potentiellement anti-athéromateuses et anti-inflammatoires.

En conclusion, l'huile d'olive vierge première pression à froid possède deux cartactéristiques anti-oxydantes :
- l'une, « passive », tenant au fait que les acides gras qu'elle contient, principalement mono-insaturés, ne sont pas ou sont peu oxydables ;
- l'autre, « active », tenant au fait qu'elle contient des anti-oxydants potentiellement actifs, y compris, pour certains d'entre eux, aux très faibles concentrations.

AUTRES PROPRIÉTÉS DES POLYPHÉNOLS

Les polyphénols présentent d'autres propriétés biologiques, également importantes.

Polyphénols, signalisation cellulaires et facteurs de transcription

Deux propriétés « généralistes » pourraient expliquer certains effets spécifiques : il s'agit des activités anti-AP1 et anti-PKC.

L'activité anti-AP1 doit être placée dans un contexte plus vaste, celui des effets de certains anti-oxydants sur au moins deux facteurs de transcription sensibles au statut redox de la cellule : AP1 et NFkappaB (NFκB) (Chandan et Packer, 1996). C'est un immense champ d'investigation ouvert depuis peu et très prometteur pour les régulations génomiques qu'il devrait permettre de découvrir. D'une part, les sites de liaison de ces deux facteurs de transcription sont situés dans la région promotrice d'une grande variété de gènes directement impliqués dans la pathogenèse de maladies aussi diverses que l'athérosclérose, le diabète, le sida et le cancer (Chandan et Packer, 1996). D'autre part, il est intéressant de noter que le facteur de transcription AP1 présente au moins un site de liaison dans la région promotrice du gène de la glutathion peroxydase sélénium-dépendante (Jornot, Jundo, 1997), une enzyme anti-oxydante importante présente dans le cytoplasme des cellules. Cela indique la possibilité d'une potentialisation des défenses enzymatiques cellulaires par des anti-oxydants.

D'une façon générale, les anti-oxydants (vitamine E, catéchols anti-oxydants) s'opposent à l'activité de liaison à l'ADN de NFκB (Suzuki et Packer, 1993 a et b), tandis que l'activité de liaison à l'ADN de AP1, ainsi que l'expression des ARNm de c-*fos* et c-*jun* (proto-oncogènes constitutifs de AP1), répond positivement aux anti-oxydants de type phénolique (Choi et Moore, 1993). Par exemple, un ester de l'acide caféique, plus lipophile que l'acide libre, inhibe spécifiquement la liaison de NFκB (Natarajan *et al.*, 1996). Nous avons montré (résultat non publié) que les acides phénols – le plus actif étant l'acide caféique – inhibent l'activité AP1 chez des cellules transfectées MTLN exprimant une activité enzymatique (la luciférase) sous la dépendance du site de liaison AP1.

La PKC (protéine kinase C) est un effecteur ubiquitaire de la transduction de nombreux signaux extra-cellulaires. Elle intervient notamment, en amont, dans deux mécanismes impliqués dans des processus inflammatoires et athérogéniques : la prolifération des cellules musculaires lisses vasculaires et la production de l'anion superoxyde par les monocytes/macrophages. Lorsque l'on induit

> un œdème de l'oreille chez la souris à l'aide du phorbol myristate acétate (PMA) – l'agoniste pharmacologique spécifique de la PKC – on obtient une inhibition du processus inflammatoire par les acides phénols de type catéchol (dont les acides caféique et protocatéchique) (Fernandez *et al.*, 1998). Des travaux en cours au laboratoire montrent que des fractions polyphénoliques issues de margines sont capables non seulement de piéger l'anion superoxyde produit par une lignée promonocytaire différenciée, mais également de diminuer fortement la production cellulaire de l'anion superoxyde dans la même lignée stimulée par le PMA. La lutéoline, une flavone présente dans l'olive et les produits qui en sont issus, est un des flavonoïdes les plus puissamment inhibiteurs de la PKC (Middleton et Ferriola, 1988).

La lutéoline est également un antithyroidien puissant, agissant comme inhibiteur de la déiodouration enzymatique de la thyroxine T4 faiblement active en tri-iodo-thyronine T3 (Kökrle *et al.*, 1986), vingt fois plus active.

Des effets spécifiques relevés dans le *tableau III* jouent probablement un rôle clé dans les pathologies vasculaires : ce sont notamment les actions anti-5-lipoxygénase (donc anti-inflammatoires) de l'acide caféique et de la rutine, anti-agrégantes et antithromboxane de l'hydroxytyrosol (donc antithrombotiques et vasorelaxantes) et l'action stimulatrice sur la synthèse endothéliale du monoxyde d'azote, un puissant vasorelaxant de la paroi vasculaire.

L'inhibition de l'aldose réductase par le verbascoside et la rutine pourrait suggérer un rôle préventif de l'olive et de ses produits dérivés dans la cataracte liée au diabète. Il ne semble pas que cette piste ait été explorée en épidémiologie alimentaire.

Enfin, une étude récente ouvre des perspectives nouvelles sur le rôle des anti-oxydants dans l'ostéoporose (Parhami *et al.*, 1997). En effet les LDL oxydées faciliteraient les dépôts calciques dans les parois vasculaires athérosclérotiques, mais bloqueraient la différenciation de certains ostéoblastes, pouvant expliquer ainsi le défaut de calcification au niveau de l'os. Une restauration de l'accrétion calcique de l'os par les anti-oxydants serait envisageable. Est-ce ce type d'action – s'ajoutant à l'effet dû à l'acide oléique suggéré jusqu'à ce jour – qui serait à l'œuvre dans la corrélation relevée en 1984 par Laval-Jeantet *et al.* entre augmentation de la densité osseuse et augmentation de la consommation d'huile d'olive (Laval-Jeantet *et al.*, 1984).

Les activités biologiques des polyphénols qui viennent d'être rapportées, ainsi que les pistes qui restent à explorer, ne peuvent que conforter l'hypothèse, déjà énoncée, de l'intervention de la partie non glycéridique de l'huile d'olive vierge première pression à froid dans des actions dont la signification est forte en termes de santé et de prévention. La démonstration claire d'un réel effet sur la santé de la partie non glycéridique de cette huile reste cependant nécessaire avant d'envisager une large utilisation des propriétés de ses composés dans des spécialités alimentaires ou culinaires nouvelles. L'olive elle-même ne pourrait-elle pas être promue, en tant que fruit ou légume, dans des plats qui sont en grande partie à (ré-)inventer ?

Références

- Akasbi M, Shoeman DW, Csallany AS. High-performance liquid chromatography of selected phenolic compounds in olive oils. *J Am Oil Chem Soc* 1993 ; 70 : 368-70.

- Amiot MJ, Fleuriet A, Macheix JJ. Importance and evolution of phenolic compounds in olive during growth and maturation. *J Agric Food Chem* 1986 ; 34 : 823-6.

- Amiot MJ, Fleuriet A, Macheix JJ. Accumulation of oleuropein derivatives during olive maturation. *Phytochemistry* 1988 ; 28 : 67-9.

- Andary C. Caffeic acid glycoside esters and pharmacology. In : Scalbert A, ed. *Polyphenolic phenomena*. Paris : édition INRA, 1993 : 237-45.

- Anderson JT, Keys A, Grande F. Effects of different food fats on serum cholesterol concentrations. *Lancet* 1957 ; 1 : 787.

- Aviram M, Eias K. Dietary olive oil reduces low-density lipoprotein uptake by macrophages and decrease the susceptibility of the lipoprotein to undergo lipid peroxidation. *Ann Nutr Metab* 1993 ; 37 : 75-84.

- Barsacq JC. Le secteur de l'huile d'olive au sein de l'Union Européenne : situation et rôle de la Communauté. *OCL* 1997 ; 4 : 340-5.

- Berry EM, Eisenberg S, Haratz D, Friedlander Y, Norman Y, Kaufmann NA, Stein Y. Effects of diets rich in monounsaturated fatty acids on plasma lipoproteins – The Jerusalem Nutrition Study : high MUFAs *vs* high PUFAs. *Am J Clin Nutr* 1991 ; 53 : 899-907.

- Chandan KS, Packer L. Antioxidant and redox regulation of gene transcription. *FASEB J* 1996 ; 10 : 709-20.

- Charbonnier A. L'huile d'olive et l'appareil digestif. In : *L'huile d'olive : aliment-santé*. Paris : Frison-Roche, 1996 : 205-27.

- Chaudhry PS, Cabrera J, Juliani HR, Varma SD. Inhibition of human lens aldose reductase by flavonoids, sulindac and indomethacin. *Biochem Pharmacol* 1983 ; 32 : 1995-8.

- Chimi H, Rahmani M, Cillard J, Cillard P. Autooxydation des huiles d'olive : rôle des composés phénoliques. *Rev Fr Corps Gras* 1990 ; 37 : 363-7.

- Choi HS, Moore DD. Induction of c-fos and c-jun gene expression by phenolic antioxidants. *Mol Endocrinol* 1993 ; 7 : 1596-602.

- Connor WE, Connor SL. Dietary fatty acids and cholesterol : effects on the plasma lipids and lipoproteins. In : Woodford FP, Davignon J, Sniderman A, eds. *Atherosclerosis X*. Amsterdam : Elsevier Science, 1995 : 275-83.

- Esteva P, Baudet MF, Lasserre M, Jacotot B. Influence of the fatty acid composition of high density lipoprotein phospholipids on the cholesterol efflux from cultured fibroblasts. *Biochim Biophys Acta* 1986 ; 875 : 174-82.

- Fernandez MA, Saenz MT, Garcia MD. Anti-inflammatory activity in rats and mice of phenolic acids isolated from Scrophularia frutescens. *J Pharm Pharmacol* 1998 ; 50 : 1183-6.

- Forcadell MLI, Comas M, Miquel X, De La Torre MC. Détermination du tyrosol et de l'hydroxytyrosol dans les huiles vierges d'olive. *Rev Fr Corps Gras* 1987 ; 34 : 547-9.

- Garg A, Bonanome A, Grundy SM, Zhang ZJ, Unger RH. Comparison of a high carbohydrate diet with a high-monounsaturated – fat diet in patients with non-insulin-dependent diabetes melitus. *N Engl J Med* 1988 ; 319 : 829-34.

- Ginsberg HN, Barr SL, Gilbert A, Karmally W, Deckelbaum R, Kaplan K, Rama Krishnan R, Holleran S, Dell RB. Reduction of plasma cholesterol levels in normal men on an american heart association step 1 diet or a step 1 diet with added monounsaturated fats. *N Engl J Med* 1990 ; 322 : 574-9.

- Grundy SM. Comparison of monounsaturated fatty acids and carbohydrates for lowering plasma cholesterol. *N Engl J Med* 1986 ; 314 : 745-8.

- Haumann BF. Olive oil. *Inform* 1996 ; 7 : 890-903.

- Herbert JM, Maffrand JP, Taoubi K, Augereau JM, Fouraste I, Gleye J. Verbascoside isolated from Lantana camara, an inhibitor of protein kinase C. *J Nat Prod* 1991 ; 54 : 1595-600.

• Howell TJ, MacDougall DE, Jones PJH. Phytosterols partially explain differences in cholesterol metabolism caused by corn or olive oil feeding. *J Lipid Res* 1998 ; 39 : 892-900.

• Hu FB, Stampfer MJ, Manson JE, *et al*. Dietary fat intake and the risk of coronary heart disease in women. *N Engl J Med* 1997 ; 337 : 1491-9.

• Jornot L, Junod AF. Hyperoxia, unlike phorbol ester, induces glutathione peroxidase through a protein kinase C-independent mechanism. *Biochem J* 1997 ; 326 : 117-23.

• Keys A, Fidanga F, Scardi V, Bergami G, Keys MH, Lorenzo F. Studies on serum cholesterol and other characteristics of clinically healthy men in Naples. *Arch Intern Med* 1954 ; 93 : 328-36.

• Keys A. Diet and the epidemiology of coronary heart disease. *JAMA* 1957 ; 164 : 1912.

• Keys A, Menotti A, Karvonen MJ, Aravanis C, Blackbuen H, Buzina R, Djordjevic BS, Dontas AS, Fidanza F, Keys MH. The diet and 15-year death rate in the seven countries study. *Am J Epidemiol* 1986 ; 124(6) : 903-15.

• Köhrle J, Auf'mkolk M, Spanka M, Irmscher K, Cody V, Hesh RD. Iodothyronine deiodinaseis inhibited by plant flavonoids. In : Cody V, Middleton E Jr, Harborne JB, Beretz A, eds. *Plant flavonoids in biology and medicine : biochemical, pharmacological and structure-activity relationships*. New York : Alan R. Liss Inc, 1986 : 359-71.

• Kohyama N, Nagata T, Fujimoto S, Sekiya K. Inhibition of arachidonate lipoxygenase activities by 2-(3,4-dihydroxyphenyl)ethanol, a phenolic compound from olives. *Biosci Biotechnol Biochem* 1997 ; 61 : 347-50.

• Koshihara Y, Neichi T, Murota S, Lao A, Fujimato Y, Tatsuno T. Caffeic acid is a selective inhibitor for leukotriene biosynthesis. *Biochem Biophys Acta* 1984 ; 792 : 92-7.

• Kromhout D, Menotti A, Blackburn H, eds. *The seven countries study : a scientific adventure in cardiovascular disease epidemiology*. Utrecht (Netherlands) : Brouwer Offset, 1994.

• Laval-Jeantet AM. Évaluation du rôle protecteur de l'huile d'olive dans l'ostéoporose liée au vieillissement et à la ménopause. Rapport à la Communauté Économique Européenne, 1983.

• Laval-Jeantet AM, Gen P, Bergot C, Lamarque JL, N'Guiania M. Correlation between bone density measurment and nutritional status. In : Christiansen, ed. *Osteoporosis*. Copenhague, 1984 : 305-9.

• Lopez-Segura F, Velasco F, Lopez-Miranda J, *et al*. Monounsaturated fatty acid-enriched diet decreases plasma plasminogen activator inhibitor type 1. *Arterioscler Thromb Vasc Biol* 1996 ; 16 : 82-8.

• Luchetti F. Situation et perspectives du marché international de l'huile d'olive. *OCL* 1997 ; 4 : 336-7.

• Mattson FH, Grundy SM. Comparison of effects of dietary saturated, monounsaturated and polyunsaturated fatty acids on plasma lipids and lipoproteins in man. *J Lipid Res* 1985 ; 26 : 194-202.

• Mensink RP, de Groot MJ, van den Broeke LT, Severijnen-Nobels AP, Demacker PN, Katan MB. Effects of monounsaturated fatty acids *versus* complex carbohydrates on serum lipoproteins and apoproteins in healthy men and women. *Metabolism* 1989 ; 38 : 172-8.

• Mensink RP, Katan MB. Effect of monounsaturated fatty acids *versus* complex carbohydrates on high density lipoproteins in healthy men and women. *Lancet* 1987 ; 1 : 122-5.

• Mensink RP, Katan MB. Effect of a diet enriched with monounsaturated or polyunsaturated fatty acids on levels of low-density and high-density lipoprotein cholesterol in healthy women and men. *N Engl J Med* 1989 ; 321 : 436-41.

• Middleton Jr E, Ferriola P. Effect of flavonoids on protein kinase C : relationship to inhibition of human basophil histamine release. In : Cody V, Middleton E Jr, Harborne JB, Beretz A, eds. *Plant flavonoids in biology and medicine : biochemical, cellular and medicinal properties*. New York : Alan R. Liss Inc, 1988 : 251-66.

• Miettinen TA, Vanhanen H. Serum concentration and metabolism of cholesterol during rapeseed oil and squalene feeding. *Am J Clin Nutr* 1994 ; 59 : 356-63.

• Natarajan K, Singh S, Burke TR Jr, Grunberger D, Aggarwal BB. Caffeic acid phenethyl ester is a potent and specific inhibitor of activation of nuclear transcription factor NF-kappaB. *Proc Natl Acad Sci USA* 1996 ; 93 : 9090-5.

• Nydahl MC, Gustafsson IB, Vessby B. Lipid-lowering diets enriched with monounsaturated or polyunsaturated fatty acids but low in saturated fatty acids have similar effects on serum lipid concentrations in hyperlipidemic patients. *Am J Clin Nutr* 1994 ; 59 : 115-22.

• Parhami F, Morrow AD, Balucan J, Leitinger N, Watson AD, Tintut Y, Berliner JA, Demer LL. Lipid oxidation products have opposite effects on calcifying vascular cell and bone cell differentiation. A possible explanation for the paradox of arterial calcification in osteoporotic patients ? *Arterioscler Thromb Vasc Biol* 1997 ; 17 : 680-7.

• Parthasarathy S, Khoo JC, Miller E, Barnett J, Witztum JL, Steinberg D. Low density lipoprotein rich in oleic acid is protected against oxidative modification : implications for dietary prevention of atherosclerosis. *Proc Natl Acad Sci USA* 1990 ; 87 : 3894-8.

• Parthasarathy S, Rankin SM. Role of oxidized low density lipoprotein in atherogenesis. *Prog Lipid Res* 1992 ; 31 : 127-43.

• Perrin JL. Les composés mineurs et les antioxygènes naturels de l'olive et de son huile. Mise au point. *Rev Fr Corps Gras* 1992 ; 39 : 25-32.

• Petroni A, Blasevich M, Salami M, Papini N, Montedoro GF, Galli C. Inhibition of platelet aggregation and eicosanoid production by phenolic components of olive oil. *Thromb Res* 1995 ; 78 : 151-60.

• Scaccini C, Nardini M, D'Aquino M, Gentili V, Di Felice M, Tomassi G. Effect of dietary oils on lipid peroxidation and on antioxidant parameters of rat plasma and lipoprotein fractions. *J Lipid Res* 1992 ; 33 : 627-33.

• Selway JWT. Antiviral activity of flavones and flavans. In : Cody V, Middleton E Jr, Harborne JB, Beretz A, eds. *Plant flavonoids in biology and medicine : biochemical, pharmacological and and structure-activity relationships*. New York : Alan R. Liss Inc, 1986 : 521-36.

• Suzuki YJ, Packer L. Inhibition of NF-kB DNA binding activity by alpha-tocopherol succinate. *Biochem Mol Biol Int* 1993a ; 31 : 693-700.

• Suzuki YJ, Packer L. Inhibition of NF-kB DNA binding activity by catechol derivatives. *Biochem Mol Biol Int* 1993b ; 32 : 299-305.

• Tsimidou M, Papadopoulos G, Boskou D. Phenolic compounds and stability of virgin olive oil – Part 1. *Food Chem* 1992 ; 45 : 141-4.

• Uzzan A. *Manuel des corps gras, olive et huile d'olive*. 1992 : 221-8.

• Vazquez Roncero A. Les polyphénols de l'huile d'olive et leur influence sur les caractéristiques de l'huile. *Rev Fr Corps Gras* 1978 ; 25 : 21-6.

• Vicario IM, Malkova D, Lund EK, Johnson IT. Olive oil supplementation in healthy adults : effects in cell membrane fatty acid composition and platelet function. *Ann Nutr Metab* 1998 ; 42 : 160-9.

• Visioli F, Bellomo G, Montedoro GF, Galli C. Low density lipoprotein oxidation is inhibited *in vitro* by olive oil constituents. *Atherosclerosis* 1995 ; 117 : 25-32.

• Visioli F, Bellosta S, Galli C. Oleuropein, the bitter principle of olives, enhances nitric oxide production by mouse macrophages. *Life Sci* 1998 ; 62 : 541-6.

• Welton AF, Tobias LD, Fiedler-Nagy C, Anderson W, Hope W, Meyers K, Coffey JW. The effect of flavonoids on arachidonic acid metabolism. In : Cody V, Middleton E Jr, Harborne JB, Beretz A, eds. *Plant flavonoids in biology and medicine : Biochemical, pharmacological and structure-activity relationships*. New York : Alan R. Liss Inc, 1986 : 231-42.

• Wilson PW, Abbott RD, Castelli WP. High density lipoprotein cholesterol and mortality. The Framingham Heart Study. *Arteriosclerosis* 1988 ; 8 : 737-41.

• Wiseman SA, Mathot JNNJ, De Fouw NJ, Tijburg LBM. Dietary non-tocopherol antioxidants present in extra virgin olive oil increase the resistance of low density lipoproteins to oxidation in rabbits. *Atherosclerosis* 1996 ; 120 : 15-23.

• Wisout K. Lipids and Cancer. *Inform* 1999 ; 10(5) : 380-97.

- Wolk A, Bergstrom R, Hunter D, Wille HW, Ljung H, Holmberg L, Bergkvist L, Bruce A, Adami HO. A prospective study of association of mono unsaturated fat and other types of fat with risk of breast cancer. *Arch Intern Med* 1998 ; 158 : 41-5.

Poissons et produits de la mer

Mariette Gerber, Luçay Han-Ching, Gérard Pieroni

Les études épidémiologiques, qui ont généré l'hypothèse selon laquelle la consommation de poisson pourrait avoir un effet bénéfique sur la santé, ont été rapportées dans le premier chapitre de cet ouvrage. On l'a constaté ces études sont en général peu nombreuses, et les études analytiques sont particulièrement rares. Cependant, elles suggèrent fortement un effet protecteur pour les maladies cardiovasculaires, tandis que pour le cancer les données sont plus restreintes.

Dans le cas de cet aliment, comme dans la plupart de ceux que nous étudions, les mécanismes sont mieux élucidés pour les maladies cardiovasculaires que pour les cancers. La raison, déjà évoquée, est celle de l'existence de marqueurs intermédiaires dans les maladies cardiovasculaires, marqueurs qui font défaut le plus souvent dans l'histoire naturelle des cancers.

Les acides gras des huiles de poisson

Les huiles de poisson contiennent des acides gras poly-insaturés à longue chaîne de 20 ou plus atomes de carbone (AGPI-LC). L'homme est incapable de synthétiser les quantités d'AGPI-LC nécessaires au bon fonctionnement de son organisme. Les AGPI-LC doivent alors être apportés par l'alimentation. Les AGPI-LC ne sont pas présents dans le monde végétal terrestre, ils se retrouvent essentiellement dans les abats de mammifères et dans les poissons et produits de la mer qui en sont une source très riche. Chez ces derniers, il s'agit essentiellement d'acide eicosapentaénoïque (EPA) avec 20 atomes de carbone et 5 double-liaisons et docosohaxaénoïque (DHA) avec 22 atomes de carbone et 6 double-liaisons. On dit qu'ils appartiennent à la série n-3 car la première double liaison est sur le carbone 3.

Les huiles de poisson auraient un effet bénéfique sur les paramètres lipidiques humoraux et un effet antifibrillaire sur le muscle cardiaque, ce qui est en accord avec l'observation de Daviglus *et al.* (1997) de l'effet maximal de réduction du risque de décès dans les jours qui suivent l'infarctus du myocarde.

Pour les cancers, on peut s'appuyer sur les études animales, études de tumeurs mammaires chez le rat, montrant un ralentissement de la croissance tumorale accompagné d'une augmentation de la nécrose intratumorale, chez les animaux supplémentés en huile de poisson des mers froides (revue dans Bougnoux *et al.*, 1996). La proportion importante d'acides gras poly-insaturés de la série n-3, acide eicosapentaénoïque (EPA) et docosohaxaénoïque (DHA) diminuerait la synthèse de l'acide arachidonique, induisant une diminution des produits découlant de son métabolisme. La diminution de la synthèse de thrombexane entraînerait des hémorragies, d'où des nécroses intratumorales, et la diminution des prostaglandines réduirait la progression tumorale et l'apparition des métastases.

La voie métabolique de l'acide arachidonique

L'acide arachidonique ($C20:4\ n-6$) est un acide gras poly-insaturé (4 double-liaisons) à longue chaîne de 20 atomes de carbone, de la série n-6 (première double liaison sur le carbone 6). Cet acide gras est à l'origine de deux voies métaboliques commandées respectivement par la PGH synthétase (enzyme autrefois appelée cyclo-oxygénase) qui synthétise la première forme de prostaglandine (PG) précurseur des autres PG, et la famille des lipo-oxygénases qui mettent en jeu l'enzyme cyclo-oxygénase. La première permet la synthèse de composés particuliers, tels le thromboxane, impliqué dans les phénomènes de coagulation et de constriction des vaisseaux et les prostaglandines impliquées dans les réactions inflammatoires et les migrations cellulaires. La deuxième permet notamment la synthèse de leucotriènes pro-inflammatoires (LTB4). Les acides gras de la série n-3 diminuent la synthèse des produits issus du $C20:4\ n-6$.

Cependant, autant pour les maladies cardiovasculaires que pour les cancers, on ne peut éliminer l'effet de substitution poisson-viande, qui permet de diminuer l'impact des facteurs de risque liés à la consommation de viande (*voir chapitre* « Bénéfice santé du modèle de consommation méditerranéen »).

Il semble donc bien que les recommandations nutritionnelles doivent intégrer un remplacement de produits carnés terrestres par des produits d'origine marine, et ce dans une mesure qui est encore mal définie. Les conseils restent imprécis, aussi bien dans la « pyramide » des apports alimentaires (OMS, 1994 et *voir chapitre* « Préserver et promouvoir l'alimentation méditerranéenne pour la santé »), que dans les recommandations de l'*American Heart Association* (Krauss *et al.*, 1996). Dans l'étude de Lyon (de Lorgeril *et al.*, 1994), l'intervention de type « méditerranéen » ne comportait pas plus de précisions sur la consommation de poissons que les recommandations de l'*American Heart Association*. Dans une étude de prévention primaire des facteurs de risque cardiovasculaire par l'alimentation méditerranéenne que nous conduisons à Marseille (Philippe Vague et le CDPA, Denis Lairon et l'Unité INSERM 476, Mariette Gerber et le Groupe d'Épidémiologie Métabolique, Montpellier, Michel Rotily et l'ORS PACA), la consommation de poisson est présente à 5 des 7 principaux repas de la semaine.

Si nous recommandons la consommation de poisson, des problèmes de distribution et d'approvisionnement risquent de se poser à plus ou moins brève échéance, compte tenu des difficultés de conservation et de l'appauvrissement des mers en ressources halieutiques.

L'élevage et la pisciculture peuvent apporter des éléments de réponse à ces questions, mais en soulevant le problème de l'apport alimentaire des poissons d'élevage qui peuvent perdre leurs caractéristiques selon les nutriments constituant leur alimentation.

Les deux contributions proposées apportent des réponses à cette problématique, puisque l'une traite du problème de la congélation, donc de la bonne conservation des nutriments d'intérêt dans le poisson livré au consommateur, et l'autre de l'intégration à d'autres aliments, les œufs, des acides gras EPA et DHA.

EFFETS DE LA CONSERVATION SUR LES ACIDES GRAS POLY-INSATURÉS DES POISSONS

La chair des poissons est organisée en feuillets et se présente sous deux types de muscle : muscle rouge et muscle blanc. Sa teneur en glucides est négligeable, elle contient 18 à 20 % de protéines et de 1 à 25 de lipides, selon que l'on considère les poissons maigres, les poissons gras et les poissons intermédiaires ; mais la variabilité est encore grande dans la classe des poissons gras.

De ce fait, le valeur calorique des poissons varie de 80 kcal/100 g à 300 kcal/100 g.

Il faut encore introduire la différence entre poissons de pêche, dits encore « sauvages », et poissons d'aquaculture, dont la composition est moins variable, puisqu'elle dépend essentiellement de la nourriture apportée. La chair en est généralement plus grasse.

Composition des lipides de la chair de poisson

Une réserve de lipides est nécessaire aux poissons ; elle est constituée de triglycérides et est située au niveau du foie chez les poissons maigres et dans les muscles chez les poissons gras.

Il existe aussi des lipides membranaires qui représentent moins de 1 % des lipides totaux du poisson ; ce sont des phospholipides (phosphatidyl choline et phosphatidyl ethanolamine). Les acides gras de ces lipides contiennent une proportion plus importante d'acides gras insaturés que les triglycérides qui constituent les lipides de réserve.

Les acides gras rencontrés dans les poissons sont décrits dans le *tableau I*.

Tableau I. Composition en acides gras de divers poissons exprimée en g pour 100 g d'acides gras totaux

	Cabillaud[1] (cuit au four)	Sardine[2] (crue)	Hareng[1] (grillé)	Chinchard[2] (cru)
Acides gras totaux	1	9	12,3	9
Acides gras saturés	26	31	23	29
Acides gras mono-insaturés	16	34	56	41
Acides gras poly-insaturés	58	33	20	27
• EPA (C20 : 5 n-3)	17,5	16	7,2	8
• DHA (C22 : 6 n-3)	35	8	6,7	11
Autres	1,2	2	3	3

[1] Simopoulos (1997).
[2] source : données IFREMER (période : hiver – zone : Bretagne).

On peut constater que le spectre des acides gras rencontrés chez les poissons est plus large que les acides gras d'origine terrestre. Il y a notamment plus d'insaturés que dans les acides gras des animaux d'origine terrestre. Les poly-insaturés représentent 20 à 60 % des acides gras totaux, en particulier de l'EPA (C 20 : 5 n-3) et du DHA (C22 : 6 n-3), puisqu'il existe en moyenne un rapport n-6/n-3 $\cong$ 0,16 pour les poissons des eaux tempérées, rapport plus élevé pour les poissons des eaux chaudes.

De façon pratique, on peut dire que les poissons maigres contiennent environ 300 mg d'acides gras n-3/100 g de chair, avec une prédominance du DHA, et les poissons gras 1 à 5 g d'acides gras n-3/100 g de chair.

Il va donc être essentiel de conserver ces acides gras caractéristiques des poissons. Nous allons présenter les conditions de cette préservation, celles liées à la constitution tissulaire de la chair de poisson et à son évolution, et celles liées aux traitements de préservation.

Conditions de conservation liées aux caractéristiques tissulaires du poisson

Des composés naturellement présents dans le tissu du poisson peuvent agir comme pro-oxydants et comme anti-oxydants.

Rapidement après la mort, on observe une série de phénomènes biochimiques favorisant l'oxydation des lipides.

Initiation de l'oxydation dans la chair des poissons

Il y a d'abord diminution des composés réducteurs (NAD(P)H, glutathion et ascorbate), une libération des composés métalliques, une activation de la myoglobine et de la methémoglobine par H_2O_2, une augmentation de la concentration en Ca^{++} entraînant une activation enzymatique, une désintégration des membranes cellulaires, et une perte d'anti-oxydants liposolubles.
Cette phase est suivie par un processus d'auto-oxydation des lipides.

L'importance de ces phénomènes *post-mortem* va conditionner en partie l'évolution de la conservation des acides gras lors des procédés de conservation. Cependant, les critères d'oxydation sont peu utilisés pour évaluer la qualité du poisson frais.

Conditions de conservation liées aux techniques de conservation

Réfrigération

Au cours de la réfrigération, la dégradation des lipides se manifeste par une libération d'acides gras libres, l'initiation de l'oxydation et l'apparition de produits précoces d'oxydation et, parfois même déjà, une oxydation que l'on peut constater sur la paroi ventrale. L'intensité de ces altérations dépendra des conditions biologiques décrites plus haut et des conditions de manutention avant réfrigération. Quand les conditions de manutention ne sont pas maîtrisées en amont, les résultats concernant l'évolution des acides gras, notamment des n-3, et leur niveau de dégradation à l'état réfrigéré seront très variables.

D'une façon générale, on peut dire que le tocophérol (vitamine E) diminue rapidement pendant les premiers jours d'entreposage, tandis que l'augmentation des diènes et triènes conjugués se manifeste progressivement.

Congélation

Plusieurs facteurs favorisent l'oxydation à l'état congelé :
- initiation possible avant congélation, par suite de manutention non maîtrisée, notamment le saignage,
- effet de la concentration des sels qui ont un rôle catalyseur de l'oxydation,
- lipases et phospholipases encore actives à - 30° C,
- dommages mécaniques des membranes cellulaires,
- déshydratation superficielle des tissus.

Cela aura des conséquences pratiques sur l'oxydation des lipides présents dans les poissons maigres et les poissons gras. Celle-ci est le facteur principal limitant la durée de conservation des poissons gras et les critères de l'oxydation sont largement utilisés pour évaluer la qualité des poissons congelés. L'oxydation peut être aggravée par de mauvaises conditions d'entreposage, mais quelle qu'elle soit, il existe une tendance à la baisse progressive et régulière de l'EPA et du DHA au cours de l'entreposage à l'état congelé.

Appertisation

En ce qui concerne l'appertisation, le problème essentiel réside dans les conditions de manutention et d'entreposage avant l'appertisation. Il peut en effet exister :
- une proxydation en chaîne à l'état réfrigéré et souvent à l'état congelé avant appertisation,
- des conditions de température élevée durant les opérations avant stérilisation (décongélation, parage, emboîtage).

Les températures très élevées lors de l'appertisation vont alors favoriser des réactions chimiques type carbonyl-amine entre les produits d'oxydation des lipides et les groupements aminés libres des protéines (bases de Schiff).

Cependant, au cours du stockage des conserves, les teneurs en EPA et DHA restent stables.

Comparaison des teneurs et évolution de l'EPA et du DHA de produits congelés et appertisés (Rougereau et Person, 1991)

Dans les maquereaux au vinaigre en conserve, la teneur en EPA et DHA reste constante sur une période de 2 ans, alors qu'elle diminue au cours de l'entreposage à l'état congelé sur une période d'un an. Pour les sardines à l'huile en conserve, on observe dès le départ une diminution de la teneur en EPA et DHA dans la chair, due à la migration des composés dans l'huile de couverture. Cependant après équilibre, la teneur reste constante au cours de la période d'entreposage de 2 ans. À l'état congelé, la teneur de ces acides gras reste relativement constante au début, puis a tendance à décroître.

Malheureusement, dans les deux cas d'étude à l'état congelé, ni les conditions de traitement de la matière première ni le niveau d'évolution de leurs lipides avant congélation ne sont précisées. Il n'en demeure pas moins cependant, que la congélation n'apporte pas une stabilité comparable à celle de la conserve et de ce fait, pour maintenir une qualité suffisante du produit congelé, la durée limite de conservation doit être modulée en fonction des conditions initiales de la matière première et des conditions d'entreposage et d'emballage.

Conclusions

Il faut ici souligner :
– l'importance des étapes en amont de la filière : conditions de pêche et de manutention à bord,
– la différence de comportement des poissons (gras) en fonction du cycle sexuel,
– le peu d'évolution des acides gras n-3 dans les conditions de bonnes pratiques et de maîtrise de la fraîcheur de la matière première pour toutes les méthodes de conservation en général,
– le peu d'effet de la réfrigération sur les acides gras n-3 en pratique,
– l'effet de la durée d'entreposage à l'état congelé qui tend à entraîner une baisse de la concentration en acides gras n-3,
– la stabilité des acides gras n-3 après appertisation.

LIPIDES D'ORIGINE MARINE ET ALIMENTATION HUMAINE

Les acides gras sont des molécules indispensables à la vie, et constituent la partie majoritaire des lipides d'origine vivante. Ils remplissent essentiellement trois grandes fonctions comme participant :
– à la structure des cellules,
– à la communication intracellulaire, intercellulaire et inter-organes,
– à la fourniture d'énergie à la cellule.

Les acides gras poly-insaturés à longue chaîne (AGPI-LC), synthétisés en petites quantités à partir de précurseurs, les acides gras essentiels, que l'on trouve en relative abondance dans l'alimentation participent à l'édification des structures cellulaires et aux fonctions de communication.

Dans de nombreuses situations l'homme est incapable de synthétiser les quantités d'AGPI-LC nécessaires au bon fonctionnement de son organisme. Les AGPI-LC doivent alors être apportés par l'alimentation. Les AGPI-LC ne sont pas présents dans le monde végétal terrestre, ils se retrouvent essentiellement dans les abats de mammifères et dans les poissons et produits de la mer qui en sont une source très riche.

L'évolution des habitudes alimentaires entraîne que les abats de mammifères sont de moins en moins consommés. L'utilisation de poissons et de produits de la mer, malgré les progrès de la chaîne du froid et des opportunités de la surgélation, se heurte néanmoins aux habitudes acquises qui ne l'impliquent souvent que de façon très marginale dans la composition des repas. Par ailleurs, les teneurs en AGPI-LC des poissons et produits de la mer peuvent varier dans de très larges proportions en fonction de la nature du produit, de son origine géographique, de la saison, du fait qu'il soit sauvage ou bien d'élevage, de la façon dont il va être cuisiné et, une fois dans l'assiette, de la partie qui va être consommée. La conservation après la prise, dans la glace, par surgélation, ainsi que les traitements, filetage, conserve, cuisson influent également de façon très importante dans le maintien de l'intégrité des AGPI-LC *(voir paragraphe précédent)*.

On accorde encore peu d'intérêt à la connaissance des teneurs en AGPI-LC dans les aliments. Ce domaine reste à explorer. On manque en particulier, aux travers des grandes études épidémiologiques de connaissances sur les effets sur la santé des AGPI-LC. La question est d'autant plus importante que les AGPI-LC d'origine marine ne posséderaient pas tous les mêmes effets sur la santé humaine et qu'ils existent dans des proportions variables suivant le produit concerné.

Les huiles de poisson industrielles obtenues à partir d'espèces bien définies possèdent des variations de composition en AGPI-LC beaucoup plus réduites, souvent limitées à des variations saisonnières, du fait des masses traitées et des possibilités de mélange. Elles se présentent donc comme des matières premières bien définies qui commencent maintenant à être proposées comme ingrédients pour l'industrie alimentaire. Il convient de rappeler que l'huile de poisson hydrogénée est utilisée en alimentation humaine depuis le début du XIXe siècle et qu'après hydrogénation il n'existe plus d'AGPI-LC. Les huiles non hydrogénées sont réputées très sensibles à l'oxydation et elles doivent être protégées de l'oxygène de l'air, de la lumière ainsi que des températures élevées. Les avancées technologiques font que l'on peut en trouver sous forme micro-encapsulée, ayant l'aspect d'une farine. La micro-encapsulation améliore la résistance à l'oxydation.

Hydrogénation des graisses

Technique de transformation qui s'adressent aux lipides insaturés, des huiles, et consiste en la saturation des doubles liaisons par fixation d'hydrogène. De ce fait ces huiles deviennent solides : la diminution du nombre de doubles liaisons et la modification de celles qui résistent (situation trans) entraînent une altération des propriétés physico-chimiques les faisant se comporter comme des graisses saturées. Il en est de même quant à la relation des graisses saturées aux maladies chroniques dégénératives, puisqu'elles apparaissent comme des facteurs de risques.

Une autre approche consiste à utiliser ces huiles comme compléments pour l'alimentation animale. Cette démarche n'est pas nouvelle. Ce qui l'est, c'est le suivi de la composition en AGPI-LC qui est effectué chez les produits animaux obtenus, ainsi que l'incidence sur la santé humaine qui découle de la consommation de tels produits. Un projet européen, intitulé Euréka et impliquant l'Espagne et la Hollande, a été lancé concernant l'enrichissement en AGPI-LC de la chair de poulets, ainsi que les œufs, et la viande de porc. Des projets concernant l'enrichissement de la viande bovine, ainsi que le lait, sont également en cours.

Notre expérience concerne plus particulièrement l'œuf de poule dont la composition lipidique en acides gras poly-insaturés et donc en AGPI-LC peut être facilement modifiée par l'alimentation. L'apport d'huile de poisson à l'aliment de la volaille permet d'enrichir les lipides de l'œuf en AGPI-LC et cela avec une certaine spécificité vis-à-vis des différents AGPI-LC. Il en résulte des œufs pouvant présenter, en quelque sorte, des compositions lipidiques à la demande. L'œuf apparaît ainsi comme une forme d'apport contrôlé d'AGPI-LC de poissons à l'homme. Les œufs, ovoproduits et dérivés contenant ces AGPI-LC sont susceptibles de posséder différentes propriétés pour la santé humaine. La démonstration de ces effets donne lieu à des travaux qui sont en cours de développement. Il est tout à fait envisageable, dans le cas où des effets intéressants seraient observés, de purifier les principes actifs afin d'aboutir à des compléments nutritionnels. Ce serait une belle Odyssée pour une huile initialement sous-produit de la préparation de farines de poisson, sous-produits de la pêche industrielle.

Conclusion

Il semble bénéfique pour la santé de l'homme d'augmenter la proportion d'apport en poissons et produits de la mer dans son alimentation. Une plus grande diffusion de ce produit doit être accompagnée d'une réflexion sur sa disponibilité et sa distribution.

On a vu l'importance du traitement du poisson en amont du consommateur et en amont des procédés de conservation. Le consommateur, le « conservateur » et le « transformateur » devraient être informés de la qualité de ces traitements, et des critères objectifs de cette qualité devraient pouvoir être utilisés par les « conservateurs » et les « transformateurs ». Il faut souligner ici la bonne tenue de certains produits appertisés, trop souvent négligés.

L'amélioration des filières « conservation » et « transformation » ne suffira peut-être pas à assurer une diffusion des poissons et produits de la mer susceptible d'influencer la Santé Publique. Le recours à l'incorporation des acides gras bénéfiques du poisson dans d'autres aliments peut se révéler une piste intéressante, même s'il elle apparaît incongrue aux tenants de l'alimentation méditerranéenne traditionnelle.

Références

- Bandarra NM, Undeland I, Nunes ML, Batista I, Empis JM. Lipid oxydation indices to evaluate sardine freshness. In : *Evaluation of fish freshness – AIR CT 942283*. Nantes, France : Institut International du Froid, 1997 : 263-5.

- Bougnoux P, Corpet D, Gerber M. Acides gras alimentaires et cancerogenèse. *Alimentation et cancer*. Paris : Lavoisier Tec Doc, 1996.

- Daviglus ML, Stamler J, Orencia AJ, Dyer AR, Liu K, Greenland P, Walsh MK, Morris D, Shekelle RB. Fish consumption and the 30-year risk of fatal myocardial infarction. *N Engl J Med* 1997 ; 336 : 1046-53.

- De Lorgeril M, Renaud S, Mamelle N, *et al*. Mediterranean alpha-linolenic acid rich diet in secondary pevention of coronary heart disease. *Lancet* 1994 ; 343 : 1454-9.

- Krauss RM, Deckelbaum RJ, Ernst N, Fisher E, Howard BV, Knopp RH, Kotchen T, Lichtenstein AH, McGill HC, Perseon TA, Prewitt TE, Stone NJ, Horn LV, Weinberg R. Dietary guidelines for healthy american adults. A statement for health professionals from the Nutrition Committee, American Heart Association. *Circulation* 1996 ; 94 : 1795-800.

- OMS Europe. Oldways preservation & exchange trust, WHO/FAO collaborating Center for Nutriton at Harvard Scool of Public Health, 1994.

- Rougereau A, Person O. Intérêt nutritionnel des acides gras insaturés de la sardine et du maquereau – Influence du mode de conservation. *Med Nutr* 1991 ; XXVII, 6 : 353-8.

- Simopoulos AP. Nutritional aspects of fish. In : Luten JB, Borresen T, Oehlenschlager J, eds. *Seafoods from producer to consumer. Integrated approach to quality*. Amsterdam : 1997 ; 589-607.

Consommation de vin et prévention contre les maladies cardiovasculaires

Claude-Louis Léger, Marie-Annette Carbonneau, Bernard Descomps

LES ÉTUDES ÉPIDÉMIOLOGIQUES – BREF RAPPEL

Les études épidémiologiques qui analysent la relation entre consommation d'alcool, ou de différentes boissons alcoolisées, et les pathologies cardiovasculaires chez l'homme ont fait l'objet de revues récentes (Carando *et al.*, 1998a ; Carando *et al.*, 1998b ; *voir également le chapitre* « Bénéfice santé du modèle de consommation méditerranéen »). Elles aboutissent généralement à la conclusion que le buveur modéré de boissons alcoolisées présente un risque diminué contre les maladies cardiovasculaires (MCV), comparativement au sujet abstinent ou au buveur excessif. La situation est plus ambiguë lorsqu'il s'agit de préciser les avantages relatifs de chaque type de boisson alcoolisée. Sur quatre études de cohortes rapportées (Carando *et al.*, 1998b), l'une conclue à l'absence d'effet de la consommation de vin. Pour les trois autres, deux montrent un effet du vin égal à celui de la bière ou des spiritueux, et une donne un avantage au vin en termes de mortalité totale (*voir chapitre* « Bénéfice santé du modèle de consommation méditerranéen »). Dans une étude récente portant sur 40 000 individus majoritairement buveurs de vin de la région de Nancy, la consommation de 2 à 3 verres de vin par jour (21 à 32 g d'alcool/jour) abaisse significativement, en moyenne de 35 %, le risque de mortalité cardiovasculaire (Renaud *et al.*, 1998), mais il n'est pas tenu compte des habitudes alimentaires (hors boissons) des sujets, dont on verra dans les autres chapitres qu'elles interviennent sur le niveau de risque cardiovasculaire. Enfin, des données en cours de publication issues de l'étude MONICA-France sont rapportées dans le chapitre « Bénéfice santé du modèle de consommation méditerranéen ». Ainsi, que l'on examine le risque de maladie cardiovasculaire ou des indicateurs de risques fiables, les données actuelles permettent d'avancer que les différentes formes d'apport d'alcool ne sont pas équivalentes entre elles, et que la prise de vin, modérée, n'est pas liée aux indicateurs ou facteurs de risque cardiovasculaire, ni même aux indicateurs de la prise d'alcool (obésité androïde, gamma-glutamyl-transférase (GGT)).

C.L. Léger, M.A. Carbonneau, B. Descomps

Consommation de vin et diminution du risque de maladie cardiovasculaire : relation de cause à effet ?

Existe-t-il une relation causale entre consommation raisonnable de vin et diminution du risque cardiovasculaire qui permettrait de rendre plausible les résultats des études épidémiologiques ? En d'autres termes, un (ou des) mécanisme(s) d'action explique(nt)-il(s) les effets bénéfiques que l'on pourrait attribuer spécifiquement au vin grâce à ces études ?

Définitivement formulée au début des années 1990 et fondée sur un très grand nombre de résultats convergeants, la théorie oxydative de l'athérosclérose apporte aux investigateurs, pour le présent et le futur, des pistes d'un grand intérêt dans cette recherche de relation causale. Les mécanismes de protection anti-oxydante de différentes structures biologiques ou chimiques interviennent, sans aucun doute, dans la protection cardiovasculaire, et particulièrement dans la protection due au vin. D'autres mécanismes, cependant, peuvent également expliquer les effets bénéfiques du vin. C'est l'ensemble de ces mécanismes – ainsi que les conditions pour qu'ils existent – que nous allons examiner brièvement. En revanche, nous n'aborderons pas ici l'effet spécifiquement attribuable à l'alcool pour deux raisons : ses effets favorables sur la cholestérolémie liée aux HDL *(voir glossaire)* font intervenir des mécanismes entièrement dissociés de ceux que nous évoquerons ici *(voir chapitre « Bénéfice santé du modèle de consommation méditerranéen »)*, et il ne semble pas modifier (et en particulier améliorer) la biodisponibilité des substances anti-oxydantes contenues dans le vin *(voir infra)*.

La théorie oxydative de l'athérosclérose : LDL oxydées, oxydabilité des LDL et capacité anti-oxydante du plasma

Selon la théorie oxydative de l'athérosclérose, les LDL oxydées (LDLox) jouent un rôle majeur dans le processus athérosclérotique en mettant en jeu, au niveau de la paroi vasculaire, de nombreux mécanismes impliqués dans la pathogenèse *(figure 1)*.

Le rôle conféré aux LDLox dans l'athérosclérose n'est pas en contradiction avec la valeur prédictive de l'élévation de la cholestérolémie, en tant que principal facteur de risque de cette pathologie. Ce rôle permet au contraire :

– d'expliquer le statut paradoxal de certaines populations (dont la population française) qui, tout en présentant une cholestérolémie et une consommation alimentaire de lipides élevées par rapport à d'autres, n'en possèdent pas moins un taux de mortalité cardiovasculaire plus faible ; une diminution de la production de LDLox par une protection naturelle accrue des LDL due aux anti-oxydants d'origine alimentaire peut résoudre ce paradoxe ;

– d'expliquer comment l'augmentation du cholestérol des LDL, donc des LDL, peut créer les conditions de l'initiation de la production de LDLox en augmentant les quantités de LDL présentes au contact et dans la paroi vasculaire, lieu privilégié de leur oxydation.

Il est possible, d'ailleurs, que les anti-oxydants s'opposent aux conséquences directes de l'hypercholestérolémie puisque celle-ci se révèle capable d'abaisser la protection naturelle de la paroi vasculaire contre un puissant agent d'oxydation (Ma *et al.*, 1997).

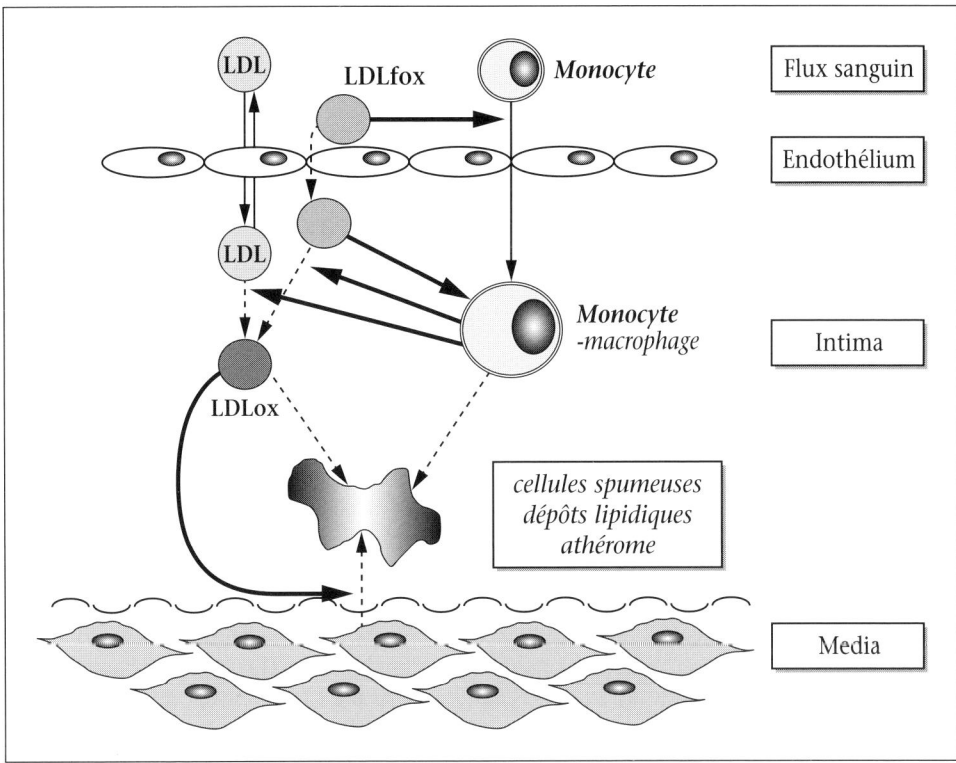

Figure 1. Processus athérogénique dans la paroi d'un vaisseau. Coupe schématique de la paroi d'un vaisseau avec ses trois parties principales : l'endothélium au contact du flux sanguin, la média constituée de cellules musculaires lisses et l'intima (ou espace sous-endothélial) qui maintient les cellules endothéliales et les cellules musculaires séparées les unes des autres. Les LDL au contact de l'endothélium peuvent subir une transformation en LDL faiblement oxydées (fox). Celles-ci vont faciliter le passage des monocytes du flux sanguin dans l'intima et vont être activées à leur tour par les LDLfox, ce qui se traduira par une production accrue de radicaux libres et accentuera ainsi l'oxydation des LDL. La production de LDL oxydées (LDLox) qui en résultera permettra l'apparition des cellules chargées de lipides appelées cellules spumeuses (qui peuvent également être produites par les cellules musculaires spumeuses). Les cellules spumeuses sont parmi les éléments cellulaires de base de l'athérome. Les flèches en gras représentent les différents types d'action, les flèches en pointillés les transformations ou les mouvements des LDL ou des cellules.

Les LDL oxydées ne semblent pas exister ou ne semblent exister qu'en infimes quantités (Steinbrecher et al., 1990 ; Ylä-Herttuala, 1998), dans la circulation sanguine. Elles ne sont présentes que dans la paroi vasculaire, au niveau des foyers athéromateux. On peut cependant détecter indirectement l'existence des LDLox dans le plasma en mesurant le taux plasmatique d'anticorps anti-LDLox.

Plusieurs processus *(tableau I)* peuvent conduire à l'oxydation des LDL *in vivo*.

Tableau I. Processus conduisant à l'oxydation des LDL *in vivo*

Production de $O_2^{\bullet-}/HO_2^{\bullet}$ (avec ou sans métaux de transition) par les phagocytes (globules blancs doués de phagocytose)	Bedwell *et al.* (1989)
Production de ClO^- par la myéloperoxydase des phagocytes ou de certains globules blancs polynucléés	Savenkova *et al.* (1994) Daugherty *et al.* (1994)
Par $ONOO^-$ produit par réaction de $O_2^{\bullet-}$ avec le $^{\bullet}NO$ des cellules endothéliales (cellules du vaisseau au contact du sang)	Darley-Usmar *et al.* (1992) Wever *et al.* (1998)
Activité de la 15-lipoxygénase	Kuhn *et al.* (1997)

$O_2^{\bullet-}/HO_2^{\bullet}$, ClO^-, $ONOO^-$, $^{\bullet}NO$ sont respectivement l'ion superoxyde et son acide conjugué, l'ion hypochloreux, l'ion peroxynitrite et le monoxyde d'azote ; ce sont tous des espèces réactives de l'oxygène, mais seuls le premier et le dernier sont des espèces radicalaires. Ils ont des propriétés oxydantes.

Cette mesure a permis de constater qu'une majorité des études longitudinales est en faveur d'une association statistique entre taux d'anticorps anti-LDLox et risque cardiovasculaire accru, voire dans certains cas entre taux et gravité accrue de l'attaque athérosclérotique (Salonen *et al.*, 1992 ; Puurunen *et al.*, 1994 ; Wu *et al.*, 1997).

Pour de simples raisons pratiques, la mesure *ex vivo* (voir glossaire) de la susceptibilité à l'oxydation (ou oxydabilité) des LDL ou de son inverse, la résistance à l'oxydation, est souvent préférée à la détection des anticorps anti-LDLox. On peut énoncer, en effet, que des LDL plus oxydables conduisent plus facilement à l'apparition de LDLox dans la paroi vasculaire et qu'il existe donc une relation entre niveau d'oxydabilité et risque cardiovasculaire. Cette relation a été montrée dans une population du nord de l'Europe (Regnström *et al.*, 1992) confirmée plus récemment dans une population du sud (Cominacini *et al.*, 1993) et dans une population asiatique (Chin *et al.*, 1994).

L'oxydation *in vitro* des LDL

Il faut souligner le problème posé par le modèle d'oxydation des LDL couramment utilisé pour la mesure de l'oxydabilité. Ce modèle fait intervenir en effet le cuivre libre, Cu^{2+}, qui n'existe pas en tant que tel dans la circulation et la paroi vasculaire. Cela pose donc le problème de la signification pathophysiologique de cette mesure. Il existe d'autres systèmes capables d'oxyder *in vitro* les LDL (*tableau II*), plus proches de conditions physiologiques ou pathophysiologiques, qu'il sera nécessaire d'utiliser simultanément dans le futur pour avoir une appréciation plus « fidèle » des propriétés anti-oxydantes des polyphénols. Cela illustre, dans un cas précis, le problème général du choix des meilleurs indicateurs biologiques de l'oxydabilité des LDL, elle-même considérée comme indicatrice d'une situation ou d'un état pathologique.

Tableau II. Systèmes d'oxydation *in vitro* des LDL

Type de système	Type d'action impliquée
Cu^{2+} en présence de O_2	Strictement chimique
Générateurs de radicaux peroxyde (ROO•)	Strictement chimique
Générateur de l'ion peroxynitrite ($ONOO^-$) ou de $O_2^{•-}$ + •NO ($\rightarrow ONOO^-$)	Strictement chimique
Générateur de $O_2^{•-}$	Enzymatique ou cellulaire
15-lipoxygénase (formation directe de peroxydes d'acides gras)	Enzymatique
Myéloperoxydase (production de ClO^-)	Enzymatique
Co-incubation de LDL + phagocytes	Cellulaire

Le plasma étant le milieu dans lequel évoluent naturellement les LDL dans l'organisme, la mesure de la capacité du plasma à résister à l'oxydation permet d'évaluer le niveau de protection *in vivo* – par le plasma – des LDL contre l'oxydation. La mesure de la capacité anti-oxydante du plasma (CAOP) est facile *(voir encadré ci-dessous)*, mais la grandeur mesurée est caractérisée par une variabilité intra-individuelle qui rend les comparaisons inter-individuelles délicates. Les études cas-témoins sont rares (Woodford et Whitehead, 1998). La valeur de la CAOP en tant qu'indicateur de risque cardiovasculaire n'a pas été démontrée jusqu'à maintenant.

Mesure de la CAOP

Un échantillon de plasma, généralement inférieur à 0,1 ml, est placé dans une cuve en présence d'un système générateur de radicaux libres et de luminol, une substance chimique qui produit une luminescence (émet de la lumière) lorsque les capacités du milieu à piéger les radicaux libres sont dépassées. On mesure le temps qui s'est écoulé jusqu'à l'apparition de la luminescence (plus exactement la demi-luminescence maximale). Plus ce temps est long, plus le plasma testé a une capacité élevée à se protéger de l'oxydation et à protéger les structures chimiques qui y sont présentes (les lipoprotéines par exemple). Par commodité, ce temps est comparé à celui obtenu avec une gamme de concentrations croissantes de Trolox (un analogue hydrosoluble de l'alpha-tocophérol, l'une des formes chimiques les plus courantes de la vitamine E). C'est la raison pour laquelle la CAOP est fréquemment exprimée en équivalent-Trolox/litre (EqT/l). Les valeurs moyennes varient beaucoup d'une population à l'autre (de 0,2 à plus de 1,0 mEqT/l)

Protection par les polyphénols contre les maladies cardiovasculaires – position du problème

Les polyphénols contenus dans le vin (Cabanis *et al.*, 1998) sont, sous leurs différentes formes (flavanols, flavonols, acides phénols et leurs dérivés estérifiés), souvent d'excellents anti-oxydants et, plus précisément, d'excellents capteurs de radicaux libres *(voir infra)*. Il suffirait donc qu'ils puissent résister, aux conditions physico-chimiques régnant dans l'estomac et l'intestin, et aux attaques de la flore intestinale, qu'ils puissent ensuite traverser la paroi de l'intestin, pour qu'ils se retrouvent dans le sang et protègent les LDL de l'oxydation. Ils pourraient ainsi avoir un rôle protecteur vis-à-vis des maladies cardiovasculaires. S'il existe un large consensus sur les propriétés protectrices anti-oxydantes des polyphénols du vin, *in vitro*, vis-à-vis des LDL et, *in vivo*, vis-à-vis du plasma, nous allons voir que les résultats obtenus après ingestion des polyphénols du vin par des volontaires sains, font apparaître, en ce qui concerne leurs propriétés anti-oxydantes *in vivo* vis-à-vis des LDL, de nombreuses contradictions et posent de réels problèmes d'interprétation.

On pourrait donc résumer les questions actuellement posées aux investigateurs de la façon suivante : les polyphénols passent-ils dans le sang ? L'absorption du vin augmente-t-elle la capacité anti-oxydante du plasma (CAOP) et/ou la résistance à l'oxydation des LDL ? D'autres modifications bénéfiques liées à la consommation de vin peuvent-elles prendre place, notamment dans la paroi vasculaire, pour prévenir l'athérome et l'athérosclérose ?

Nous allons tenter de répondre à ces questions à la lumière des données actuelles, après avoir rappelé brièvement les propriétés anti-oxydantes *in vitro* des polyphénols vis-à-vis des LDL.

La protection des LDL contre l'oxydation *in vitro*

L'étude de la protection anti-oxydante des LDL *in vitro* par les polyphénols permet notamment de classer les différentes espèces chimiques de polyphénols en fonction de leur pouvoir anti-oxydant *(figure 2)*. Ce classement est relatif, en ce sens qu'il dépend de la nature du système générateur d'oxydation. Comme ce type d'étude est effectué couramment avec le système utilisant le cuivre Cu^{2+} et l'oxygène moléculaire (voir première ligne du *tableau II*), les résultats obtenus n'ont qu'une simple valeur informative. Ils ont permis cependant de montrer, en mesurant la production d'un produit de l'oxydation des acides gras (l'aldéhyde héxanal), que la catéchine, l'épicatéchine, les procyanidines *(voir fiche technique « Polyphénols »)* dimères (B2, B3, B4), les flavonols (rutine, myricétine, quercétine) et les acides phénols (acides caféique, gallique) étaient parmi les polyphénols les plus anti-oxydants (Teissedre *et al.*, 1996 ; Frankel *et al.*, 1995). Ces résultats sont confirmés par la mesure du temps de latence de l'apparition des diènes conjugués, qui constituent les premiers témoins (donc d'excellents indicateurs) de l'oxydation des LDL *(figure 1 du chapitre « Huile d'olive, coproduits de l'huilerie d'olive et olive-fruit »)*. Les polyphénols cités ont en commun une structure minimale orthodiphénol. Il est intéressant de remarquer que la capacité anti-oxydante des polyphénols vis-à-vis des LDL dépend de la présence de vitamine E dans la particule de LDL (Viana *et al.*, 1996). En l'absence de vitamine E, les polyphénols n'ont pas d'effet oxydo-protecteur sur les LDL. Cette notion est importante, car elle suggère qu'*in vivo*, la charge en vitamine E des LDL pourrait conditionner en partie le pouvoir protecteur des polyphénols.

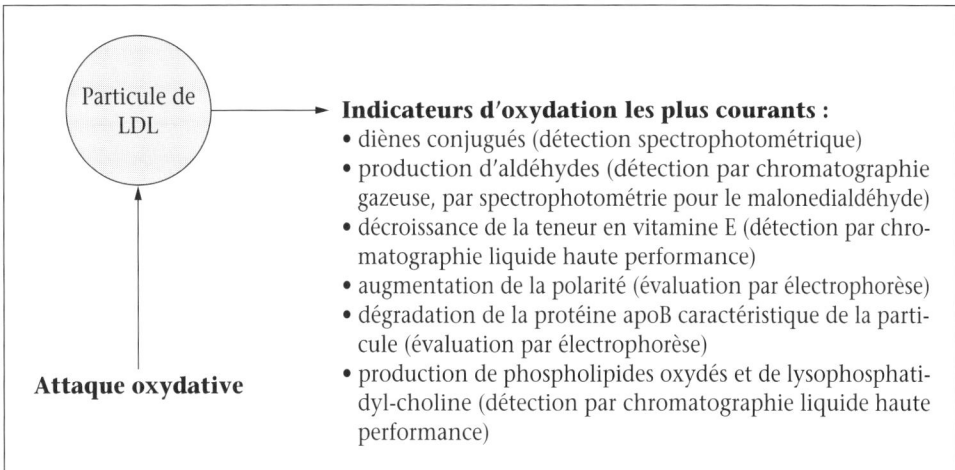

Figure 2. Les indicateurs d'oxydation des LDL.

En comparant l'oxydation des LDL au Cu^{2+}/O_2 à celle utilisant un autre système générateur d'oxydation, il a été possible de montrer que les polyphénols du vin agissaient en partie comme chélateur du Cu^{2+} dans le premier système d'oxydation, et que l'acide caféique était l'un des composés phénoliques les plus oxydo-protecteurs dans le second (Abu-Amsha et al., 1996). Ces résultats illustrent l'intérêt pour l'expérimentateur d'une « diversification » des sytèmes générateurs d'oxydation (tableau II).

Différents polyphénols sont capables de piéger l'ion radicalaire superoxyde, les radicaux peroxyle (Afanas'ev et al., 1989 ; Torel et al., 1987) et hydroxyle (Husain et al., 1987). Le rôle majeur de l'ion superoxyde, dans l'oxydation des LDL in vivo, a été récemment souligné [les expérimentateurs ont utilisé la surexpression génomique in vivo, dans des cellules endothéliales aortiques (Fang et al., 1998), de la superoxyde dismutase, enzyme dont l'activité permet de dégrader l'ion superoxyde]. Le rôle protecteur des polyphénols vis-à-vis des radicaux superoxyde s'en trouve donc renforcé, tout comme les implications pathophysiologiques qui en découlent. La rutine complexe l'ion ferreux (Afanas'ev et al., 1998). Elle peut ainsi s'opposer à la production du radical hydroxyle (radical le plus réactif, mais aussi le plus instable en raison même de sa réactivité) via les réactions de Fenton et jouer un rôle anti-oxydant. La catéchine et l'épi-catéchine (libres ou leurs gallo-dérivés) empêchent la formation de nitro-tyrosine à partir du peroxynitrite à des concentrations inférieures à 10 µM et, par conséquent, la formation de LDL modifiées (Pannala et al., 1997) plus polaires, capables de jouer un rôle athérogène.

L'EFFET OXYDO-PROTECTEUR DES POLYPHÉNOLS IN VIVO

La première condition pour que les polyphénols aient une action in vivo – que l'expérimentateur puisse mettre en évidence ex vivo ou in vivo – est que les (ou des) molécules constitutives passent la barrière constituée par la paroi intestinale, condition essentielle pour qu'on puisse les retrouver dans le sang et le milieu intercellulaire.

La biodisponibilité des polyphénols

L'absorption intestinale de flavonols (quercétine), conjugués ou non (Hollman et al., 1995), de flavanols (catéchines) (Hackett et al., 1983) et d'acides phénols (Woll et al., 1995, et données personnelles non publiées) est aujourd'hui avérée chez l'homme. Mais des différences importantes existent entre ces produits, dont la prise en compte devrait notamment permettre de définir leurs degrés de « rémanence » dans le sang (l'inverse de la vitesse de disparition) et de mieux connaître ainsi leurs potentiels d'accumulation dans le milieu systémique.

Lors de l'ingestion de quercétine apportée par l'alimentation, le pic plasmatique de ce flavonol se situe entre 3 heures et 4 heures après la prise alimentaire (Manach et al., 1998). Lorsque la prise de vin a lieu au cours d'un repas, des résultats préliminaires (données personnelles non publiées) semblent indiquer que le pic plasmatique de catéchine apparaît après le même temps. Les absorptions intestinales d'un flavanol (la catéchine) et d'un flavonol (la quercétine) semblent donc présenter des caractéristiques cinétiques comparables. Lorsque le vin rouge est administré à jeun, Donovan et al. (1999) ont montré que le pic plasmatique d'absorption de la catéchine et ses dérivés se situe 1 heure après la prise. Le pic plasmatique de l'acide caféique apparaît dans la première heure qui suit la prise de vin rouge au cours d'un repas (données personnelles non publiées), donc plus tôt que la catéchine dans des conditions de prise identiques. Ces résultats soulignent l'influence du mode de consommation du vin et de la structure chimique du composé considéré sur la cinétique d'absorption des polyphénols contenus dans le vin.

Les teneurs plasmatiques en composés polyphénoliques maximales après ingestion de vin rouge font état de résultats singulièrement différents d'une équipe à l'autre *(voir encadré ci-dessous)*.

**Teneurs en composés phénoliques
du plasma après ingestion de vin rouge**

Les différences entre les résultats s'expliquent en grande partie par la nature du ou des composés analysés et, corrélativement, par les méthodes d'analyse employées. Lorsque la mesure effectuée porte sur les polyphénols totaux du plasma évaluée par le réactif de Folin-Ciocalteau chez des volontaires à jeun n'ayant pas consommé de vin pendant les 2 semaines qui ont précédé la prise de sang, Nigdikar et al. (1998) trouvent des concentrations de 16,2 mg/g de protéines plasmatiques, ce qui correspond à une concentration plasmatique d'environ 0,5 g/l si l'on admet une protéinémie minimale de 30 g/l. Cette concentration est largement surévaluée. Si elle reflétait fidèlement la réalité, elle serait peu compatible avec la survie des volontaires. Les mêmes auteurs indiquent qu'après 2 semaines d'une prise journalière de 375 ml de vin rouge, équivalant à 248 mg/jour de polyphénols, dont 70 % sous la forme de polymères (nombre de monomères égal ou supérieur à 3) de procyanidines, la concentration s'élèverait d'environ 200 mg/l, atteignant 0,7 g/l. Dans un autre travail, effectué sur des volontaires recevant à jeun 430 mg de polyphénols totaux sous la forme de vin rouge désalcoolisé (équivalent à 300 ml de vin non désalcoolisé), Serafini et al. (1998) trouvent que le taux plasmatique de polyphénols évalué par le même réactif que précédemment passe de 7 mg/l (valeur de base avant la prise) à 10 mg/l au pic plasmatique d'absorption, situé entre 30 minutes et 2 heures après la prise. Le désaccord entre ces deux séries de résultats ne peut s'expliquer que par des problèmes méthodologiques. Il n'est pas tenu compte de l'interférence des protéines plasmatiques due à l'utilisation de la méthode de Folin-Ciocalteu dans la première publication, alors que les protéines sont préalablement précipitées dans la seconde.

Ces discordances renforcent l'intérêt de la mesure séparée, dans le sang, des teneurs de chaque constituant phénolique du vin chimiquement identifiable, tâche techniquement difficile mais seule capable d'apporter des données précises en matière de biodisponibilité. Des données de ce type sont actuellement disponibles et présentent entre elles une convergence satisfaisante (tableau III). Les teneurs plasmatiques au pic d'absorption (suivant la prise de vin) sont proches de 1 µg/mg de flavonoïde ingéré, et peuvent chuter à 0,5 µg/mg ingéré dans le cas d'un apport pharmacologique (Hackett et al., 1983).

Tableau III. Teneur au pic plasmatique d'absorption en polyphénols identifiés

Composé	Quantité ingérée (mg)	Teneur plasmatique (mg/l)	Références
Quercétine	90 (avec le repas)	0,12*	Manach et al. (1998)
Catéchine	34 (à jeun)	0,03*#	Donovan et al. (1999)
Catéchine	30 (avec le repas)	0,03	Données personnelles non publiées
Catéchine purifiée	2 000 (à jeun)	1,0	Hackett et al. (1983)

* En équivalent quercétine ou catéchine, pour tenir compte de l'ensemble des formes plasmatiques de quercétine ou de catéchine (conjuguées, méthylées ou sulfatées) présentes.
# La prise, simultanée ou non, d'alcool n'a pas d'effet sur la teneur plasmatique.

La biodisponibilité des molécules estimée dans ces conditions d'apport ne donne aucune indication directe sur le flux transépithélial intestinal *in vivo*. Il n'est pas, en effet, tenu compte de la dégradation de ces différents flavonoïdes dans la lumière intestinale et dans le milieu systémique, ainsi que de l'excrétion urinaire (environ 50 % de la catéchine ingérée, selon Hackette et al., 1983). De ce point de vue, la production d'acides phénols par la flore intestinale résultant de la scission de l'hétérocycle (Hollman, 1997) conduit à sous-estimer le flux transépithéliale des flavanols/flavonols et à surestimer celui des acides phénols, déjà présents dans le vin. On sait enfin que, lors d'une prise de catéchine à jeun, une proportion remarquablement élevée de catéchine plasmatique peut être présente sous forme de dérivés (Donovan et al. 1999) (méthylés, glucuronidés, sulfatés) principalement d'origine hépatique. Des investigations sont nécessaires pour vérifier si la proportion plasmatique catéchine native/dérivés de catéchine est affectée par le mode d'apport (à jeun ou au cours d'un repas) de la catéchine.

À jeun, avant toute prise de substances riches en polyphénols, les teneurs plasmatiques résiduelles en catéchine sont faibles : inférieures à 2 µg/l chez 18 volontaires sains (inférieures au seuil de détection électrochimique ; travail en cours dans notre laboratoire), inférieures à 0,6 µg/l exprimé en équivalent catéchine (pour rendre compte de l'ensemble des formes de catéchine présente) chez 9 volontaires sains (inférieures au seuil de détection par spectrométrie de masse après triméthylsilylation ; Donovan *et al.*, 1999). Pour les acides gallique et caféique, nos données indiquent que les teneurs plasmatiques sont également inférieures au seuil de détection électrochimique (2 µg/l).

Effet sur l'oxydo-protection du plasma

Tous les travaux aujourd'hui concordent sur le fait que la consommation de vin rouge augmente la CAOP (*voir encadré* « Mesure de la CAOP »), et non la consommation de vin blanc *(tableau IV)*. Elle augmente, d'une part, au moment du pic d'absorption intestinale après une seule prise de vin, et d'autre part à jeun après une prise régulière de vin de plusieurs jours. L'évolution de la CAOP a été suivie au cours des 24 heures suivant l'ingestion de vin rouge lors d'un repas et comparée à celle qui est obtenue sans ingestion de vin (données personnelles non publiées). La valeur maximale du différentiel avec ou sans vin, se situe environ 4 heures après l'ingestion. Il semble donc exister une coïncidence dans le temps entre le pic de catéchine *(voir ci-dessus)* et le pic de CAOP. Existe-t-il une relation de cause à effet entre ces données ? C'est une question qui n'est pas résolue aujourd'hui. En effet, à la lumière des résultats précédemment cités, les taux plasmatiques totaux de catéchine ou de quercétine ne semblent pas compatibles avec l'augmentation des niveaux d'oxydo-protection plasmatique observée, si l'on en juge par les concentrations nécessaires *in vitro* pour obtenir cette protection. Il semble, de plus, que les formes polymériques de catéchine, qui représentent la part la plus abondante des flavanols du vin (procyanidines), ne puissent avoir qu'une action topique sur la muqueuse intestinale, car leur masse moléculaire élevée est incompatible avec un passage à travers la paroi intestinale. Les acides phénols présents dans le vin ou néoformés dans l'organisme après ingestion de vin sont vraisemblablement impliqués dans l'augmentation de la CAOP (Cartron *et al.*, sous presse). Les recherches se poursuivent sur ce sujet.

Effet sur l'oxydo-protection des LDL

Des désaccords existent entre investigateurs concernant l'effet de la prise de vin sur la résistance à l'oxydation des LDL dans les conditions de mesure *ex vivo* (Nigdikar *et al.*, 1998 ; Fuhrman *et al.*, 1995 ; Carbonneau *et al.*, 1997). Cela s'explique vraisemblablement par l'existence de nombreuses variantes méthodologiques dans la préparation des LDL. Le mode de centrifugation (cet aspect très technique ne sera pas développé ici) et l'étape de dialyse (indispensable à l'utilisation des LDL après centrifugation) figurent parmi celles-ci. Il a été par exemple montré que la dialyse conduit à la perte des polyphénols des LDL (Cao *et al.*, 1998). D'autres procédures douces permettent de dissocier les polyphénols des LDL (Carbonneau *et al.*, 1998). Ces résultats indiquent donc que la localisation la plus probable des polyphénols est à la surface des LDL, localisation qui est thermodynamiquement la plus stable (il faut rappeler que ces substances ont des caractéristiques amphipathiques) et qui permet de plus un déplacement rapide de la LDL sur laquelle ils sont « adsorbés » vers le milieu liquide environnant.

Si la protection anti-oxydante des LDL après dialyse, donc après la perte des polyphénols, n'est pas modifiée par l'ingestion de polyphénols contenus dans le vin, ceci ne signifie pas que les LDL ne sont pas réellement protégées *in vivo*. Il a été montré, en effet, que les LDL se trouvent significativement enrichies en vitamine E après une prise régulière pendant 14 jours

Tableau IV. Augmentation de la capacité anti-oxydante du sérum ou du plasma après ingestion de vin

Vin	Nombre de prises Nombre de sujets	Quantité	Effet : heure après la prise et variation[a]	Méthode	Référence
rouge	1 10 sujets	384 ml	1-1,5 h + 15 %	temps de latence	Maxwell et al., 1994
rouge	1 9 sujets	300 ml	1 h + 18 %	temps de latence	Whitehead et al., 1995
blanc	1 3 sujets	300 ml	2 h NS	temps de latence	Whitehead et al., 1995
rouge	2/j 8 sujets	400 ml/j pendant 15 jours	12 h + 20 %	TBARS	Fuhrman et al., 1995
blanc	2/j 8 sujets	400 ml/j pendant 15 jours	12 h négatif	TBARS	Fuhrman et al., 1995
rouge (PP*)	2/j 10 sujets	équivalent à 1 l/j pendant 14 jours	12 h + 9 %	temps de latence	Carbonneau et al., 1997
rouge (sans alcool)	1 8 sujets âgés	300 ml	0-4 h env. + 10 %	3 méthodes	Cao et al., 1998
rouge (sans alcool)	1 10 sujets	équivalent à 300 ml vin	50 min + 14 %	temps de latence	Serafini et al., 1998
blanc (sans alcool)	1 10 sujets	équivalent à 300 ml vin	50 min 0 %	temps de latence	Serafini et al., 1998
rouge	1 3 sujets	100 ml à jeun	30 min ++	réduction de Fe^{3+}	Duthie et al., 1998
rouge	1 3 sujets	300 ml	3-4 h + 40 %	temps de latence	Léger et al., non publié

[a] Pour une seule prise, le délai d'apparition de la valeur maximale et la variation maximale sont indiqués ;
* Extrait total de polyphénols administré en gélules.

de polyphénols de vin. La vitamine E, l'anti-oxydant majeur des LDL, semble donc épargnée par l'augmentation de la CAOP due à la prise orale de polyphénols (Carbonneau et al., 1997). Cela est bien en faveur d'une oxydo-protection des LDL *in vivo*.

En définitive, malgré les désaccords existants, la plupart des équipes montrent, de façon directe ou indirecte, que la protection anti-oxydante des LDL augmente après une prise de vin (ou de polyphénols de vin) prolongée. Cela représente, dans la théorie oxydative de l'athérosclérose, un mécanisme d'action favorable à la diminution des processus athérogéniques.

AUTRES EFFETS DUS AU VIN OU AUX POLYPHÉNOLS DU VIN (*IN VITRO* OU *IN VIVO*)

La paroi aortique du rat est directement sensible *in vitro* à des doses certes élevées d'extraits polyphénoliques de vin rouge, mais qui se révèlent favorables à la relaxation des vaisseaux. Le mécanisme passerait par une action cellulaire puisque la synthèse du monoxyde d'azote (vasorelaxant) est augmentée (Andriambeloson *et al.*, 1997). L'un des problèmes les plus délicats posés par ce résultat reste que l'on ignore si, dans le sang, des concentrations plus faibles sont réellement actives et si les composés reconnus actifs *in vitro* sont réellement présents *in vivo*.

L'agrégation plaquettaire intervient dans le processus thrombo-athérogénique et aggrave l'athérome pour aboutir à la lésion athérosclérotique « avancée ». Elle intervient également dans la thrombose et la maladie cardiovasculaire aiguë aboutissant au décès prématuré. Des effets anti-agrégants ont été attribués au vin mais on ne connaît pas clairement les substances responsables : l'alcool, pour certains, dans une étude menée chez l'homme (Pellegrini *et al.*, 1996), les polyphénols (les tannins), pour d'autres, dans une étude effectuée chez le rat (Ruf *et al.*, 1995).

L'athérogenèse présente une forte composante inflammatoire. L'action inhibitrice des flavonols sur la 5-lipoxygénase (qui commande la voie menant à la synthèse d'un leucotriène pro-inflammatoire, le LTB4) et sur la cyclo-oxygénase (Moroney *et al.*, 1998) (menant à la synthèse de prostaglandines, certaines se révélant vasoconstrictrices et pro-agrégantes) est souvent citée comme favorable à l'abaissement du risque de maladie cardiovasculaire et, plus généralement, comme une aide à la lutte contre les manifestations inflammatoires. Dans l'état de nos connaissances, les concentrations nécessaires à une action anti-inflammatoire paraissent incompatibles avec les faibles concentrations qui peuvent se retrouver dans le plasma après ingestion de vin. De plus, les favonols invoqués sont généralement quantitativement peu importants, voire à l'état de trace dans le vin (Cabanis *et al.*, 1998). Pour ce qui concerne des acides phénols que l'on retrouve dans le vin, des propriétés anti-inflammatoires ont été observées chez le rat et la souris, mais il a été souligné que leur action topique était plus marquée que lors d'un apport oral (Fernandez *et al.*, 1998).

Les mêmes commentaires doivent être faits pour les effets protecteurs contre l'attaque oxydative de l'ADN lymphocytaire obtenue avec certains flavonols (principalement la quercétine et ses différents dérivés glycosylés) (Noroozi *et al.*, 1998).

D'une façon surprenante, des procyanidines oligomères ont induit, chez le rat, des effets anti-stress oxydant (Tebib *et al.*, 1997) et anti-hypercholestérolémiques (Tebib *et al.*, 1994). Par effet anti-stress oxydant nous entendons, non seulement une action qui s'oppose à l'effet pro-oxydant d'une déficience prolongée en vitamine E (s'opposant donc à l'abaissement du glutathion tissulaire et à l'augmentation du dialdéhyde malonique), mais aussi une augmentation de l'expression des enzymes qui détruisent les espèces réactives de l'oxygène (ERO) dans l'organisme (le système superoxyde dismutase/glutathion peroxydase, la catalase). Des substances analogues testées chez le lapin recevant un régime riche en cholestérol diminuent l'oxydation des LDL et ralentissent le développement de l'athérosclerose de l'aorte (Yamakoshi *et al.*, 1999).

> **Les effets cellulaires, objets de recherches prometteuses**
>
> Il a été établi récemment que les ERO pourraient être des médiateurs de multiples processus régulateurs de la transcription de gènes, ayant une action dans des phénomènes impliqués au niveau de foyers athérosclérotiques comme la prolifération, la différenciation, la maturation cellulaires et l'apoptose (la mort naturellement programmée des cellules) (Sen et Packer, 1996 ; Suzuki *et al.*, 1997 ; Pinkus *et al.*, 1996). Le piégeage des ERO par les polyphénols du vin peut donc influer, par une action en miroir, sur ces mêmes processus. Mais il est également possible que l'action réductrice des polyphénols aboutisse à un effet direct sur le statut rédox de la cellule et/ou du noyau, modifiant ainsi, par exemple, le facteur de transcription AP-1, dont la forme réduite favorise la liaison à l'ADN (Abate *et al.*, 1990) et l'expression des gènes qu'il régule (il existe, par exemple, un élément de réponse à AP-1 dans le domaine ADN régulateur de la glutathion peroxydase). Il a été également rapporté que des acides phénols pouvaient augmenter l'expression des gènes c-fos et c-jun (Choi et Moore, 1993). Il existe dans la cellule de véritables détecteurs de ERO qui peuvent directement réguler l'expression de gènes : par exemple, l'amino-terminal kinase de c-jun (Lo *et al.*, 1996), entraînant une phosphorylation accrue de c-jun et une expression accrue de l'activité AP-1 et des gènes sous sa dépendance, ou les kinases d'IkB (Mercurio *et al.*, 1997), conduisant à la désinhibition de NF-kB, à sa liaison au génome et à l'expression des gènes qu'il régule. L'ensemble de ces processus reste à explorer. Une attention particulière doit notamment être accordée aux mécanismes de régulation de l'expression des gènes codant pour des enzymes intervenant dans la production ou la destruction des ERO, donc dans la régulation de l'état rédox de la cellule. Il est en effet possible que si l'état redox et les anti-oxydants régulent l'expression de gènes, inversement l'expression de certains gènes a une influence sur l'état redox.

L'action positive sur la charge en vitamine E des LDL due à la prise de polyphénols pourrait induire des effets protecteurs contre l'athérosclérose dus aux actions cellulaires de la vitamine E dans la paroi vasculaire (Nunes *et al.*, 1997) et sur les monocytes/macrophages (Cachia *et al.*, 1998).

Enfin, un travail réalisé chez le hamster hyperlipidémique a permis de montrer que la catéchine réduisait significativement la progression des stries lipidiques aortiques (Xu *et al.*, 1998). Ce travail confirme remarquablement que, quel que soit le mécanisme impliqué, un effet bénéfique anti-athéromateux lié à la consommation de vin peut être directement mis en évidence. D'une part et d'une façon générale, l'étude de l'athérosclérose de l'aorte chez ce type d'animal est un bon modèle d'étude pour l'homme, d'autre part et d'une façon plus spécifique, la quantité de catéchine ajoutée dans l'aliment au cours de cette expérimentation correspondait à celle consommée normalement chez l'homme. Il va sans dire, cependant, que le résultat de ce travail ne doit pas limiter, à l'avenir, l'intérêt des chercheurs à la seule molécule de catéchine, ou aux seules molécules à structure flavonoïdique présentes dans le vin rouge. Il a été, par exemple, mentionné au cours des VIIIe Entretiens d'Agropolis (Doco *et al.*, UR Biopolymères des Arômes, INRA, Montpellier) qu'au plan strictement nutritionnel, le vin ne devrait donc pas être considéré aujourd'hui comme une source de contamination chronique par le plomb, en raison certes d'une meilleure maîtrise de contaminations potentielles au cours des processus de vinification, mais en raison surtout de l'existence, dans le vin rouge et le vin blanc, de ce type de sucres complexes (dimères de rhamnogalacturonane II) à des concentrations de 50 à 150 mg/l qui ont la propriété de se lier au plomb ainsi qu'à d'autres cations toxiques, rendant ceux-ci indisponibles pour l'organisme.

Conclusion

Des polyphénols de vin consommés, avec ou sans alcool, se retrouvent dans la circulation générale, et y agissent en tant qu'anti-oxydants – mais pas uniquement –, entraînant ainsi différents processus rendant plausible une action contre l'athérosclérose. L'acquisition de connaissances sur la biodisponibilité, le métabolisme et les mécanismes d'action des molécules constitutives des différentes familles de polyphénols du vin nécessite une grande exigence méthodologique. Elle doit permettre d'affiner notre appréciation sur le rôle du vin dans la prévention cardiovasculaire et d'éviter ainsi les annonces purement factuelles pouvant déboucher sur des conclusions hâtives. L'une des questions clés consiste notamment à savoir s'il existe des effets qui, dans certains cas, pourraient être dus, non aux substances présentes dans la boisson, mais à des dérivés métaboliques ou à des produits de dégradation de ces substances apparaissant dans l'organisme. Cette question s'applique à toutes les substances présentes dans le vin. Elle pourrait s'appliquer tout particulièrement à celles qui, en raison de la masse de leur molécule, ne semblent pas pouvoir traverser la paroi intestinale, et pourraient de ce fait avoir un temps de résidence plus long dans la lumière de l'intestin et être ainsi attaquées par des enzymes de la flore intestinale. Enfin, l'écart existant entre les teneurs réellement présentes dans le plasma et vraisemblablement l'ensemble du mileu systémique d'une part, et celles qui sont le plus souvent utilisées *in vitro* par les expérimentateurs et qui sont connues pour être actives (spécialement en termes d'oxydo-protection) d'autre part, montre que nous ne disposons pas aujourd'hui – à l'exception peut-être de l'effet positif sur la capacité anti-oxydante du plasma – d'interprétations définitives et totalement convaincantes pour expliquer biologiquement les effets en matière de prévention cardiovasculaire. La recherche de nouveaux indicateurs biologiques et leur utilisation chez l'homme, dans des expérimentations qu'il est nécessaire de développer encore davantage, permettront probablement de répondre aux questions qui restent aujourd'hui sans réponse.

Références

- Abate C, Patel L, Rauscher FJD. Redox regulation of fos and jun DNA-binding activity *in vitro*. *Science* 1990 ; 249 : 1157-61.

- Abu-Amsha R, Croft KD, Puddley IB, Proudfoot JM, Beilin LJ. Phenolic content of various beverages determines the extent of inhibition of human serum and low-density lipoprotein oxidation *in vitro* : identification and mechanism of action of cinnamic acid derivatives from red wine. *Clin Sci* 1996 ; 91 : 449-58.

- Afanas'ev IB, Dorozhko AI, Brodskii AV, Kostyuk A, Potapovitch AI. Chelating and free radical scavenging mechanims of inhibitory action of rutin and quercetin in lipid peroxidation. *Biochem Pharmacol* 1989 ; 38 : 1763-9.

- Andriambeloson E, Kleschyov AL, Muller B, Beretz A, Stoclet JC, Andriantsitohaina R. Nitric oxide production and endothelium-dependent vasorelaxation induced by wine polyphenols in rat aorta. *Br J Pharmacol* 1997 ; 120 : 1053-8.

- Bedwell S, Dean RT, Jessup W. The action of defined oxygen-centred free radicals on human low-density lipoprotein. *Biochem J* 1989 ; 262 : 707-12.

- Cabanis JC, Cabanis MT, Cheynier V, Teissedre PL. Tables de composition. In : Flanzy C, ed. *Œnologie : fondements scientifiques et technologiques*. Paris : Lavoisier Tec-Doc, 1998 : 316-36.

- Cachia O, Léger CL, Descomps B. Monocyte superoxide production is inversely related to normal content of α-tocopherol in low-density lipoprotein. *Atherosclerosis* 1998 ; 138 : 263-9.

- Cao G, Russell RM, Lischner N, Prior RL. Serum antioxidant capacity is increased by consumption of stawberries, spinach, red wine or vitamin C in elderly women. *J Nutr* 1998 ; 128 : 2383-90.

- Carando S, Teissedre PL, Ferrière M, Descomps B, Cabanis JC. Boissons alcoolisées et cardiopathies ischémiques. *Cah Nutr Diet* 1998a ; 33 : 182-7.

- Carando S, Teissedre PL, Léger C, Cabanis JC. Consommation de vin, bière, spiritueux et maladies cardiovasculaires. *Sci Alim* 1998b ; 18 : 117-27.

- Carbonneau MA, Léger CL, Monnier L, Bonnet C, Michel F, Fouret G, Dedieu F, Descomps B. Supplementation with wine phenolic compounds increases the antioxidant capacity of plasma and vitamin E of low-density lipoprotein without changing the lipoprotein Cu^{2+} - oxidizability ; possible explanation by phenolic location. *Eur J Clin Nutr* 1997 ; 51 : 682-90.

- Carbonneau MA, Léger CL, Senglat C, Fouret G, Monnier L, Descomps B. The *ex vivo* Montpellier's study : role of polyphenol compounds of wine origin given to human volunteers in the antioxidative protection of plasma and low-density lipoprotein. *COST* 1998 ; 916 : 147-52.

- Cartron E, Carbonneau MA, Fouret G, Descomps B, Léger CL. Specific antioxidant activity of caffeoyl derivatives and other natural phenolic compounds : LDL protection against oxidation and decrease in the pro-inflammatory lysophosphatidylcholine production. *J Agr Food Chem* (sous presse).

- Chiu HC, Jeng JR, Shieh SM. Increased oxidizability of plasma low density lipoprotein from patients with coronary artery disease. *Biochim Biophys Acta* 1994 ; 1225 : 200-8.

- Choi HS, Moore DD. Induction of c-fos and c-jun gene expression by phenolic antioxidants. *Mol Endocrinol* 1993 ; 7 : 1596-602.

- Cominacini L, Garbin U, Pastorino AM, Davoli A, Campagnola M, De Santis A, Pasini C, Faccini GB, Trevisan MT, Bertozzo L. Predisposition to LDL oxidation in patients with and without angiographically established coronary artery disease. *Atherosclerosis* 1993 ; 99 : 63-70.

- Darley-Usmar VM, Hohgg N, O'Leary VJ, Wilson MT, Moncada S. The simultaneous generation of superoxide and nitric oxide can initiate lipid peroxidation in human low density lipoprotein. *Free Rad Res Coms* 1992 ; 17 : 9-20.

- Daugherty A, Dunn JL, Rateri DL, Heinecke JW. Myeloperoxidase, a catalyst for lipoprotein oxidation, is expressed in human atherosclerotic lesions. *J Clin Invest* 1994 ; 94 : 437-44.

- Donovan JL, Bell JR, Kasim-Karakas S, German JB, Walsem RL, Hansen RJ, Waterhouse L. Catechin is present as metabolites in human plasma after consumption of red wine. *J Nutr* 1999 ; 129 : 1662-8.

- Duthie GG, Pedersen MW, Gardner PT, Morrice PC, Jenkinson AM, McPhail DB, Steele GM. *Eur J Clin Nutr* 1998 ; 52 : 733-6.

- Fang X, Weintraub NL, Chappell DA, Zwacka RM, Engelhardt JF, Oberley LW, Yan T, Heistad DD, Spector AA. Overexpression of human superoxide dismutase inhibits oxidation of low-density lipoprotein by endothelial cells. *Circ Res* 1998 ; 82 : 1289-97.

- Fernandez MA, Saenz MT, Garcia MD. Anti-inflammatory activity in rats and mice of phenolic acids isolated from Scrophularia frutescens. *J Pharm Pharmacol* 1998 ; 50 : 1183-6.

- Frankel EN, Waterhouse AL, Teissedre PL. Principal phenolic phytochemicals in selected California wines and their antioxidant activity in inhibiting oxidation of human low-density lipoproteins. *J Agric Food Chem* 1995 ; 43 : 890-4.

- Fuhrman B, Lavy A, Aviram M. Consumption of red wine with meals reduces the susceptibility of human plasma and low-density to lipid oxidation. *Am J Clin Nutr* 1995 ; 61 : 549-54.

• Hackett AM, Griffiths LA, Broillet A, Wermeille M. The metabolism and excretion of (+)-[14C]cyanidanol-3 in man following oral administration. *Xenobiotica* 1983 ; 13 : 279-86.

• Hollman PC, de Vries JHM, van Leeuwen SD, Mengelers MJB, Katan MB. Absorption of dietary quercetin glycosides and quercetin in healthy ileostomy volunteers. *Am J Clin Nutr* 1995 ; 62 : 1276-82.

• Hollman PCH. Bioavailability of flavonoids. *Eur J Clin Nutr* 1997 ; 51 (Suppl. 1) : S66-S69.

• Husain SR, Cillard J, Cillard P. Hydroxyl radical scavenging activity of flavonoids. *Phytochem* 1987 ; 26 : 2489-91.

• Kuhn H, Heydeck D, Hugou I, Gnowotta C. In vivo action of 15-lipoxygenase in early stages of human atherosclerosis. *J Clin Incest* 1997 ; 99 : 888-93.

• Lo YYC, Wong JMS, Cruz TF. Reactive oxygen species mediate cytokine activation of c-jun NH2-terminal kinases. *J Biol Chem* 1996 ; 271 : 15703-7.

• Ma XL, Lopez BL, Liu GL, Christopher TA, Gao F, Guo Y, Feuerstein GZ, Ruffolo RR Jr, Barone FC, Yue TL. Hypercholesterolemia impairs a detoxification mechanism against peroxynitrite and renders the vascular tissue more susceptible to oxidative injury. *Circ Res* 1997 ; 80 : 894-901.

• Manach C, Morand C, Crespy V, Démigné C, Texier O, Régérat F, Rémésy C. Quercetin is recovered in human plasma as conjugated derivatives which retain antioxidant properties. *FEBS Letters* 1998 ; 426 : 331-6.

• Maxwell S, Cruickshank A, Thorpe G. Red wine and antioxidant activity in serum. *Lancet* 1994 ; 344 : 193-4.

• Mercurio F, Zhu H, Murray BW, Shevchenko A, Bennett BL, Li J, Young DB, Barbosa M, Mann M, Manning A, Rao A. IKK-1 and IKK-2 : cytokine-activated IkappaB kinases essential for NF-kB activation. *Science* 1997 ; 278 : 860-6.

• Moroney MA, Alcaraz MJ, Foder RA, Carey F, Hoult JRS. Selectivity of neutrophil 5-lipoxygenase and cyclo-oxygenase inhibition by an anti-inflammatory flavanoid glycoside and related aglycone flavonoids. *J Pharm Pharmacol* 1988 ; 40 : 787-92.

• Nigdikar SV, Williams NR, Griffin BA, Howard AN. Consumption of red wine polyphenols reduces the susceptibility of low-density lipoproteins to oxidation in vivo. *Am J Clin Nutr* 1998 ; 68 : 258-65.

• Noroozi M, Angerson WJ, Lean MEJ. Effects of flavonoids and vitamin C on oxidative DNA damage to human lymphocytes. *Am J Clin Nutr* 1998 ; 67 : 1210-8.

• Nunes GL, Robinson K, Kalynych A, King III SB, Sgoutas DS, Berk BC. Vitamin C and E inhibit O_2- production in the pig coronary artery. *Circulation* 1997 ; 96 : 3593-601.

• Pannala AS, Rice-Evans CA, Halliwell B, Singh S. Inhibition of peroxynitrite-mediated tyrosine nitration by catechin polyphenols. *Biochem Biophys Res Commun* 1997 ; 232 : 164-8.

• Pellegrini N, Pareti FI, Stabile F, Brusamolino A, Simonetti P. Effects of moderate consumption of red wine on platelet aggregation and haemostatic variables in healthy volunteers. *Eur J Clin Nutr* 1996 ; 50 : 209-13.

• Pinkus R, Weiner LM, Danile V. Role of oxidants and antioxidants in the induction of AP-1, NF-kB, and glutathion S-transferase gene expression. *J Biol Chem* 1996 ; 274 : 13422-9.

• Puurunen M, Mantari M, Manninen V, Tenkanen L, Alfthan G, Ehnholm C, Vaarala O, Aho K, Palosuo T. Antibody against oxidised low-density lipoprotein predicting myocardial infarction. *Arch Intern Med* 1994 ; 154 : 2605-9.

• Regnström J, Nilsson J, Tornvall P, Landou C, Hamsten A. Susceptibility to low-density lipoprotein oxidation and coronary atherosclerosis in man. *Lancet* 1992 ; 339 : 1183-6.

• Renaud SC, Guéguen R, Schenker J, d'Houtaud A. Alcohol and mortality in middle-aged men from Eastern France. *Epidemiology* 1998 ; 9 : 184-8.

• Ruf JC, Berger JL, Renaud S. Platelet ebound effect of alcohol withdrawal and wine drinking in rats. *Arterioscler Thromb Vasc Biol* 1995 ; 15 : 140-4.

• Salonen JT, Ylä-Herttuala S, Yamamoto R, Butler S, Korpela H, Salonen R. Autoantibody against oxidised LDL and progression of carotid atherosclerosis. *Lancet* 1992 ; 339 : 883-7.

• Savenkova MI, Mueller DM, Heinecke JW. Tyrosyl radical generated by myeloperoxidase is a physiological catalyst for the initiation of lipid peroxidation in low density lipoprotein. *J Biol Chem* 1994 ; 269 : 20394-400.

• Sen CK, Packer L. Antioxidant and redox regulation of gene transcription. *FASEB J* 1996 ; 10 : 709-20.

• Serafini M, Maiani G, Ferro-Luzzi A. Alcohol-free red wine enhances plasma antioxidant capacity in humans. *J Nutr* 1998 ; 128 : 1003-7.

• Steinbrecher UP, Zhang H, Lougheed M. Role of oxidatively modified LDL in atherosclerosis. *Free Rad Biol Med* 1990 ; 9 : 155-68.

• Suzuki YJ, Forman HJ, Sevanian A. Oxidants as stimulators of signal transduction. *Free Rad Biol Med* 1997 ; 22 : 269-85.

• Tebib K, Besançon P, Rouanet JM. Dietary grape seed tannins affect lipoproteins, lipoprotein lipases and tissue lipids in rats fed hypercholesterolemic diets. *J Nutr* 1994 ; 124 : 2451-7.

• Tebib K, Rouanet JM, Besançon P. Antioxidant effects of dietary polymeric grape seed tannins in tissues of rats fed a high cholesterol-vitamin E-deficient diet. *Food Chem* 1997 ; 59 : 135-41.

• Teissedre PL, Frankel EN, Waterhouse AL, Peleg H, German JB. Inhibition of *in vitro* human LDL oxidation by phenolic antioxidants from grapes and wines. *J Sci Food Agric* 1996 ; 70 : 55-61.

• Torel J, Cillard J, Cillard P. Antioxidant activity of flavonoids and reactivity with peroxy radical. *Phytochem* 1986 ; 25 : 383-5.

• Viana M, Barbas C, Bonet B, Bonet MV, Castro M, Fraile MV, Herrera E. *In vitro* effects of a flavonoid-rich extract on LDL oxidation. *Atherosclerosis* 1996 ; 123 : 83-91.

• Wever RMF, Lüscher TF, Cosentino F, Rabelink TJ. Atherosclerosis and the two faces of endothelial nitric oxide synthase. *Circulation* 1998 ; 97 : 108-12.

• Whitehead TP, Robinson D, Allaway S, Syms J, Hale A. Effect of red wine ingestion on the antioxidant capacity of serum. *Clin Chem* 1995 ; 41 : 32-5.

• Wollfram S, Weber T, Grenacher B, Scharrer A. A Na^+ dependent mechanism is involved in mucosal uptake of connamic acid across the jejunal brush border in rats. *J Nutr* 1995 ; 125 : 1300-8.

• Woodford FP, Whitehead TP. Is measuring serum antioxidant capacity clinically useful ? *Ann Clin Biochem* 1998 ; 35 : 48-56.

• Wu R, Nityanand S, Berglund L, Lithell H, Holm G, Lefvert AK. Antibodies against cardiolipin and oxidatively modified LDL in 50-year-old men predict myocardial infarction. *Arterioscler Thromb Vasc Biol* 1997 ; 17 : 3159-63.

• Xu R, Yokoyama WH, Irving D, Rein D, Walzem RL, German JB. Effect of dietary catechin and vitamin E on aortic fatty streak accumulation in hypercholesterolemuc hamsters. *Atherosclerosis* 1998 ; 137 : 29-36.

• Yamakoshi J, Kataoka S, Koga T, Ariga T. Proanthocyanidin-rich extract from grape seeds attenuates the development of aortic atherosclerosis in cholesterol-fed rabbits. *Atherosclerosis* 1999 ; 142 : 139-49.

• Ylä-Herttuala S. Is oxidized low-density lipoprotein present *in vivo* ? *Curr Opin Lipidol* 1998 ; 9 : 337-44.

Effets bénéfiques pour la santé des fruits et légumes

Pierre Besançon

Il y a quelques millénaires, fruits et légumes, associés aux premières céréales cultivées, étaient déjà au cœur de l'alimentation des premières civilisations méditerranéennes. Actuellement, on s'accorde à reconnaître qu'une consommation accrue de fruits et de légumes constitue d'une part, un atout évident à un bon équilibre nutritionnel, et apporte, d'autre part, un bénéfice santé indéniable.

Les études épidémiologiques (*voir chapitre* « Bénéfice santé du modèle de consommation méditerranéen ») mettent clairement en évidence le rôle primordial des fruits et des légumes dans la préservation de nombreuses pathologies chroniques : cancers et maladies cardiovasculaires.

En partant d'une hypothèse moyenne de consommation de fruits et légumes de l'ordre de 350 g/jour, soit environ 150 g/1 000 kcal, il faut imaginer de très fortes variations journalières et surtout interindividuelles. Selon Law et Morris (1998), le risque vasculaire ischémique est abaissé de 15 % lorsque l'on passe du 10e centile de la population consommant le moins de fruits et légumes à la tranche dépassant le 90e centile correspondant aux plus forts consommateurs, soit environ 600 g/jour. Entre ces deux extrêmes, la consommation de fruits est multipliée par 4 et celle de légumes par 2. Pour ce qui est de la prévention de certaines formes de cancers, de nombreuses revues attestent d'un effet préventif ou protecteur des fruits et légumes (Tavani et La Vecchia, 1995 ; Schliengler *et al.*, 1998).

On regroupe sous le vocable de fruits et légumes un ensemble extrêmement varié de produits alimentaires consommés crus ou cuits, frais ou secs, provenant de parties très différentes des plantes, elles-mêmes issues de nombreuses familles botaniques. Ce peut être (Come et Corbineau, 1999) des plantules entières (pousse de soja, de radis), des tiges (asperge), des feuilles entières (choux, cresson, épinard, persil, pissenlit, laitue), des bases foliaires (poireau), des pétioles (céleri, fenouil, rhubarbe), des bourgeons (choux de Bruxelles, endives), des inflorescences (artichaut, brocoli, choux-fleur), des graines (légumes secs), des racines (betterave, carotte, navet, radis), des bulbes (ail, oignon), des tubercules (pomme de terre), des rhizomes (gingembre), des carpophores (champignons). Les fruits sont consommés comme fruit sous forme de baies ou de drupes, soit comme légumes : ce sont des fruits charnus (aubergine, concombre, courge, piment, poivron, potiron, tomate) ou secs (grains de céréales, châtaigne, noix, noisette, gousse de haricot, maïs doux). Cette diversité d'origine botanique et anatomique fait que les fruits et légumes regroupent des produits alimentaires dont la composition et la valeur nutritionnelle sont extrêmement variées ; du point de vue du nutritionniste, c'est donc leur association ou leur assemblage qui en font toute la richesse. *A contrario*, la consommation monotone d'un seul type de produit serait une erreur nutritionnelle.

D'une façon générale, ce sont des produits riches en eau, donc de faible valeur énergétique et à forte densité nutritionnelle, riches en éléments minéraux, en vitamines, en fibres et en composés divers, actifs biologiquement mais n'ayant pas réellement le statut de nutriments : anti-oxydants et phyto-œstrogènes. À l'opposé, les grains et graines sont caractérisés par de faibles teneurs en eau, des teneurs élevées en glucides complexes, en fibres et quelquefois en lipides. Le cas des légumes secs, issus de la famille des légumineuses, mérite une attention particulière du fait de leur teneur élevée en protéines, en fibres et en éléments minéraux (Besançon, 1978), mais aussi en facteurs antinutritionnels. Les légumes secs, trop souvent dépréciés, méritent d'être largement réhabilités dans l'équilibre du régime, à côté des légumes frais.

Les mécanismes invoqués pour expliquer le bénéfice santé des fruits et des légumes mettent en jeu des propriétés très différentes :
– propriétés anti-oxydantes (vitamines, polyphénols) ;
– action sur la flore bactérienne intestinale (fibres) ;
– régulation des enzymes de détoxification (anti-oxydants) ;
– inhibition de la formation de composés carcinogènes (fibres) ;
– effets spécifiques de nature hormonale (phyto-œstrogènes) ou immunitaire (composés phénoliques) ;
– action mécanique sur le tractus digestif (fibres).

Vitamines

Les fruits et les légumes participent pour une part importante à la couverture des besoins vitaminiques ; quelquefois même, ils en sont la source quasi exclusive : c'est le cas de la vitamine C, de l'acide folique. Inversement, une alimentation uniquement végétarienne ne permettrait pas de couvrir correctement certains besoins vitaminiques : c'est le cas de la vitamine B12.

Les mécanismes d'action et les effets des vitamines sont largement décrits par ailleurs. Très schématiquement et globalement, on peut considérer que :
– les vitamines hydrosolubles du groupe B (vitamine B1 ou thiamine, vitamine B2 ou riboflavine, vitamine B3 ou PP ou niacine, vitamine B6 ou pyridoxine, vitamine B9 ou acide folique...) fonctionnent comme des cofacteurs enzymatiques au niveau de nombreux systèmes enzymatiques du métabolisme,
– les vitamines liposolubles (vitamine A ou rétinol, vitamine D3 ou cholécalciférol) comme des effecteurs au niveau cellulaire et nucléique, en agissant sur la synthèse de protéines et sur la différenciation cellulaire,
– des propriétés anti-oxydantes sont partagées entre la vitamine C (acide ascorbique), la vitamine E (α-tocophérol), les caroténoïdes et en particulier le β-carotène, précurseur de la vitamine A (rétinol). La vitamine E régule également certains mécanismes cellulaires.

À titre d'exemple, on peut rappeler (*voir les chapitres* « Huile d'olive, coproduits de l'huilerie d'olive et olive fruit » et « Consommation de vin et prévention contre les maladies cardiovasculaires ») que le β-carotène et la vitamine C, abondants dans les fruits et légumes, peuvent être considérés comme des protecteurs de la vitamine E contenue dans les membranes et surtout dans les lipoprotéines de faible densité (LDL), ce qui conduit à une réduction du risque de peroxydation lipidique des lipoprotéines et des membranes cellulaires.

Un autre exemple concerne l'acide folique, abondant notamment dans les légumes verts. La vitamine B9 (acide folique) et la vitamine B12 contrôlent dans le métabolisme les réactions de transméthylation. La carence en folates s'accompagne d'une augmentation de l'homocystéine qui est un précurseur de la synthèse de méthionine ou, inversement, un produit de la déméthylation de la méthéonine. Et on sait que l'augmentation de l'homocystéinémie est corrélée à un risque vasculaire accru. Par ailleurs, on connaît aussi les effets tératogènes sur le tube neural liés à la carence folique au cours de la grossesse. Or, le niveau de consommation en folates est parfois considéré comme marginal par certains dans les populations occidentales et spécifiquement chez certaines femmes ; il peut être assez facilement corrigé par une augmentation de la consommation de légumes verts et de certains fruits (orange) (Kushi L *et al.*, 1995).

L'efficacité des différents micronutriments, et notamment des vitamines, dépend à l'évidence de deux facteurs : leur biodisponibilité et les effets synergiques. Pour expliquer les variations de biodisponibilité, on peut invoquer la forme physico-chimique de la molécule et son environnement biochimique qui influent sur la digestibilité et l'absorption. Les folates seraient moins efficaces que l'acide folique pour rétablir un taux plasmatique normal d'homocystéine (Law et Morris, 1998). De même, la biodisponibilité peut aussi dépendre de facteurs physiologiques, tels que l'âge des sujets (Borel *et al.*, 1997, Borel *et al.*, 1998).

AUTRES ANTI-OXYDANTS

À côté des anti-oxydants de nature vitaminique (acide ascorbique, tocophérol, rétinol), de nombreux autres microconstituants ont été répertoriés dans les végétaux pour leurs propriétés anti-oxydantes :
– les caroténoïdes, qui ne sont pas des précurseurs du rétinol : α-carotène, le lycopène de la tomate, la β-cryptaxanthine de l'oignon, la lutéine des légumes verts ;
– les composés phénoliques : acides phénols, phénols alcools, et flavonoïdes ;
– les composés soufrés : sulfure d'allyle (ail, oignon) ;
– des terpènes : limonène des agrumes ;
– et, dans une moindre mesure, les isothiocyanates de certaines légumineuses et les glucosinolates des crucifères.

On peut classer les composés phénoliques en fonction de leur structure chimique (Macheix et Fleuriet, 1999) *(tableau I)*.

Les composés phénoliques jouent des rôles nombreux dans les plantes ainsi que dans les fruits et légumes qui en proviennent, après la récolte : couleur, amertume, astringence, propriétés anti-oxydantes. Ces composés sont impliqués dans les phénomènes de brunissement enzymatique (Billot, 1999), qui conduisent généralement à une détérioration des qualités organoleptiques et nutritionnelles.

Tableau I. Classification de quelques composés phénoliques

Nombre de carbones	Squelette carboné	Classes de polyphénols et exemples	
7	C6-C1	Acides phénols de la série benzoïque	Acides gallique, protocatéchique, parahydroxybenzoïque, vanillique
9	C6-C3	Acides phénols de la série cinnamique	Acides caféique, chlorogénique, sinapique, paracoumarique (coumarine : dérivé lactone)
9	C6-C3	Phénols alcools	(hydroxy)tyrosol
15	C6-C3-C6	Flavonoïdes	Flavanols catéchines Procyanidines Flavonols quercitine, rutine, kaempferol Anthocyanes delphinidine
		Isoflavones	Genistéine, daidzine
n	(C15)n	Tanins	Flavonoïdes plus ou moins polymérisés et plus ou moins galloylés (acide gallique)
n	(C6-C3)n	Lignine	(cf. fibres)

Les modes d'action de l'ensemble de ces composés anti-oxydants se situent à plusieurs niveaux :
– comme agents réducteurs ou anti-oxydants, *stricto sensu* : protection de la vitamine E et indirectement de lipoperoxydation, en particulier au niveau des membranes et des LDL ;
– comme piégeurs de radicaux libres, au cours de la phase I des mécanismes de détoxification, produisant notamment de l'anion superoxyde ;
– comme chélateurs de métaux (fer, cuivre) impliqués dans les phénomènes d'oxydation ;
– comme inhibiteurs de certaines enzymes : lipoxygénase, cyclo-oxygénase ;
– comme activateurs des enzymes de conjugaison de la phase II des mécanismes de détoxification : glutathion-S-transférase.

Il faut y ajouter des effets spécifiques : antiviraux ou immunomodulateurs (certains flavonoïdes), antiprolifératifs (certains phénols alcools). Enfin, les effets anti-oxydants des flavonoïdes permettent d'expliquer leur rôle protecteur de l'ADN contre les risques mutagènes liés à l'oxydation.

Nombre de ces propriétés sont conditionnées par la biodisponibilité des microconstituants impliqués, dont certains ont des tailles moléculaires importantes. Il n'est pas évident de comprendre pourquoi des oligomères de tanins sont efficaces *in vivo* alors que seuls les flavonoïdes de type monomérique (catéchine) semblent réellement passer la barrière intestinale (résultats des laboratoires GBSA-nutrition et Nutrition Humaine et Athérogenèse à Montpellier) (*voir également chapitre* « Consommation de vin et prévention contre les maladies cardiovasculaires »). Il y aurait donc aussi des effets spécifiques qui se manifestent localement au niveau de la muqueuse digestive.

ÉLÉMENTS MINÉRAUX

Les fruits et les légumes sont une source importante de nombreux éléments minéraux ; leur richesse respective est une caractéristique spécifique de chaque produit et peut dépendre aussi des conditions de production et de transformation. Les tables de composition du CIQUAL apportent des informations détaillées. Une mention particulière peut être faite concernant le potassium et le sodium. Les fruits et les légumes sont toujours une très bonne source de potassium et apportent de très faibles quantités de sodium, ce qui est, compte tenu des rôles de ces éléments sur la régulation des équilibres osmotiques intra- et extracellulaires, un argument supplémentaire pour expliquer le rôle bénéfique des fruits et des légumes dans la prévention de l'hypertension artérielle et donc des complications vasculaires. Un autre exemple est celui du sélénium, présent notamment dans les céréales et certains légumes, qui joue un rôle important dans la défense de l'organisme en tant qu'élément constitutif de la glutathion-peroxydase, dite sélénodépendante, qui est elle-même une des enzymes clés du métabolisme de protection contre le stress oxydatif.

Il faut enfin mentionner le fait que la biodisponibilité des éléments minéraux est largement conditionnée par la présence d'autres facteurs alimentaires. L'apport de vitamine C ainsi qu'un bon équilibre en acides aminés, notamment la lysine, conditionnent largement l'absorption du fer. En revanche, les phytates abondants dans les graines de légumineuses et les céréales complètes, non raffinées, réduisent l'absorption des cations bivalents comme le calcium, le magnésium, le fer, le zinc, en les complexant. De même, le phosphore présent sous forme phytique (myoinositol hexaphosphate) est peu disponible. Certains acides organiques (acide oxalique) peuvent aussi jouer un rôle défavorable.

PHYTO-ŒSTROGÈNES

Les phyto-œstrogènes, qui se comportent comme des analogues d'œstrogènes, regroupent des molécules différentes : des isoflavones ainsi que des lignanes et des coumestanes. On les trouve dans les plantes de la famille des légumineuses et principalement dans le soja, mais aussi dans quelques autres graines (lentilles, pois chiches...). Les phyto-œstrogènes sont soit sous forme aglycone (génistéine, daidzéine), soit sous forme glycosylée, acétylée et malonylée. Après ingestion, les phyto-œstrogènes ne sont pas dégradés dans l'estomac et l'intestin grêle ; ils peuvent être biotransformés par les bactéries du côlon : les bactéries productives de glucuronidase les déconjuguent et favorisent ainsi leur élimination fécale. La forme la mieux absorbée des phyto-œstrogènes est en effet généralement glycosylée. Un cycle entérohépatique des phyto-œstrogènes permet d'augmenter leur concentration plasmatique à des valeurs supérieures à celles des œstrogènes d'origine endogène. Leurs effets sont variés et dépendent notamment de leur affinité pour les récepteurs œstrogéniques (*voir partie* « Épidémiologie »). Ils ont un effet diurétique ; ils augmentent la masse osseuse en inhibant la résorption osseuse ostéoclastique. On a observé aussi une réduction des lipides sanguins et plus spécialement du LDL-cholestérol, sous l'action de phyto-œstrogènes. Ils manifestent enfin, comme l'ensemble des flavonoïdes, des propriétés anti-oxydantes. Enfin, on a rapporté des effets sur la prolifération cellulaire. La daidzéine conjuguée est plus efficace que la genistéine, du fait probablement d'une meilleure stabilité dans la lumière intestinale. Ces composés connaissent donc un regain d'attention, compte tenu des effets bénéfiques qu'on leur attribue vis-à-vis de la protection contre le stress oxydant mais surtout contre les mécanismes de cancérogenèse (Setchell, 1998).

Fibres

Depuis 1974, date à partir de laquelle Trowell et Burkitt ont formulé l'« hypothèse des fibres », les fibres sont définies comme les résidus des cellules végétales non attaquées par les enzymes digestives chez l'homme. Les fibres alimentaires sont essentiellement constituées de polyholosides complexes (cellulose, hémicellulose, pectines, gommes) et de polyphénols (lignine). Du fait de leur localisation dans les végétaux, les fibres sont aussi associées à de nombreuses autres substances (voir *tableau II*, adapté de Schweizer, 1986 et *tableau III*).

Tableau II. Classification des fibres et des substances associées

Composés non glucidiques	Protéines Cutine Cires Silice Phytates		Composés associés aux fibres
	LIGNINE	Composés associés aux parois végétales	
Composés glucidiques non amylacés	CELLULOSE HEMICELLULOSES PECTINES Gommes Mucilages Polysaccharides d'algues et de micro-organismes		« Fibres alimentaires »

Du fait de la diversité et de la complexité des structures chimiques des fibres *(tableau III)*, les nombreuses méthodes d'analyse proposées sont souvent spécifiques et aboutissent à des résultats très divergents. L'ancienne méthode déterminant à la cellulose brute, dite de Weende, conduit à des résultats très sous-estimés des teneurs en fibres ; de nombreuses tables de composition d'aliments sont encore basées sur de tels résultats. Les méthodes les plus récentes conduisent à distinguer :

– les fibres insolubles : cellulose, hémicelluloses, lignine,

– les fibres solubles : pectines, gommes, certaines hémicelluloses (de faible poids moléculaire).

La somme fibres solubles + fibres insolubles constitue l'entité « fibre alimentaire » (*voir fiche technique* : « Fibres alimentaires : intérêt nutritionnel en alimentation humaine »).

Tableau III. Structure chimique des fibres

Classe de fibres	Glucides de la chaîne principale Types de liaison	Chaînes secondaires
Cellulose	Glucose β1-4	
Hémicelluloses	Xylanes : xylose β1-4 β-glucanes : glucose, β1-4, β1-3 Mannanes : mannose β1-4 Galactanes : galactose β1-4, β1-6 Glucomannanes : glucose, mannose β1-4 Galactomannanes : galactose, mannose β1-4 Arabinogalactanes : β1-3, β1-6	Acide glucuronique Arabinose Glucose Xylose
Pectines	Galacturonanes : acide galacturonique α1-4 plus ou moins méthylé Arabinogalactanes : galactose et arabinose α1-4, α1-5	Galactose Arabinose Rhamnose Acide galacturonique plus ou moins méthylé
Gommes	Acides glucuronique et galacturonique α1-4 Mannose α1-4	Arabinose Xylose Mannose Acide galacturonique
Mucilages	Acide galacturonique α1-4	(Cf. pectines)
Agarose	Galactose β1-4	
Carrhagenanes	Id. agarose + sulfate + cation (carrhagénates)	
Alginates	Ac. mannuronique et galacturonique β1-4	
Xanthanes	Glucose β1-4 Mannose (acétylé) Acide glucuronique	
Lignine	Phénylpropane	

La diversité des fibres alimentaires en fait des composés dont les modes d'action sont eux-mêmes très variés. Globalement, les fibres sont les seuls « nutriments » qui agissent en tant que tels parce qu'ils ne sont pas digestibles dans le tractus digestif de l'homme et des monogastriques. Seules certaines fibres sont fermentescibles, donc attaquables par les micro-organismes du côlon. En revanche, les ruminants polygastriques dégradent et fermentent les fibres dans le rumen.

Du fait de l'absence d'hydrolyse par les enzymes physiologiques et de leur capacité à fixer de l'eau (cellulose, hémicelluloses), les fibres contribuent à l'augmentation des volumes digestifs, ce qui a tendance à régulariser le transit en ralentissant la vidange gastrique et en stimulant la motricité intestinale. Lorsque les fibres ne sont pas fermentescibles dans le côlon, elles contribuent aussi à augmenter le volume fécal. Inversement, les fibres fermentescibles (pectines, gommes, certaines hémicelluloses) deviennent le substrat de la flore colique qui, en se développant, assure une fermentation à caractère acide et la production d'acides gras volatils, à très courte chaîne (acétate, butyrate) contribue à abaisser le pH ; on attribue au butyrate, dans certaines conditions, des propriétés de réduction de la prolifération des cellules tumorales. Le métabolisme fermentaire du côlon est régulé par de nombreux facteurs et on considère qu'en présence de fibres fermentescibles, on réduit la croissance de bactéries sécrétrices de glucuronidase. Il s'ensuit une diminution de la déconjugaison des phyto-œstrogènes, ce qui en facilite l'absorption.

Un autre aspect des effets des fibres est lié à leur capacité à adsorber d'autres composants, voire à former des complexes. Cet effet est considéré comme plutôt favorable si l'on considère les sels biliaires : ceux-ci, fixés, sont éliminés préférentiellement par la voie fécale, réduisant de ce fait la possibilité de leur biotransformation en composés cancérogènes. On a aussi mentionné l'action inhibitrice des fibres sur les enzymes de déshydroxylation des sels biliaires primaires en sels biliaires secondaires.

Inversement, la capacité de fixation sur les fibres (fibres riches en acides uroniques, pectines, hémicelluloses acides) de cations (calcium, fer, zinc...) peut en réduire la disponibilité. De même, la présence de fibres peut conduire à une réduction de l'activité de certaines enzymes digestives. Cependant, ces phénomènes sont souvent dus également à la présence de véritables inhibiteurs d'enzymes, présents dans les graines de légumineuses et dans les céréales complètes : inhibiteurs de nature protéique et phytates. La lignine et les tanins condensés partagent également avec les fibres de nature glucidique la propriété de former des liaisons plus ou moins fortes avec des protéines ou des enzymes, se comportant alors comme des inhibiteurs d'enzymes.

Outre les effets digestifs (accélération du transit intestinal, modulation des fermentations coliques), les fibres ont des effets indirects au niveau métabolique : baisse de la glycémie et de l'insulinémie postprandiales, réduction de l'index glycémique des glucides, amélioration des paramètres du métabolisme lipidique : lipémie postprandiale, cholestérol (Lairon, 1990).

Fruits et légumes, céréales non raffinées et graines de légumineuses constituent des sources essentielles de fibres. Les fibres solubles que l'on considère comme un peu plus abondantes dans les céréales auraient un effet prépondérant au niveau des fermentations coliques et des effets métaboliques (lipides). Les fibres insolubles ont, par définition, un rôle primordial sur la régularisation du transit digestif. L'ingestion des fibres totales est actuellement inférieure à 20 g/jour : elle mérite d'être largement augmentée, aussi bien sous forme de céréales que de fruits et légumes.

Macronutriments : protéines, glucides, lipides

Les fruits et les légumes contiennent, sauf exception, peu de protéines ; les lipides, présents également en quantités faibles, sont plutôt riches en acides gras mono-insaturés et poly-insaturés, protégés éventuellement de l'oxydation par la présence d'anti-oxydants. Les glucides présents dans les fruits et les légumes sont très variés : ils sont représentés par des glucides solubles à pouvoir sucrant intermédiaire (glucose : 0,7 et fructose : 1,3). La présence de polyols (sucres alcools, tels que le sorbitol) dans certains fruits leur confère un goût sucré (pouvoir sucrant 0,6 à 1,0), tout en réduisant la densité énergétique, puisque les polyols ne sont pas digérés ; en revanche, ils sont fermentescibles et génèrent, par fermentation, des acides gras à courte chaîne. On trouve dans les légumineuses des oligosides peu digestibles mais fermentescibles ; ce sont surtout des α-galactosides (raffinose, stachyose...) : ils contribuent ainsi à renforcer « l'effet fibre » des graines de légumes secs.

Les protéines, peu représentées dans la plupart des fruits et des légumes, sont en revanche abondantes (20 à 30 %) dans les graines de légumineuses : ces protéines ont l'avantage d'être assez bien équilibrées en acides aminés essentiels : elles sont en particulier riches en lysine, mais pauvres en acides aminés soufrés (méthionine, cystéine), ce qui les rend complémentaires des protéines de céréales, pauvres en lysine. La consommation de légumes secs se heurte à la présence de facteurs antinutritionnels : heureusement, la plupart d'entre eux peuvent facilement être éliminés ou inactivés par des traitements appropriés, notamment par dénaturation thermique (Besançon, 1995).

Conclusion

Il est évident que les fruits et les légumes représentent un authentique bénéfice santé dans l'alimentation. Les données épidémiologiques sont convaincantes et les mécanismes mis en jeu, le plus souvent, démontrés. Un double enjeu demeure : le problème de la biodisponibilité des microconstituants impliqués et les effets synergiques. Les deux aspects méritent d'être développés pour valider nombre d'hypothèses.

Enfin, on pourrait terminer par un rappel d'épidémiologie plus historique concernant la vitamine C, dont on connaît le rôle dans les phénomènes d'hydroxylation du collagène et du maintien de l'intégrité des tissus de soutien et des parois vasculaires. La carence sévère, connue sous le nom de scorbut, se traduit par des phénomènes de fragilité capillaire et de saignement. Or, la tradition considère que la vitamine C est peut-être l'un des grands vainqueurs de la bataille de Trafalgar, en 1805. En effet, la vitamine C a probablement sauvé du scorbut les marins de la Royal Navy parce qu'apportée par les oranges embarquées sur les vaisseaux sur ordre de Nelson, alors que les marins de Napoléon, affaiblis ou décimés par le scorbut, tout en croisant au large de l'Espagne, n'en étaient pas encore au régime méditerranéen, faute de fruits et d'agrumes !

RÉFÉRENCES

- Adragna-Bourgeois O, Bourgeois CM. Valeur nutritionnelle des légumes. In : Tirilly Y, Bourgeois CM, eds. *Technologie des légumes*. Paris : Tec et Doc Lavoisier, 1999 : 499-512.

- Besançon P. La valeur nutritionnelle des légumes secs et des protéines de légumineuses. *Rev Fr Diétét* 1978 ; 34 : 5-17.

- Besançon P. Les facteurs antinutritionnels présents dans les graines de légumineuses. Colloque Institut Français de Nutrition, Paris, 1995 : 21-9.

- Billot J. Le brunissement enzymatique. In : Tirilly Y, Bourgeois CM, eds. *Technologie des légumes*. Paris : Tec et Doc Lavoisier, 1999 : 225-46.

- Borel P, Mekki N, Boirie Y. Postprandial chylomicron and plasma vitamin E responses in healthy older subjects compared with younger ones. *Eur J Clin Nutr* 1997 ; 27 : 812-21.

- Borel P, Tyssandier V, Mekki N. Chylomicron β-carotène and retinylalmitate responses are dramatically diminished when men ingest β-carotène with medium-chain triglycerides instead of long-chain triglycerides. *J Nutr* 1998 ; 128 : 1361-7.

- Come D, Corbineau F. Classification et caractéristiques physiologiques majeures des légumes. In : Tirilly Y, Bourgeois CM, eds. *Technologie des légumes*. Paris : Tec et Doc Lavoisier, 1999 : 3-14.

- Kushi LH, Lenart EB, Willett WC. Health implications of Mediterranean diets in light of contemporary knowledge. 1. Plant foods and dairy products. *Am J Clin Nutr* 1995 ; 61 (Suppl.) : 14075-155.

- Lairon D. Les fibres alimentaires. *La Recherche* 1990 ; 21 : 284-92.

- Law MR, Morris JK. By how much does fruit and vegetable consumption reduce the risk of ischaemic heart disease ? *Eur J Clin Nutr* 1998 ; 52 : 549-56.

- Macheix JJ, Fleuriet A. Phenolic compounds in food, enzymatic browning and antioxidative properties. In : Kozlowska H, Fornal J, Zdunczyk Z, eds. *Bioactive substances in food of plant origin*. Vol 1, 97-113.

- Setchell KDR. Phytooestrogenes : the biochemistry, physiology and implications for human health of soy isoflavones. *Am J Clin Nutr* 1998 ; 68 (Suppl.) : 13335-465.

- Schliengler H, Pradignac A, Boichot G, Simon C. Régime végétarien et cancer. *Cah Nutr Diet* 1998 ; 33(2) : 83-8.

- Schweizer TF. Dietary fibers. In : Amado R, Schweizer TF, eds. *Methoden zur bestimmung von natrungfasern*. Londres : Academic Press, 1986 : 53-73.

- Tavani A, La Vecchia C. Fruit and vegetable consumption and cancer risk in a Mediterranean population. *Am J Clin Nutr* 1995 ; 61 (Suppl.) : 13745-75.

Fiches techniques

Le bénéfice nutritionnel des aliments est lié, nous l'avons vu dans les chapitres précédents, à certains de leurs composants spécifiques ou non. Ainsi, le bénéfice santé du mode d'alimentation méditerranéen résultera de l'ingestion des aliments en proportion optimale, afin d'apporter à l'organisme du consommateur ces composants indispensables à la santé.

Parmi ces composants plus particulièrement représentés dans les aliments du « modèle méditerranéen », nous mentionnerons les polyphénols et les fibres, objet des fiches ci-après, qui vont préciser les principales sources où on peut les trouver.

Les polyphénols : quelques notions sommaires

Claude-Louis Léger, Marie-Josephe Amiot

Des publications récentes ont fait le point sur les composés phénoliques végétaux qui constituent l'apport alimentaire en polyphénols de la ration (Bravo, 1998 ; Lairon et Amiot, 1999). Des informations plus spécifiques sont disponibles depuis peu pour ce qui concerne le raisin et le vin (Cheynier *et al.*, 1998) et l'olive (Servili *et al.* 1998). On trouvera dans le *tableau I* la teneur en polyphénols totaux de différents aliments (adaptée de Bravo, 1998, de Romani *et al.*, 1999, pour les olives).

Tableau I. Quantités (en mg) de polyphénols totaux présents dans différents aliments

Jus d'orange (1 verre)	100-2 000	Oignon (100 g frais)	100-2 000
Vin rouge (1 verre)	100-400 (except. 600)	Légumes secs (100 g sec)	30-1 700
Café (1 tasse)	100-300	Baies (100 g frais)	50-1 200
Thé (1 tasse)	150-200	1 pomme	30-300
Vin blanc (1 verre)	20-30	1 pêche	10-150
Bière (1 verre)	20-30	Tomates (100 g frais)	85-130
Huile d'olive (1 cuillère)	≤ 6	Olive (100 g frais)	100-7 000

A la lecture du *tableau I*, il apparaît que la ration journalière peut contenir des quantités très variables de polyphénols en fonction du mode de consommation alimentaire (probablement de 0,1 à 10 g/jour). Les polyphénols sont issus du métabolisme secondaire des plantes et représentent plus de 8 000 espèces moléculaires connues. On classe dans cette vaste famille des substances de faible poids moléculaire comme les acides phénoliques, et des substances de poids moléculaire plus élevé qui sont, pour certaines d'entre elles, des polymères d'une molécule phénolique de base. Harborne (1989) propose de diviser cette famille en un minimum de 10 classes, fondées sur leur formule chimique. Celle que l'on rencontre le plus fréquemment dans les légumes, les fruits, l'huile d'olive et le vin est la famille des flavonoïdes, laquelle est divisée en sous-familles : les flavanols comme la catéchine, les flavonols comme la quercétine, les flavones comme la lutéoline, les flavanones comme l'hespéridine, les anthocyanidoles comme la malvidine, les isoflavones comme les isoflavonones daidzéine et génistéine. Les isoflavones sont encore appelés phyto-œstrogènes ou œstrogènes d'origine alimentaire. Les acides phénols des séries benzoïques (acides gallique, protocatéchique) et cinnamique (acides caféique, férulique, p-coumarique) et leurs dérivés estérifiés (acides caftarique, chlorogéniques, verbascosides) sont également présents dans de nombreux produits alimentaires d'origine végétale auxquels on doit ajouter des formes alcool (tyrosol et hydroxytyrosol) libres ou associées à l'acide élénolique spécifique de l'olive, des formes di-benzéniques ou stilbènes comme le resvératrol présent en faibles quantités dans le vin. Les tanins sont des substances de haut poids moléculaire participant à la forte astringence des fruits verts. Ils se subdivisent en tanins hydrolysables avec les gallotanins et les ellagitanins, et en tanins condensés ou proanthocyanidines, polymères de deux flavanols de base, la catéchine et l'épicatéchine. Les composés comportant l'hétérocycle de base 2-phényl-benzopyrane (flavonoïdes) ou un seul cycle benzénique (acides phénols) sont souvent associés à un sucre : ce sont ce que l'on appelle des formes conjuguées. Les sucres peuvent être eux-mêmes acylés par des acides phénols comme dans le cas de certaines molécules de la classe des anthocyanidols ou anthocyanines (*anthocyanidins* en anglais). Le *tableau II* donne la distribution de ces différentes classes de substances à travers les aliments consommés.

Tableau II. Composés phénoliques et origine alimentaire

Classes de composés phénoliques	Origine alimentaire
Flavonols Flavanones Flavones	Légumes et fruits
Isoflavones	Légumineuses
Flavanols	Vins rouges
Anthocyanines	Fruits rouges
Proanthocyanidols (ou procyanidols)	Vins rouges
Acides/alcools phénols et dérivés	Vins rouges et blancs, fruits (dont olive), légumes

La *figure 1* montre les structures chimiques de base de ces différentes classes de composés phénoliques. Elle illustre la diversité chimique que recouvre l'appellation générique de polyphénols donnée à ces composés. Elle laisse entrevoir la multiplicité des méthodologies (extraction, séparation, détection) à mettre en œuvre pour l'analyse – qualitative et quantitative – de ces composés pris individuellement et les difficultés qui sont liées à l'évaluation de leurs effets biologiques en vertu de la loi selon laquelle à chaque structure chimique correspond une propriété biologique. *A contrario*, elle indique clairement que la notion de « polyphénols totaux » n'a qu'une signification toute relative en termes d'analyse chimique, de propriétés biologiques et par voie de conséquence en nutrition.

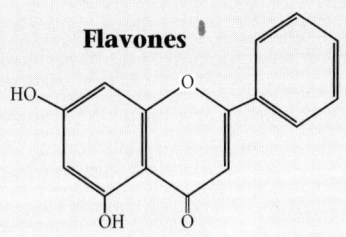

Figure 1. Structures chimiques des principales classes de composés phénoliques flavonoïdiques et des composés phénoliques de type non-flavonoïdique.
Les flavonoïdes peuvent présenter un carbone en 3', 4' et 5' non substitué, ou substitué par un groupe hydroxyle (OH) ou méthoxyle (OCH_3). Les dérivés conjugués portent le plus souvent la chaîne glycosylée en 3 pour les flavonoïdes, en position indiquée par la lettre G pour les autres composés phénoliques.

Composés phénoliques de type non flavonoïde

Acide gallique

Acide protocatéchique

Acide caféique

Acide férulique

Acide sinapique

Hydroxytyrosol

Tyrosol

Oleuropéine

Verbascoside

Trans stilbène
(Resvératrol)

Références

- Bravo L. Polyphenols: chemistry, dietary sources, metabolism, and nutritional significance. *Nutr Rev* 1998 ; 56 : 317-33.

- Cheynier V, Moutounet M, Sarni-Manchado P. *Œnologie : fondements scientifiques et technologiques*. Paris, Londres, New York, TecDoc, 1998.

- Harborne JB. Methods in plant biochemistry, In : *Plant phenolics*. London : Academic Press, 1989.

- Lairon D, Amiot MJ. Flavonoids in food and natural antioxidants in wine. *Curr Opin Lipidol* 1999 ; 10 : 23-8.

- Romani A, Mulinacci N, Pinelli P, Vincieri FF, Cimato A. Polyphenolic content in five tuscany cultivars of *Olea europaea* L.J. *Agric Food Chem* 1999 ; 47 : 964-7.

- Servili M, Bardioloi M, Mariotti F, Montedoro GF. Proceedings of the world conference on oilseed and edible oil processing. Vol. 2 : Advances in oils and Fats, antioxidants, and oilseed by-products. AOCS Press, Champaign, Illinois, pp. 289-295, 1998.

Fibres alimentaires :
intérêt nutritionnel en alimentation humaine

Denis Lairon

L'alimentation méditerranéenne traditionnelle est riche en fibres. En fait, l'ingestion de fibres alimentaires a considérablement diminué depuis le début du siècle à cause de l'intensification du raffinage des céréales et du bouleversement des habitudes alimentaires dans les pays industrialisés : en particulier, la diminution de la consommation des céréales et des légumes secs. En France, l'ingestion moyenne de fibres était d'environ 31 g/jour en 1920 ; elle est de l'ordre de 16 à 17 g/jour actuellement. Dans les pays où les populations ont gardé une alimentation traditionnelle, les niveaux d'ingestion sont nettement plus élevés (30 à 40 g/jour).

Les fibres alimentaires sont les constituants des aliments qui ne sont pas dégradés dans l'estomac et l'intestin grêle chez l'homme. D'un point de vue chimique et physico-chimique, les fibres alimentaires sont un groupe très hétérogène. Les fibres alimentaires sont des polysaccharides, à l'exception de la lignine, comme l'indique le *tableau* rapporté dans le chapitre « Effets bénéfiques pour la santé des fruits et des légumes ».

La complexité du dosage des fibres provient de la grande hétérogénéité chimique des divers composants. La méthode de référence actuelle au plan international est la méthode AOAC (1984 et 1986), qui mesure toutes les fibres sous l'unité « fibres alimentaires totales » (*total dietary fiber*, TDF), ainsi que les fibres solubles et insolubles.

Dans l'alimentation des zones méditerranéennes, les principales sources de fibres alimentaires sont les céréales non raffinées à base de blé tendre (pains, pizza, pâtisseries, etc.) ou de blé dur (pâtes, semoule, couscous), les fractions périphériques des grains de céréales (sons et germe), les légumes secs (pois chiches, haricots, lentilles, fèves, etc.), les légumes et les fruits. Le *tableau I* rapporte les teneurs en fibres alimentaires totales d'aliments d'intérêt.

Même si tous les mécanismes d'action des fibres ne sont pas encore élucidés, il existe de nombreuses preuves très convaincantes montrant que les fibres agissent dans un sens favorable au maintien de la santé.

Parmi les nombreux effets physiologiques des fibres alimentaires, les effets sur le transit digestif et la constipation sont bien documentés. Les effets régulateurs des fibres alimentaires sur la physiologie du côlon pourraient améliorer certaines situations pathologiques. De plus, un certain nombre de données plaident en faveur d'un rôle protecteur des fibres vis-à-vis du cancer du côlon.

De très nombreux travaux de recherche ont eu pour objet l'étude des effets des fibres alimentaires sur les métabolismes glucidiques et lipidiques. Cela est dû au fait que le

Tableau I. Principales sources de fibres alimentaires

Aliments sources de fibres alimentaires	Teneurs (fibres totales, méthode AOAC)	
	g/100 g	matière fraîche
Son de blé		40-45
Son d'avoine*	16-25	
Amandes		13-15
Pain complet		7-8
Haricots blancs, rouges, cuits*	7-9	
Figues sèches*	7-8	
Pruneaux*		7-8
Pain bis	5-6	
Pois chiches cuits		5-10
Lentilles cuites	4-5	
Dattes sèches		4-5
Pain blanc		2-3
Riz complet		2-3
Orange*		2
Carottes*, poireaux*	2-4	
Choux, épinards*, pommes de terre*	1-3	
Salades, fruits		1

* environ 50 % et plus de fibres solubles.

diabète et les maladies cardiovasculaires sont au premier rang des pathologies dans les pays industrialisés. De nombreuses études expérimentales montrent que diverses sources de fibres alimentaires induisent une baisse significative de la glycémie et de l'insulinémie post-prandiale. Après enrichissement chronique de l'alimentation, la glycémie à jeun et les besoins en insuline peuvent être diminués.

Parallèlement, de nombreuses études expérimentales effectuées chez l'animal et chez l'homme ont montré que l'addition chronique de certaines sources de fibres alimentaires à l'alimentation (tout particulièrement les fibres solubles visqueuses) pouvait modifier favorablement certains paramètres lipidiques sanguins (cholestérolémie et cholestérol LDL). Des études épidémiologiques ont montré une corrélation négative entre ingestion de fibres et risque cardiovasculaire. Une alimentation de type méditerranéen, riche en fibres et pauvre en lipides saturés, entraîne une diminution de 12-14 % de la cholestérolémie et du cholestérol LDL, par comparaison à l'alimentation moyenne actuelle.

Pour ces raisons, il est conseillé d'accroître la part des fibres alimentaires dans le régime habituel, par exemple en réhabilitant l'alimentation méditerranéenne. Basées sur les résultats des études épidémiologiques montrant un abaissement des risques relatifs au-dessus de 25 g/jour, les recommandations sont de consommer au minimum 25 g/jour ou mieux 30 g/jour de fibres.

Comportements alimentaires et pratiques culinaires

Comportements alimentaires et pratiques culinaires

Martine Padilla, Françoise Aubaile-Sallenave, Bénédicte Oberti

Il paraît de plus en plus établi que l'alimentation méditerranéenne traditionnelle répond aux recommandations nutritionnelles préventives des grandes endémies de notre société. Si cette donnée pénètre le champ social des attitudes de consommation, elle peut devenir lourde d'implications en santé publique (les maladies cardiovasculaires sont la première cause de mortalité et de morbidité en France avec 200 000 décès par an). Les industriels, soucieux de maintenir ou de créer un nouveau marché, se sont emparés de l'image pour promouvoir des produits. Cette position marketing est importante pour leurs décisions stratégiques en termes de produits, de marques, de marchés (innovation, gestion du produit, communication).

Cette « culture nutritionnelle » peut apparaître comme un véritable phénomène de société, notamment dans les pays anglo-saxons, sans que l'on ait encore réellement identifié tous les éléments responsables du bénéfice sanitaire. Ce phénomène, s'il se déroule de façon désordonnée et sans assise scientifique, risque de conduire à une désagrégation et une dévalorisation de ce mode d'alimentation, et à conforter ses détracteurs.

Au-delà des aliments et des nutriments composant la diète méditerranéenne, qui semblent avoir des répercussions sur la prévention de la santé (*voir Partie 1 :* « Épidémiologie »), il paraît aussi essentiel de s'attarder sur les comportements hérités de l'histoire, des transferts d'hommes, et de pratiques culturelles. Il est, en effet, incontestable qu'il faut connaître les constituants majeurs des aliments à préserver ; mais n'est-ce pas aussi une attitude alimentaire ou un comportement qu'il faut acquérir, retrouver ou préserver ? Aux États-Unis et en Grande-Bretagne, certaines des recommandations nutritionnelles ont bien été intégrées dans les politiques de santé publique. La pyramide du régime méditerranéen figure en bonne place dans les documents de l'*US Department of Health and Human Services*, et les ministères de la santé en Angleterre et en Australie, s'en inspirent largement dans leurs campagnes de recommandations-préventions. Plusieurs enquêtes révèlent que les principes ont été relativement bien compris et intégrés par les populations. Une enquête européenne (Zunft *et al.*, 1997) a mis en évidence l'existence d'une conscience collective d'une alimentation santé : pour rester en bonne santé, prévenir les maladies, garantir une qualité de vie et contrôler son poids, il faut selon les déclarants et dans l'ordre hiérarchique d'importance : consommer davantage de fruits et légumes, moins de graisses, veiller à l'équilibre de la ration, manger autant que possible des produits frais et naturels, peu d'additifs, moins de viande et de sucre, veiller à consommer des fibres. Malgré l'incorporation de cette science, les modifications attendues des comportements alimentaires n'ont pas suivi (Hulshof et al., 1993 ; DHHS, 1994). En conséquence, on constate peu ou pas d'incidence positive sur la régression des endémies et de l'obésité. On peut alors s'interroger sur l'incorporation partielle de l'ensemble des recommandations, et surtout se demander si celles-ci ont réellement pris les attitudes en considération ? En effet, ceci peut être attribué en partie au fait que la plupart des programmes de recommandations nutritionnelles ont été développés sur la base de données épidémiologiques et socio-démographiques ; ils ont échoué sur le plan de l'application du fait de leur ignorance des comportements alimentaires et des stratégies permettant d'aider les populations à accepter le changement (Heimendiger et Van Duyn, 1995). Parmi les barrières qui empêchent l'adoption de ces comportements alimentaires, sont le plus souvent cités : le mode de vie trépidant (manque de temps), l'irrégularité des heures de travail et l'abandon d'aliments appréciés (Kearney *et al.*, 1997). L'innovation de l'industrie alimentaire aurait donc un rôle important à jouer en proposant des aliments naturels, nutritifs, pratiques et goûteux.

La modernité déstabilise les repères du mangeur : perte du « vrai goût », peur de la dégradation de la qualité des aliments, peur de l'isolement dans le manger. Cela entraîne une recherche d'identités fortes. Cette réappropriation d'un schéma alimentaire traditionnel permettrait d'amoindrir les effets de l'anomie alimentaire. Mais quels sont les comportements alimentaires traditionnels dans la zone méditerranéenne, quelles sont les particularités de leurs pratiques culinaires ? Enfin sait-on si ces pratiques ont un lien avec l'état de santé ? C'est ce que nous allons nous efforcer d'analyser dans ce chapitre.

LES COMPORTEMENTS ALIMENTAIRES

La diversité

La diversité apparaît, entre les pays, au niveau global de la zone méditerranéenne et, à l'intérieur de chaque pays, au niveau des rations alimentaires.

Une région apparemment homogène comme l'ensemble des pays méditerranéens de l'Union Européenne, présente en son sein des différences sensibles, reflet des modes de production *(figure 1)*. L'Espagne et le Portugal se caractérisent par une consommation plus forte de pommes de terre, de poissons et fruits de mer ; l'Italie est avant tout céréalière (les célèbres pâtes) et laitière (nombreux fromages). En Grèce, la consommation se porte davantage sur les céréales, fruits, légumes et la féta. Sans grande surprise, la France est sans doute le pays méditerranéen le plus « occidentalisé » avec une forte consommation relative de viande et de produits laitiers. La proximité géographique joue beaucoup dans la diffusion des modes alimentaires. La Grèce et le Portugal, qui n'ont pas de frontière directe avec l'Europe du Nord, conservent encore un modèle relativement traditionnel. Il est vrai, par ailleurs, qu'au-delà de cette relative protection naturelle, ils présentent les niveaux de vie les plus bas de l'Union Européenne, ce qui n'a pas incité les grandes industries et les grands distributeurs de l'alimentation (forts vecteurs du changement alimentaire) à investir massivement chez eux. L'alimentation reflète l'histoire des peuples et ne respecte pas les frontières géographiques : la

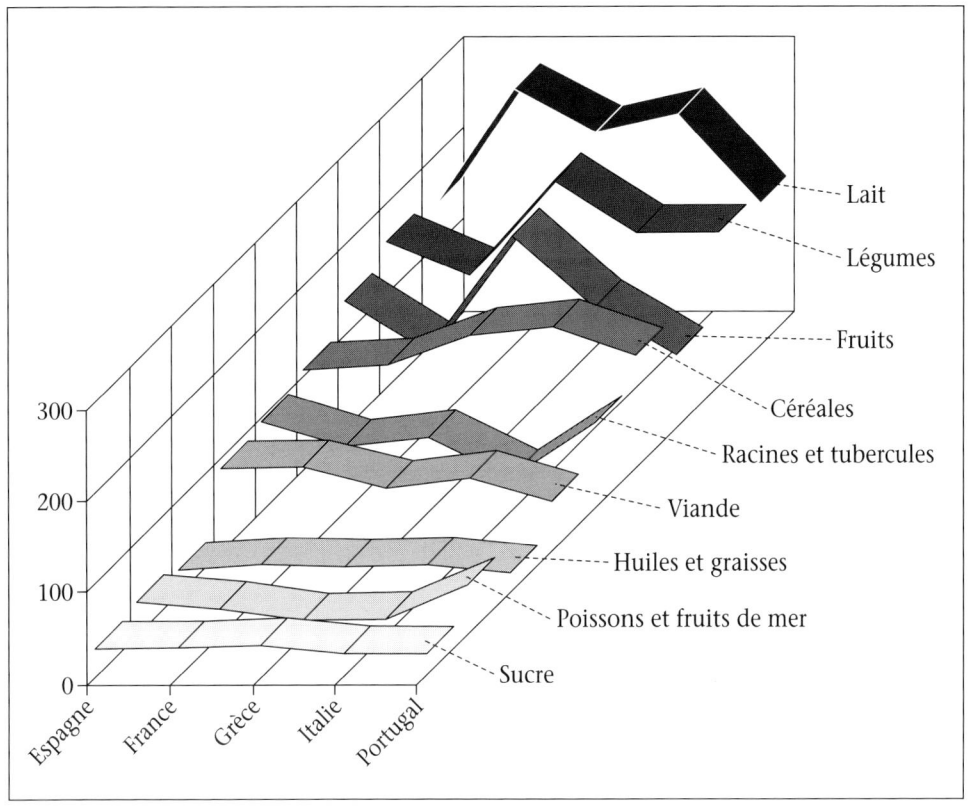

Figure 1. Exemples de la diversité des disponibilités alimentaires de la zone méditerranéenne.

Grèce reste très influencée par la cuisine plus orientale, l'Espagne, tout comme la Sicile, est très marquée par son passé mauresque ; la Provence française s'apparente beaucoup à l'Italie (Padilla, 1996).

De nombreux paramètres ont joué un rôle dans la diversité des aliments et des comportements en régions méditerranéennes.

– Le milieu géographique, très hétérogène et très contrasté permet des cultures de céréales, des cultures mixtes, des cultures horticoles, des cultures pérennes de fruitiers, ainsi que l'élevage de bovins, ovins et caprins. Bien évidemment, la pêche maritime est présente partout mais reste côtière.

– Ensuite, avec l'apparition d'aliments nouveaux apportés par chaque population dominante : les Grecs, les Carthaginois et les Romains, ramenèrent la vigne, l'olivier et les fruits et légumes du Proche-Orient ; les Arabes, les Byzantins et les Ottomans ont apporté nombre de légumes d'Orient et de pratiques culinaires ; les Espagnols et les Portugais firent de même avec les légumes d'Amérique *(figure 2)*. Avec l'apport de techniques nouvelles : les Germains ont enseigné la pratique des soupes, les Musulmans ont développé la friture et apporté aussi

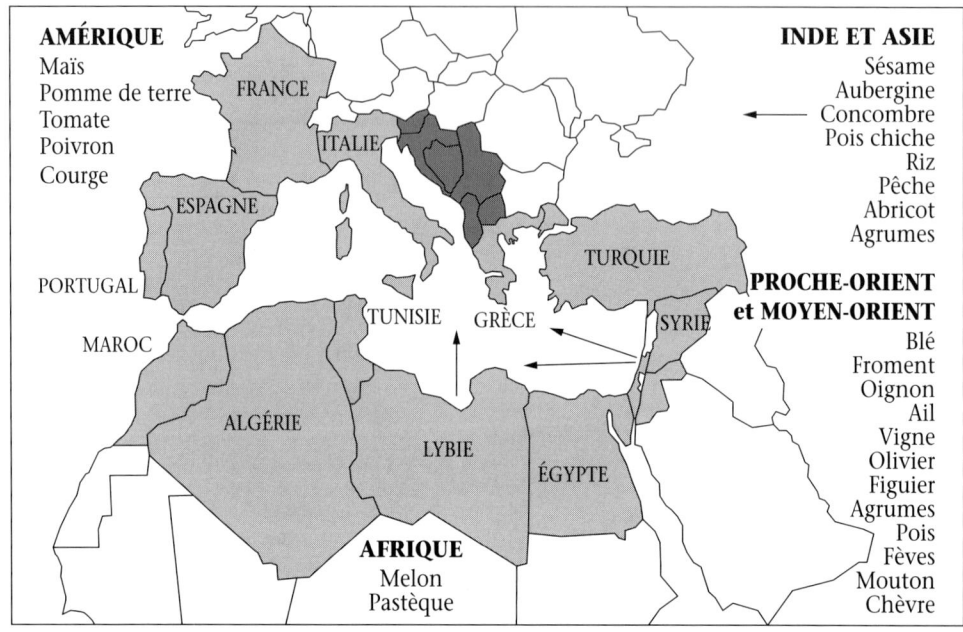

Figure 2. Origines géographiques des aliments « dits » méditerranéens.

des préparations complexes et raffinées telles que les pâtisseries persanes (Aubaile in Padilla, 2000 ; Padilla *et al.*, 1998).

– Il ne faut pas oublier le rôle essentiel qu'ont joué les villes et les ports dans les brassages des cultures et de l'alimentation. Il convient de noter l'opposition forte qui existe entre ces lieux de diversité et les campagnes, plus homogènes, où l'alimentation est monotone et souvent pauvre.

Les échanges de produits et d'espèces étant quasiment achevés, cette grande diversité est aujourd'hui parvenue à son point de maturité. Une étude récente a montré cette réalité en comparant la diversité de l'alimentation française par rapport à l'alimentation d'Outre-Atlantique. Un indicateur de diversité a été élaboré par l'Observatoire des Consommations Alimentaires avec la même méthodologie en France et aux États-Unis. Basé sur le nombre de catégories différentes d'aliments consommés le même jour, il met en lumière le fossé qui existe entre les deux continents : 56 % des consommateurs français atteignent le niveau maximal de diversité, seulement 34 % des Américains sont dans ce cas (Volatier, 1999).

Une étude pilote des comportements alimentaires en Europe nous apporte des enseignements comparatifs intéressants, notamment sur cet aspect de la diversité[1]. L'Angleterre se distingue en cela des États-Unis : son passé colonial a, semble-t-il, largement influencé le répertoire

---

1. Ce projet « Consommer méditerranéen, une action préventive au cancer » était coordonné par Gerber M (INSERM/CRLC) et Padilla M (CIHEAM/IAMM) et associait Hubert A (CNRS/

alimentaire. Une grande variété de légumes et de techniques de cuisson sont utilisées ; les épices et aromates sont appréciés occasionnellement. Les plats exotiques sont en progression au détriment des plats traditionnels anglais. Leur goût pour le sucre leur fait apprécier les desserts méditerranéens qui intègrent souvent du miel. Dans d'autres pays européens, comme la Belgique, la consommation est relativement monotone, sans saisonnalité marquée. Les techniques culinaires sont peu variées ; ils se contentent principalement de soupes et de rôtis (Gerber et Padilla, 1998).

Cette diversification méditerranéenne est née sous l'influence très forte du système médical hippocratique[2]. Ce système considère que les produits animaux et végétaux ont des propriétés chaudes ou froides, sèches ou humides. Ces propriétés se combinent deux à deux pour former la nature propre de chaque aliment. L'idéal est de diversifier et de conserver un équilibre entre les différentes natures des produits en fonction de la saison, de la nature et de l'état du mangeur. Ce système, largement diffusé et vulgarisé par les médecins médiévaux juifs et musulmans, reste aujourd'hui très présent dans les savoirs populaires.

Comportements d'acquisitions

Les modes d'acquisition des aliments ne semblent pas présenter de particularités dans la zone méditerranéenne ; ceux ci dépendent largement de la diffusion des espaces commerciaux de distribution (présence ou non de supermarchés ou d'hypermarchés), mais aussi des usages locaux. En France, dans le département de l'Hérault, les consommateurs s'approvisionnent au supermarché ou à l'hypermarché, toutefois, les échanges de produits de cueillette ou du potager parental sont fréquents. La congélation ou les « conserves maison » sont encore des pratiques courantes. Dans le Tarn, département très rural, les produits de basse-cour élevés par les parents sont appréciés ainsi que les achats directs dans les foyers ruraux. Ceci vaut pour tous les aliments : en ville, on fréquente les marchés de frais lorsqu'on ne peut pas s'approvisionner chez des parents. En Italie rurale, la production familiale demeure importante, ainsi que les achats directs aux bergers et aux paysans. En revanche, en Espagne, même dans les campagnes, l'aliment est acheté chez les commerçants : peu de potagers, pas de cueillette.

En Belgique, si les achats en supermarchés sont la règle, la pratique de la cueillette est fréquente et les foyers disposent souvent de potagers. En Angleterre, nombre de familles cultivent leurs herbes aromatiques dans leur jardin (Gerber et Padilla, 1998).

À travers les analyses des pratiques et des valeurs, on voit une forte liaison à l'alimentation paysanne traditionnelle. Ce lien passe par les modes d'approvisionnement caractérisés par une autoproduction et la pratique du marché. Certes le poids de cette autoproduction dans la consommation totale varie avec l'âge : très important pour les personnes âgées, il devient moins essentiel pour les jeunes générations. On passe d'une production vécue comme une

---

Université de Bordeaux), Hladik M (Museum d'Histoire Naturelle), Macbeth H (Université Oxford Brookes), Guillaume M (CNRN/Bruxelles), Gonzalez Turmo I (Université de Séville), Fanfani R, Gatti S (Université Bologne), Cresta M (Université de Rome).
2. Médecine à la base des médecines médiévales et classiques de l'Europe de l'Ouest, grâce aux traductions syriaques, puis arabes et enfin latines des ouvrages grecs de ce médecin du IVe siècle av. J.-C.

nécessité à une production vécue comme un loisir. La pratique du stockage est, là encore, le révélateur du poids du modèle traditionnel, en particulier dans la confection de conserves domestiques (confitures, légumes, graisses animales...). Ces pratiques traditionnelles se retrouvent aussi dans le sud et l'est de la Méditerranée avec la *Mouné* par exemple au Liban (Kanafani, 1994).

Bien sûr, presque partout, du moins en Europe, le congélateur est largement utilisé et sa taille importante révèle que le comportement de stockage, qui évolue en fonction des transformations technologiques, reste ancré dans les mentalités.

La structuration des repas

Dans toute la Méditerranée, c'est le repas de midi qui reste le repas principal. Toutefois on observe un glissement vers le repas du soir, compte tenu de l'organisation de la journée de travail lié à l'instauration de la journée continue et à l'éloignement grandissant du lieu de travail par rapport au lieu de vie.

En France, c'est le déjeuner qui reste quantitativement le plus important. Le repas du soir est considérablement simplifié : il demeure complet, c'est-à-dire comprenant une entrée, un plat principal, un fromage et un dessert, dans seulement 24 % des cas (CREDOC, 1997).

En revanche, le repas le plus marquant socialement est celui du soir. Aujourd'hui, 84 % des familles ou des couples mangent ensemble le soir ; sa durée est importante : 33 minutes en semaine, 43 minutes le week-end. L'accroissement de la durée du petit déjeuner confirme l'attachement aux repas traditionnels : 18 minutes en semaine, 22 en fin de semaine (Volatier, 1999).

« La simplicité de la structuration des repas dans le nord de la France s'explique davantage par des différences culturelles anciennes que par un changement de comportement récent des jeunes générations » (Volatier, 1999). Cette permanence des repas n'empêche pas les prises alimentaires « hors repas » de se développer, notamment chez les jeunes adultes et les adolescents, mais elles ne se substituent pas aux repas.

En Espagne, le repas le plus important semble être le déjeuner ; le repas du soir est fréquemment plus léger (salade, omelette). Pour les jeunes le déjeuner se limite à des sandwichs ou une pizza. Mais l'organisation du travail implique, de plus en plus, une consommation hors du foyer pour le déjeuner, surtout pour les hommes.

Dans le sud de l'Italie, on retrouve un modèle traditionnel aussi bien par le nombre de plats présentés (un seul plat composé de pâtes, de légumes et de légumineuses) que par l'aspect social du repas (présence de convives étrangers à la famille).

Dans le Sud et l'Est méditerranéen, on « rentre chez soi » chaque fois que c'est possible pour le déjeuner. La raison en est-elle l'attachement aux traditions et à la famille, ou est-elle le manque de structures de restaurations collectives satisfaisantes ?

À titre comparatif, en Grande-Bretagne, le repas principal est le petit-déjeuner. Par ailleurs, les repas sont très déstructurés et n'obéissent pas à une règle de séquences de plats ; les Anglais pratiquent beaucoup le *cracking*, utilisent couramment les préparations industrielles, les pizzas, les frites... Un effort de structuration est toutefois observé pour le déjeuner dominical souvent familial.

En Belgique, les repas apparaissent encore comme structurés, mais avec un glissement du repas principal vers celui du soir, pour des raisons d'organisation familiale et de travail. Chaque fois que c'est possible, le repas de midi est pris à la maison. Il est qualifié de « repas complet », car il comporte obligatoirement viande, légumes, féculents...

Le petit-déjeuner est très différent entre les pays anglo-saxons et les pays méditerranéens (Grivetti, 1997). Le petit-déjeuner anglais défini, au cours des 1 000 ans passés, comme les trois « B » : bœuf, bière et pain *(beaf, beer, bread)*, a évolué vers une grande variété de mets pris avec du thé ou du café. Historiquement, le petit-déjeuner anglo-saxon est riche et reflète le besoin de calories et de graisses nécessité par 12 à 15 heures de travail quotidien dans des conditions climatiques de froid et d'humidité. Il varie de 500 à 1 500 kcal. En revanche, le petit-déjeuner méditerranéen est perçu comme léger : pain, galettes, viennoiseries dominent, accompagnés de café, parfois de lait. Il contient seulement de 300 à 500 kcal. Tout comme la bière était la boisson du matin dans les pays anglo-saxons, le vin semblait être à l'honneur dans les pays méditerranéens, avant que le café ou le thé n'apparaissent.

On observe une grande diversité du contenu du petit-déjeuner dans les pays méditerranéens :

En Grèce, par exemple, il se compose en milieu rural de pain, de fromage, de café et de lait de chèvre, de fruits et d'olives. En milieu urbain, le café au lait est agrémenté de viennoiseries, de jus de fruit, de fruits en conserve, d'œufs accompagnés de jambon et de saucisses, ou encore de fromage et de beurre. En Espagne, il se compose uniquement de café et de pâtisseries *(churros)* ; ce qui différencie les individus, c'est le lieu de consommation : au foyer, au café ou au bureau. Lorsqu'il est pris au café, le petit-déjeuner démarre souvent par un apéritif : le *pacharron*. En Égypte, en milieu rural, il se limite à du café ou du thé accompagné parfois de pain, d'oignon et de sel. Dans la zone urbaine du Caire, la triade de base demeure : café ou thé, fromage de chèvre et pain servis avec des fèves. Le ragoût de fèves est parfois accompagné d'œufs ou de fines tranches de viande fumée *(basturma)*. En Italie, il est limité au cappuccino assorti de biscuits au blé et parfois d'un fruit ; il demeure très léger : seulement 200 à 400 kcal (Toma, in Grivetti, 1997). En Turquie, le petit-déjeuner se compose de café turc ou de thé, de fromage, de crudités et d'olives.

La convivialité

« La résistance de l'alimentation au modèle nord-américain est plus forte que celle d'autres domaines, comme la télévision ou le cinéma. Cela s'explique par le rôle essentiel de l'alimentation en France et en Europe du Sud comme vecteur de convivialité et moyen de renforcer les liens sociaux » (Volatier, 1999). Les études du CREDOC (1997) montrent clairement que « se retrouver ensemble » est la première motivation des repas pris en commun, bien avant la qualité de l'alimentation ou la rapidité et le bon déroulement des repas. La dimension collective de l'alimentation est essentielle car elle renforce la solidarité et le « vivre ensemble » dans un quotidien vécu comme stressant ou fonctionnel.

Le maintien de l'intérêt pour les repas réside dans l'émergence des préoccupations de sécurité alimentaire et le renouveau de l'intérêt pour les produits naturels. Cette « rassurance » favorise les produits peu ou pas transformés qui sont plutôt consommés pendant les repas familiaux. Cette tendance lourde qui n'est plus une simple mode, est favorable aux produits du terroir, et tend à préserver incontestablement l'alimentation structurée.

En France, le souhait de s'exprimer à travers la préparation des repas est fort. Certes le temps qui y est consacré diminue, mais occasionnellement cela peut devenir un plaisir. La participation croissante des enfants et des conjoints à la préparation des repas favorise la variété et l'aspect ludique de l'élaboration des plats : 46 % seulement des hommes participaient irrégulièrement à la préparation des repas en 1988 ; ils sont 53 % en 1997. La cuisine est de plus en plus une pièce de convivialité où tout le monde se rencontre (CREDOC, 1997).

Manger à l'extérieur n'est pas une pratique courante dans la paysannerie méditerranéenne. La femme ne se montre guère, surtout dans les sociétés musulmanes. Cependant, les fêtes religieuses et sociales, les visites à caractère social sont autant d'occasions de se rencontrer : les *nzahât* au Maghreb, sont de réelles parties de plaisir gustatif à la campagne ou dans un jardin.

Se réunir autour d'une boisson, partager un repas sont les marques nécessaires de la convivialité et de la cohésion d'un groupe. À l'inverse des femmes, les hommes sortent pour se retrouver au café, à l'ombre d'un arbre ou dans la salle commune du village. Autour d'une boisson, ils mangent dans la détente des *petiscos* au Portugal, des *tapas* en Espagne, des *tramessi* en Italie, des *kemya* en Tunisie, des *mèzè* au Liban ou des *mèzèlik* en Turquie.

Changements dans l'alimentation ou les pratiques

En Méditerranée, contrairement à ce que l'on décrit actuellement pour le monde occidental, les femmes de toutes générations cuisinent généralement tous les jours. Toutefois, les jeunes adaptent les pratiques culinaires de leurs mères, en simplifiant les repas et en intégrant moins de graisses et de viande. L'implication dans l'alimentation est forte. Le savoir peut se transmettre entre générations, et notamment entre mères et filles. En France, 41 % des spécialités culinaires ont été transmises de cette façon, contre 20 % seulement par les livres de cuisine (Volatier, 1999).

Toutefois, les comportements alimentaires ancrés dans une culture culinaire ne sont pas figés. Au contraire, le champ ouvert à l'innovation est large.

Dans l'Hérault, les jeunes générations cuisinent comme leurs parents : les filles suivent les mêmes recettes que leur mère, mais en apportant quelques changements, dont le principal est la diminution des quantités de lipides et de sucres. Autrement dit, elles font les mêmes recettes mais allégées ; en outre, elles diversifient leur répertoire culinaire en introduisant de nouveaux plats souvent d'origine méditerranéenne (couscous, paella, pizza, pâtes). Les femmes dans le Tarn n'ont pas abandonné les fourneaux et conserves et congélation de produits de saison se pratiquent régulièrement.

En Italie du sud, les découvertes alimentaires sont rares et les réticences face à l'innovation se révèlent importantes. En Sicile, les « fast food MacDo », boudés par la population, ont dû fermer leurs portes.

En Espagne, l'alimentation traditionnelle persiste et on observe une similarité des pratiques alimentaires entre mères et filles (sauf pour l'huile d'olive qui tend à être abandonnée dans les cuissons).

On peut distinguer quatre types d'évolution, surtout dans la zone nord-méditerranéenne.

– D'abord il y a une transformation des représentations concernant certaines catégories d'aliments : les plus notables sont les céréales, avec une transition des pâtes vers le riz et un abandon du pain blanc au profit du pain complet ou traditionnel, une plus grande valorisation du sucré dans les repas festifs, et une régression forte des charcuteries et fromages.

– Ensuite la présence des enfants qui pèsent sur les choix familiaux (surtout en Espagne).

– Puis la modification du statut de la femme qui se répercute sur le temps passé à la cuisine. Elle entraîne une simplification des techniques culinaires (le rythme de vie nécessite une cuisine rapide), une préférence pour l'approvisionnement en grande surface (tout est sur place) et une modification de la structure des repas (moins de séquences et davantage de plats uniques).

– Enfin, des représentations du lien alimentation/santé qui évoluent de la cuisine qui « tient au corps » à une cuisine plus légère, symbole du dynamisme qu'est censée représenter l'image du corps svelte. Cette transformation passe par une attitude lipophobique qui se traduit par une valorisation des aliments pauvres en graisses (légumes, fruits, poissons), mais surtout par la perte de la valeur centrale accordée à la viande qu'on observe chez les jeunes générations (Padilla et Gerber, 1998).

La relation à l'alimentation

Le discours relatif à l'alimentation est très variable selon les pays, même entre les pays méditerranéens : si l'Angleterre fait preuve d'une grande curiosité culinaire, notamment vers l'exotisme, l'Espagne du sud tient encore un langage de survie ; peut-être la période de pénurie et de pauvreté n'est-elle pas suffisamment lointaine ? La dimension hédonique est très peu évoquée. En revanche, la France et l'Italie révèlent un discours culinaire très détaillé, varié, avec une forte composante hédoniste. Pour les français, « manger » représente la vie (pour 27 %), le plaisir (pour 26 %), la santé (pour 22 %) (CFES, 1997).

La ruralité sans distinction ne construit pas de réflexion sur son alimentation : les familles rurales que ce soit celles du Tarn (France), de Ronda (Espagne) ou du Cilento (Italie) sont incapables de décrire la spécificité de leurs traditions alimentaires, contrairement aux urbains ou néo-ruraux qui développent l'aspect plaisir et santé d'une alimentation traditionnelle.

LES PRATIQUES CULINAIRES

La notion d'alimentation méditerranéenne englobe un très grand nombre de cuisines différentes dont il convient d'extraire les caractères communs. Une étude (Aubaile-Sallenave, 1996), a été réalisée en réaction aux affirmations globalisantes de certains diététiciens américains et européens qui, simplifiant à l'excès, réduisent l'alimentation des méditerranéens à un seul modèle : celui des émigrés de Calabre à New-York ou celui des habitants de Crète ou de l'Italie du Sud. En voici les grandes lignes.

La sobriété et la frugalité

Ces deux caractéristiques de l'alimentation méditerranéenne sont principalement dues aux conditions économiques défavorables. La sous-alimentation est restée jusqu'à la seconde guerre mondiale, un phénomène fréquent dans l'ensemble du monde méditerranéen, y compris au nord. Actuellement, certaines idées prévalent, abondamment répandues par les médias, qui prônent un idéal : la cuisine méditerranéenne considérée comme unique, immuable sinon millénaire. A cela s'oppose immédiatement la question de la nature, de l'unité ou de la diversité de la cuisine méditerranéenne. De nombreuses questions viennent à l'esprit : y a-t-il une cuisine méditerranéenne ? La cuisine de Séville ressemble-t-elle à celle de Marseille ou de Beyrouth ? Les Méditerranéens mangent-ils aujourd'hui ce qu'ils mangeaient hier ? Peut-on finalement dire si cette cuisine est une fiction ou une réalité ? L'essence d'une cuisine se fonde sur les produits utilisés ainsi que sur des croyances, des compétences, des modes de cuisson des aliments et des façons de consommer.

Les aromates

Ils occupent, par leurs propriétés chaudes, une place de choix dans la diététique où leur action, tant prophylactique que curative, implique l'appréciation des saveurs. Ainsi le thym, la sauge, le romarin et à peu près tous les condiments trouvent leur place dans la diététique populaire. Les tisanes à base d'herbes aromatiques sont bues couramment pour leur action facilitatrice sur la digestion. Qualifier les aliments d'hiver ou d'été semble l'expression d'un bien-être admis par tous. Cette conception se fonde, en effet, sur le système humoral qui régissait la médecine savante et dont le but était de rendre les aliments le plus efficace et le plus digeste possible, pour chaque cas, et d'utiliser, quand cela était nécessaire, leur action prophylactique ou curative, sans oublier la dimension hédoniste. Les cuisines tenant compte de ces paramètres médicaux appartenaient à une culture savante ; toutefois, une partie notable de ces connaissances est passée dans la culture populaire.

Les techniques culinaires

La cuisine méditerranéenne, du fait de la variété des techniques de préparation, de cuisson, de conservation et de tout ce qui rentre dans la mise au point d'un repas, se prépare en plusieurs étapes et nécessite du temps. Ce sont là les singularités de ces cuisines.

Les diverses techniques sont destinées à rendre les aliments plus savoureux et à leur faire restituer le meilleur d'eux-mêmes.

Que ce soit pour les **techniques de préparation** : avec l'aromatisation des viandes et des poissons avant la cuisson, le pané pour préparer les fritures, le haché menu pour permettre une cuisson rapide et accentuer les saveurs, la mise en pâte pour rendre plus digestes les produits, le farci, le feuilleté, l'entrelardé ou les multiples salades.

Que ce soit pour les **techniques de cuisson** : lentes ou rapides, elle doivent toujours bien cuire les aliments. Les variantes sont nombreuses :
– faire bouillir pour l'obtention de bouillon, de potages ou de bouillies ;
– faire mijoter pour les ragoûts et les sauces ;
– faire rôtir ou griller pour des occasions festives ;
– faire frire (cette technique est omniprésente en technique douce comme base de toutes les sauces et ragoûts) ;
– plus rarement, faire cuire dans des feuilles de vigne ou de choux ;
– enfin, faire cuire à la vapeur, technique surtout utilisée en Afrique du nord.

Que ce soit pour les **techniques de conservation** : il y a le séchage au four ou au soleil, le salage, la fermentation, la conservation au vinaigre ou à l'huile et les confits dans la graisse. Il est à remarquer que le fumé n'est pas une technique méditerranéenne mais du nord de l'Europe ; elle aurait été apportée en Espagne et en Italie vraisemblablement par les Celtes, amateurs de charcuterie.

Composition du repas

Le repas se compose généralement de l'aliment de base constitué de glucides auquel est associé l'élément qualitatif du repas qui forme alors l'accompagnement. En Méditerranée, l'aliment de base est constitué de céréales et/ou de légumineuses. Il est une marque culturelle distinctive : schématiquement, ce sont en Italie, les pâtes, le riz (qui s'est substitué aux haricots dans certaines régions) et le maïs ; en Espagne, ce sont les pois chiche, le riz, les pâtes ; en Corse, ce sont les haricots et les châtaignes ; en France métropolitaine, ce sont le pain et les pommes de terre ; au Portugal, ce sont les pommes de terre, les pains de seigle, et le maïs ; en Afrique du Nord, le blé dur et l'orge ; au Moyen-Orient, le blé dur et l'orge ; en Égypte, le riz, le froment et les fèves ; en Anatolie, le maïs.

Les condiments et épices

Ils ont un rôle primordial dans ces cuisines. Arômes et saveurs fortes jouent un rôle souvent ambivalent : ils sont à la fois des drogues et des aliments.

Les condiments abondent en variété. Bien peu laissent indifférents : on trouve l'ail, l'oignon, le persil, les poivrons, la sauge, le laurier, l'olive, la menthe, le basilic, la coriandre fraîche, l'anis et bien d'autres encore. À noter que l'anis est un des arômes les plus prisés dans les pâtisseries et dans les boissons alcoolisées. Le fromage, le vin ou le vinaigre peuvent également servir de condiments, notamment dans des plats de viandes grasses ou de féculents lourds.

Les épices, quant à elles, sont moins présentes que les condiments. Les variétés utilisées, les quantités et les associations sont très variables selon les cuisines. On trouve le safran, la cannelle, le cumin, la graine de coriandre, le girofle, la muscade ou le gingembre.

Les saveurs

Les plus appréciées en Méditerranée sont :

– l'acide : l'utilisation fréquente de vinaigre, de citron ou autres jus d'agrumes permet de retrouver cette saveur ;

– l'aigre-doux ;

– le sucré-salé : saveur proche de l'aigre-doux, présente dans certaines sauces, plats de viande ou de poisson, ainsi que dans les desserts ;

– l'amer : il a une connotation diététique et médicinale par sa chaleur et sa sécheresse ; l'amer qui est une saveur assez désagréable, acquiert une valeur toute positive et devient même fort appréciée, notamment dans de nombreuses boissons apéritives ;

– le piquant : ce n'est pas une saveur, mais il appartient au domaine du tactile et se ressent lorsque le nerf tri-jumeau est touché. On le trouve dans l'ail, le poivre, le poivron, le piment. Il tient donc bien sa place ici.

Saisonnalité

La consommation est influencée par les saisons. En effet, dans un climat où l'opposition des saisons est marquée par des écarts de températures significatifs, allant de 5 à 45 °C, il convient de rétablir un équilibre entre la température ambiante et celle du corps. Les aliments d'été rafraîchissent par leurs propriétés froides : tomate, vinaigre, laitue, viande jeune... À l'inverse, les aliments d'hiver ont des propriétés chaudes : ail, chou, viandes grasses... Ainsi légumes et viandes s'accordent depuis toujours aux saisons.

L'opposition se note aussi dans les préparations : plats d'hiver et plats d'été. Les gaspachos, sortes de potages froids dans l'Espagne du sud, sont chauds en hiver. L'opposition existe aussi bien entendu dans les boissons : aux tisanes d'hiver sucrées et épicées s'opposent, en été, les jus acides de fruits, de fleurs ou encore à base de lait aigre *(leben, labneh)*.

Malgré la diversité des régions, des reliefs, des cultures, des religions, des langues, nous pouvons parler de cuisine ou plutôt de cuisines méditerranéennes, le pluriel étant appliqué aux multiples recettes et le singulier rendant compte de tout ce qu'elles ont en commun. Cette communauté s'exprime dans les multiples techniques, compétences et modes de préparation, mais aussi dans les savoirs diététiques et les croyances. Il y a une grande curiosité pour les saveurs et les goûts nuancés. Tous ces facteurs facilitent l'emprunt, permettent l'adaptation à de nouveaux produits et ouvrent à la création de nouvelles recettes.

Tout montre que le méditerranéen, malgré une sobriété souvent forcée, sait apprécier autant la variété des saveurs que celle des odeurs et des couleurs.

L'esthétique est une composante importante de ces cuisines : esthétique visuelle avec le mélange des couleurs.

Chacun de ces traits, chacune de ces techniques, chacun de ces produits n'est bien évidemment pas exclusif ni spécifique des cuisines méditerranéennes ; chacun peut se rencontrer dans d'autres cuisines. Mais le fait de se trouver ensemble, de se conjuguer et de former une harmonie est ce qui constitue le caractère propre des cuisines méditerranéennes.

LIENS PRATIQUES ALIMENTAIRES ET SANTÉ

D'après Salen et De Lorgeril (1997), la protection apparemment naturelle des méditerranéens n'est pas héréditaire : quand les méditerranéens migrent et adoptent les modes de vie et les habitudes alimentaires des pays hôtes, ils sont rapidement soumis à des risques élevés d'infarctus. Le lien entre les éléments dominants de leur alimentation (variété) mais aussi les pratiques alimentaires (structuration des repas, convivialité) sembleraient être en cause.

La variété

Willet *et al.* (1995) estiment que par sa **variété**, l'alimentation méditerranéenne fournit tous les micronutriments et les fibres. La transformation industrielle est minimale, la saisonnalité est respectée, les produits sont achetés et préparés frais, ce qui préserve au maximum les micronutriments, les anti-oxydants et minimise les substances nocives. Cela amène à s'interroger sur les produits industriels. Leur mode de production détruit-il ces substances de vie ou apporte-t-il des substances allergisantes ou nocives ? On ne peut que recommander aux industriels de veiller au maintien des micronutriments, des vitamines et oligo-éléments lors des opérations de transformation des produits, de limiter l'utilisation d'additifs et autres produits susceptibles de dénaturer les aliments.

Les prises alimentaires

Le fait de privilégier le déjeuner est-il bénéfique ? Il existe une « école » de médecins nutritionnistes qui estiment que consommer légèrement après 17 heures est positif sur le plan physiologique et limite l'obésité (Danguir et El Ati, 1995).

Une étude comparative entre les États-Unis et la France a été réalisée au début des années 1990 (Andersson-Hassam et Astier-Dumas, 1992) sur la distribution des prises alimentaires dans la journée. Pour tenter de savoir si des phénomènes de chronobiologie ne pourraient pas expliquer les différences observées d'effet physiologique de l'alimentation, il a été demandé aux sujets interrogés de noter leurs prises alimentaires.

Le nombre moyen de prises alimentaires est assez peu différent : 4 en France, 6 aux États-Unis. Mais la distribution de la consommation d'énergie pendant la journée est sensiblement différente *(figure 3)*. En France, on voit un faible pic correspondant au petit-déjeuner, puis rien jusqu'au déjeuner qui est le principal repas. Pendant l'après-midi, les consommations sont faibles, voire nulles, puis un nouveau pic signale le dîner entre 19 et 21 heures. Le rythme américain est très différent, avec une multiplication de petites consommations dans la journée.

Si l'on étudie la répartition des ingesta selon les deux grandes périodes de la journée, avant ou après 14 heures, on voit que la plus grande partie de la consommation énergétique (60 %) se fait avant 14 heures en France ; c'est l'inverse aux États-Unis.

Ces résultats méritent d'être approfondis pour connaître leur signification sur le plan métabolique.

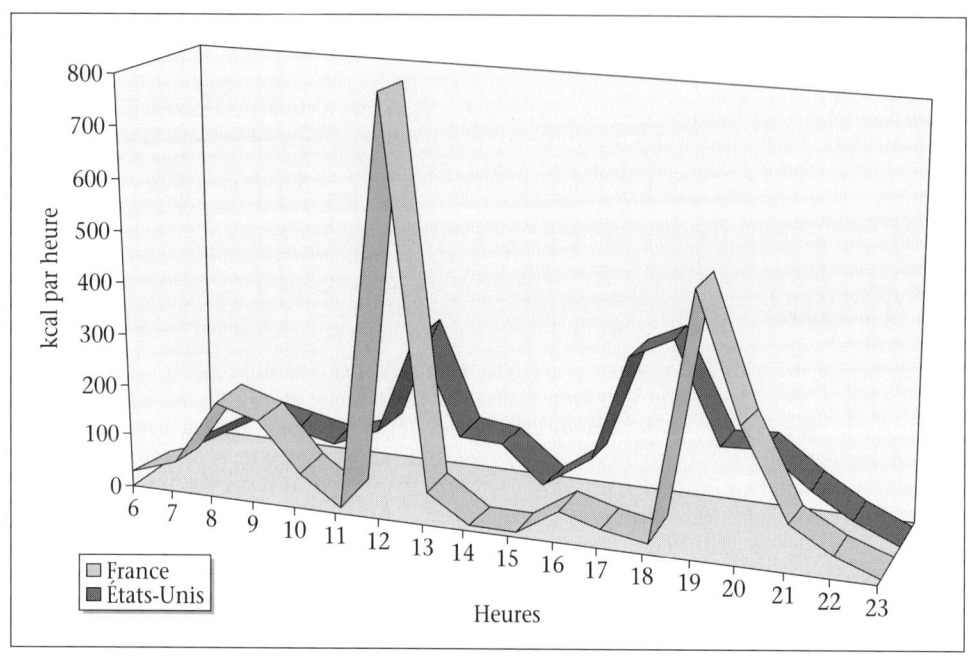

Figure 3. Distribution journalière de l'apport énergétique. Source : Médecine et nutrition, 1992.

Le mode de vie et la convivialité

Le **style de vie méditerranéen** est particulièrement intéressant : on y observe le sens de la communauté (famille, amis), les repas sont longs et relaxants, les plats variés stimulent l'appétit par leurs couleurs, leurs odeurs, leurs saveurs.

La leçon méditerranéenne ne vient pas tant des produits qui la composent, pris individuellement, mais des associations d'aliments, d'une façon de manger et de varier les mets. Il est difficile, voire absurde de vouloir transférer l'alimentation méditerranéenne dans toutes ses composantes, mais il est possible de transmettre un art de manger ou une « culture alimentaire ».

Le mode de vie en Méditerranée contribue certainement à une plus faible incidence des maladies cardiovasculaires : des repas longs et conviviaux déchargent le stress quotidien, les couleurs et saveurs des mets excitent l'appétit, la pratique de la sieste prodigue repos, relaxation et régénération, la douceur du climat encourage les activités physiques à l'extérieur, et les familles étendues facilitent l'insertion sociale (Willett *et al.*, 1995).

Finalement, la leçon essentielle que l'on peut extraire de cette présentation de l'alimentation méditerranéenne est que le « bien manger » est réhabilité dans le « bien vivre ». L'alimentation et ses pratiques sont une composante fondamentale de la santé et de la qualité de vie. La variété, organisée et non anarchique, des mets, des préparations culinaires, le respect des saisons et du rythme biologique de l'homme, le partage du plaisir de la table sont sans doute autant de clés de l'« effet santé » de l'alimentation méditerranéenne. Sa redécouverte nécessite des mesures en vue de l'éducation nutritionnelle des populations et notamment des jeunes, ainsi qu'une adaptation à un mode de vie moderne pour offrir services et praticité des produits au consommateur. En cela, la technologie alimentaire peut largement y contribuer.

Références

- Andersson-Hassam E, Astier-Dumas M. Le paradoxe français à la recherche d'une explication. *Médecine et Nutrition* 1992 ; 28(4) : 231-3.

- Aubaile-Sallenave F. La Méditerranée, une cuisine, des cuisines. Informations sur les sciences sociales, anthropologie de l'alimentation. *SAGE* 1996 ; 35(1) : 135-94.

- Avalonne MH. Qu'est-ce qu'on mange ce soir ? Contribution socio-anthropologique à une étude d'épidémiologie nutritionnelle. 1998.

- Braudel F. *La Méditerranée, l'espace et l'histoire*. Paris : Flammarion, 1985.

- Craik E. Hippokratic diaita. In : Wilkins J, Harvey D, Dobson M, eds., *Food in antiquity*. Univ. of Exeter Press, 1995 : 343-58.

- Danguir J, El Ati J. Free-day eating versus striet night-fasting induce long-term weight loss without calorie restriction in obese patients. The 6th European Congress on Obesity, Copenhagen, May 31-June 3, 1995.

- Ferro-Luzzi A, Branca F. Mediterranean diet, italian-style : prototype of a healthy diet. *Am J Clin Nutr* 1995 : 61 (Suppl.) : 1338S-45S.

- Fidanza A, Simonetti MS, Genipi L. The child of today and tne mediterranean diet. *Beitr Infusionsther.* Basel : Karger, 1991 ; vol. 27 : 152-60.

- Fitzpatrick J. An historical geography of mediterranean cuisines. *Westerly* 1994 ; 4 : 37-47.

- Gerber M, Padilla M. Consommer méditerranéen, une action préventive au cancer ; rapport CE DGV, Programme « Europe contre le cancer », décembre 1998.

- Grivetti L. Morning meals. North american and mediterranean breakfast patterns. *Nutrition Today* 1997 ; 32(4) : 164-71.

- Haber B. The mediteranean diet : a view from history. *Am J Clin Nutr* 1997 ; 66 (Suppl.) : 1053S-7S.

- Heimendinger J, Van Duyn M. Dietary behaviour change : the challenge of recasting the role of fruit and vegetables in the American diet. *Am J Clin Nutr* 1995 ; 61 (Suppl.) : 1387S-401S.

- Hubert A. *Pourquoi les eskimos n'ont pas de cholestérol*. Paris : J'ai Lu, 1995.

- Hulshof K, Lowik M, Kistemaker C, Hermus RJ, *et al.* Comparison of dietary intake with guidelines, some potential pitfalls ; Dutch nutrition surveillance system. *J Am Coll Nutr* 1993 ; 12 : 176-85.

- Jenkins NH. *The mediterranean diet cookbook : a delicious alternative for lifelong health.* New-York : Bantam, 1994.

- Kanafani-Zahar A. *Mune : la conservation alimentaire traditionnelle au Liban.* Paris : Éditions de la Maison des sciences de l'homme, 1994, 262 p.

- Kearney JM, Kearney M, Gibney MJ. *European Journal of Clinical Nutrition* 1997 ; 51 (Suppl. 2) : S57-S58.

- Maff. *The dietary and nutritional survey of British adults.* London : HMSO, 1994.

- Malassis L. *Nourrir les hommes.* Flammarion, 1994.

- Margetts BM, Martinez JA, Saba A, Holm L, Kearney M. Definitions of healthy eating : a pan-EU survey of consumer attitudes to food, nutrition and health. *Eur J Clin Nutr* 1997 ; 51 (Suppl. 2) : S23-S29.

- Mintz S. Eating and beeing, what food means. In : Harris-White B, Hoffenberg R, eds. *Food multidiciplinarity perspectives.* Oxford : Blackwell, 1994 : 102-15.

- Padilla M. L'alimentation méditerranéenne : une nouvelle référence internationale. *Cahiers de Nutrition et de Diététique* 1996 ; 4 : 204-8.

- Padilla M. L'alimentation méditerranéenne, une et plurielle. In : Padilla M, ed. *Aliments et nourriture sur le pourtour méditerranéen.* Paris : Karthala, 2000.

- Padilla M, Malassis L, Allaya M. *Que mangeons-nous ?* Agropolis Museum/CIHEAM-IAM, 1998.

- Padilla M, Gerber M. *Le consommateur face à l'alimentation méditerranéenne.* Rapport Conseil Régional Languedoc-Roussillon/CIHEAM-IAM, 1998.

- Sauner-Nebioglu MH. *Évolution des pratiques alimentaires en Anatolie : analyse comparative.* Berlin : Klaus Schwarz Verlag, 1995a.

- Sauner-Nebioglu MH. La cuisine turque. In : *Cuisines d'Orient et d'ailleurs.* Glénat, 1995b : 90-102.

- Trichopoulou A, Lagiou P. Healthy, traditional mediterranean diet : an expression of culture, history and life style. *Nutrition Rev* 1997 ; 55 : 383-9.

- US Department of Health and Human Services. Healthy people 2,000 : national health promotion and disease prevention objectives. US Government Printing Office, DHHS publication, 1990.

- Volatier JL. *Le repas traditionnel se porte encore bien.* CREDOC, Consommation et modes de vie, n° 132, 1999.

- Willett W, Sacks F, Trichopoulou A, Drescher G, Ferro-Luzzi A, Helsing E, Trichopoulos D. Mediterranean diet pyramid : a cultural model for healthy eating. *Am J Clin Nutr* 1995 ; 61 : 1402S-1406S.

- Wolfert P. The cooking of the Eastern Mediterranean : 215 healthy, vibrant and inspired recipes. New York : HarperCollins, 1994.

- Zunft HJ, Friebe D, Seppelt B, De Graaf C, *et al. Eur J Clin Nutr* 1997 ; 51 (Suppl. 2) : S41-S46.

Perspectives
de l'alimentation méditerranéenne

Préserver le capital santé de l'aliment par des traitements technologiques appropriés
Pierre Besançon

Tout aliment doit répondre en terme de qualité à une double exigence de sécurité et d'acceptabilité *(figure 1)* ; la priorité est de garantir une totale innocuité :
– au plan microbiologique d'une part (absence de germes pathogènes),
– et au plan toxicologique d'autre part : absence de xénobiotiques dangereux et limitation à des additifs et auxiliaires technologiques autorisés.

La valeur nutritionnelle est fonction de la composition en différents nutriments – acides aminés, acides gras, vitamines, éléments minéraux, fibres – ainsi qu'en divers micro-constituants qui n'ont pas nécessairement le statut de nutriments, mais qui jouent un rôle bénéfique de protection (anti-oxydants). Une autre composante très importante de la qualité nutritionnelle repose sur la notion de biodisponibilité des différents nutriments, c'est-à-dire leur aptitude à être réellement libérés au cours des processus digestifs, à être absorbés correctement puis utilisés efficacement au niveau métabolique. La biodisponibilité des nutriments dépend donc de leur nature physico-chimique, de leur environnement, de la présence de facteurs antinutritionnels, des traitements technologiques, voire même de l'équilibre et des rythmes alimentaires.

L'acceptabilité d'un aliment inclut pour sa part l'ensemble des qualités organoleptiques : saveurs, arômes, couleurs, textures... ainsi que des qualités de service incorporées ou associées au produit commercialisé : c'est le cas, par exemple, des aliments plus ou moins prêts à l'emploi. Qu'ils soient ménagers, artisanaux ou industriels, toutes sortes de traitements sont indispensables pour que, à partir de matières premières agricoles qui ne sont pas forcément comestibles en nature, on élabore d'authentiques aliments en tenant compte des différents objectifs de qualité, tout en conciliant sécurité et plaisir. L'enjeu est alors de préserver tout le capital santé de l'aliment par le choix judicieux de procédés technologiques appropriés et optimisés.

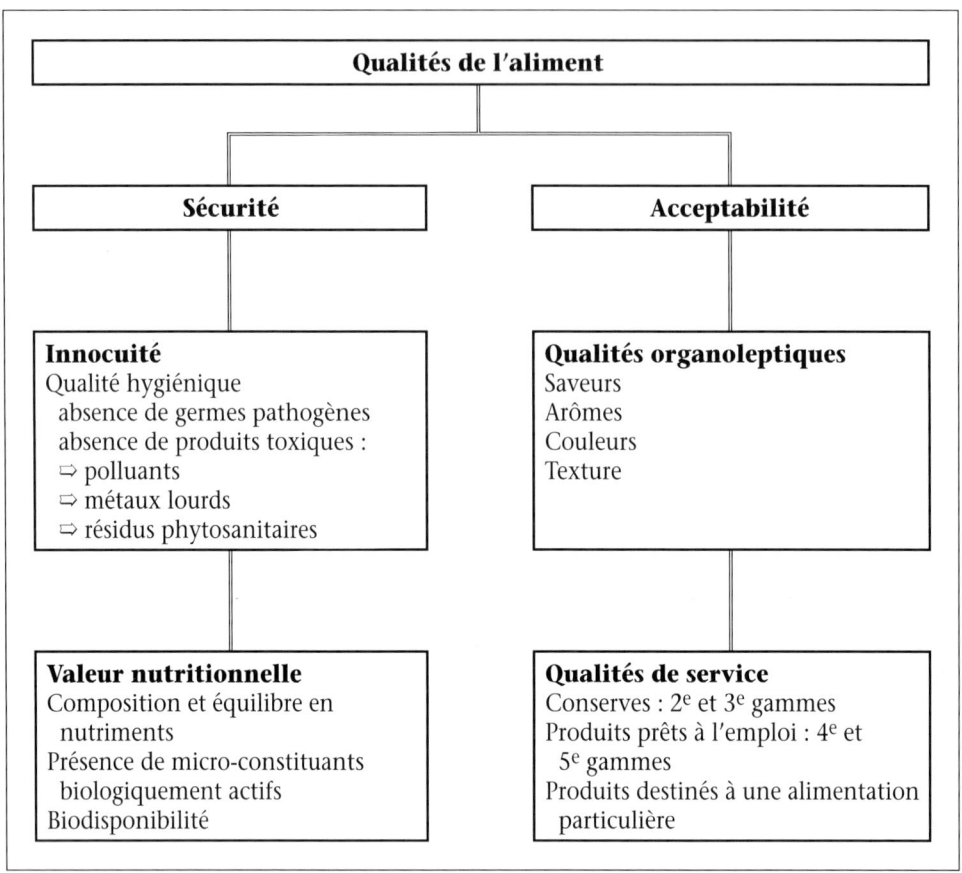

Figure 1. La double exigence de sécurité et d'acceptabilité qui garantit la qualité de tout aliment.

TRAITEMENTS TECHNOLOGIQUES

Les différents types de traitements utilisés dans les industries alimentaires visent des objectifs très variés :
– séparer, extraire les parties comestibles de matières premières végétales ou animales : décorticage, parage, élimination de matières grasses indésirables...
– raffiner ou purifier des produits bruts : raffinage des huiles, des sucres, des céréales, écrémage du lait...
– permettre et améliorer les conditions de stockage et de conservation en éliminant en particulier tout risque de développement de microorganismes indésirables ou pathogènes. On a généralement recours à des traitements thermiques (pasteurisation, stérilisation, congélation, surgélation) ou de nature biologique (fermentations, traitements enzymatiques). D'autres traitements visent aussi à limiter l'activité de l'eau : séchage, saumurage, confisage, déshydrata-

tion osmotique. Enfin, on peut recourir à des atmosphères contrôlées pour maîtriser les voies métaboliques (maturation, mûrissement) dans les produits en cours de stockage ;
– modifier et améliorer les propriétés fonctionnelles ou rhéologiques des produits : solubilité, viscosité, fluidité, aptitude à la formation de gels...
– améliorer les composantes organoleptiques ou générer de nouvelles qualités sensorielles : développement d'arômes, de saveurs par la cuisson, par fermentations...
– améliorer les qualités nutritionnelles par l'élimination de facteurs qui jouent un rôle anti-nutritionnel sur la biodisponibilité des nutriments (phytates, inhibiteurs d'enzymes digestives, fibres en excès...), par l'enrichissement en nutriments (supplémentation, distillation, génie génétique), par la préservation des microconstituants non nutritionnels qui jouent un rôle protecteur.

Ces objectifs peuvent être atteints par la mise en œuvre de nombreux procédés de nature physico-chimique ou biotechnologique, dont on peut citer quelques exemples, sans viser à l'exhaustivité.

- Les procédés de nature physique englobent :
– des traitements thermiques par transfert de chaleur : chauffage, pasteurisation, stérilisation, réfrigération, congélation, surgélation ;
– des traitements mécaniques : broyage, centrifugation, filtration, hautes pressions ;
– des traitements électromagnétiques : micro-ondes, champs électriques pulsés, champs magnétiques pulsés ;
– des traitements par irradiation : rayons X, gamma,
– des traitements par distillation moléculaire.

- Les procédés de nature chimique comprennent :
– des traitements alcalins pour détoxifier ou pour la solubilisation et l'extraction de protéines ;
– des traitements acides pour hydrolyser ;
– des traitements oxydants pour détoxifier ou pour abaisser la charge microbienne ;
– des traitements réducteurs pour l'hydrogénation des corps gras, pour modifier les structures moléculaires ;
– des traitements d'addition ou de fixation de fonctions chimiques sur les macromolécules alimentaires (acylation) ;
– l'utilisation de gaz et d'atmosphères contrôlées ;
– des traitements de texturation pour la conception de films protecteurs.

- Sous la rubrique des procédés de nature biotechnologique, on peut citer :
– les traitements enzymatiques pour texturer et modifier des structures macromoléculaires en vue d'améliorer des propriétés fonctionnelles (transestérification des triglycérides, texturation de protéines, de glucides), ou pour inactiver des composés toxiques ;
– les fermentations qui aboutissent à toute une série de produits traditionnels (fromages, produits de panification, vins, bière, vinaigre...) ou des produits nouveaux (métabolites, précurseurs d'arômes...) ;
– le génie génétique qui peut viser à l'amélioration de la composition en nutriments de produits génétiquement modifiés (enrichissement en certains acides aminés, en acides gras, en vitamines...).

Ces exemples mériteraient des développements qui sortiraient du cadre de cet ouvrage.

Effets des traitements technologiques sur la qualité nutritionnelle

Du fait de leur diversité et surtout des conditions plus ou moins sévères des traitements, les effets nutritionnels sont variés *(figure 2)* et peuvent être répertoriés à trois niveaux :
– des effets plutôt favorables, si les conditions de traitement sont douces et bien maîtrisées ;
– une perte modeste de valeur nutritionnelle, sans conséquence toxicologique lorsque les traitements sont modérés ;
– des pertes sévères de valeur nutritionnelle accompagnées de l'apparition de composés néoformés toxiques, dans les conditions de traitement les plus sévères.

Effets favorables

Certains traitements peuvent avoir pour objet d'améliorer la qualité nutritionnelle de produits non comestibles à l'état naturel ; c'est le cas de la cuisson ou du blanchiment. Dans la mesure où seule la conformation générale des macromolécules est modifiée, sans altération des molécules constitutives (structure primaire des acides aminés, des acides gras), on peut observer une amélioration de la digestibilité du fait de la dénaturation thermique des protéines, de la gélatinisation de l'amidon, de l'inactivation d'enzymes indésirables (lipoxygénases), de la destruction de facteurs antinutritionnels thermolabiles (inhibiteurs de protéases, lectines des légumineuses). De même, les procédés fermentaires améliorent très souvent la valeur nutritionnelle du produit qui sert de substrat (enrichissement en certaines vitamines, en acides aminés...).

Effets défavorables

De très nombreuses pertes de nutriments ou de réduction de la biodisponibilité sont envisageables. Il s'agit d'abord de la perte de nutriments, souvent des éléments minéraux, des vitamines ou parfois des protéines, par l'élimination de parties non consommées de plantes ou de tissus animaux. L'écrémage du lait conduit à une perte de vitamines liposolubles (vitamines A et D) ; le raffinage des céréales élimine l'essentiel des éléments minéraux et vitaminiques contenus dans les couches périphériques ; il faut dire qu'ils y sont associés à des facteurs réduisant leur biodisponibilité (phytates et fibres) ; la couche aleurone des céréales, éliminée avec le son, contient des protéines mieux équilibrées en acides aminés essentiels que dans l'albumen. L'étuvage du riz permet une migration dans le sens centripète de nutriments hydrosolubles (vitamines, minéraux, composés phénoliques) qui conduit à un enrichissement du grain après usinage. Enfin, le raffinage des huiles conduit à leur appauvrissement en composés phénoliques et en caroténoïdes et vitamine E.

Des pertes peuvent aussi se produire par solubilisation et diffusion. L'entraînement par les eaux de lavage et/ou de cuisson de molécules à faible poids moléculaire est inéluctable. Ces pertes peuvent être limitées en optimisant le procédé (taille de particules, quantité d'eau, durée, température, pH...).

L'oxydation constitue une cause de dégradation de la qualité nutritionnelle très importante. Peuvent être oxydés des vitamines (caroténoïdes, tocophénols, vitamine C, folates), des acides

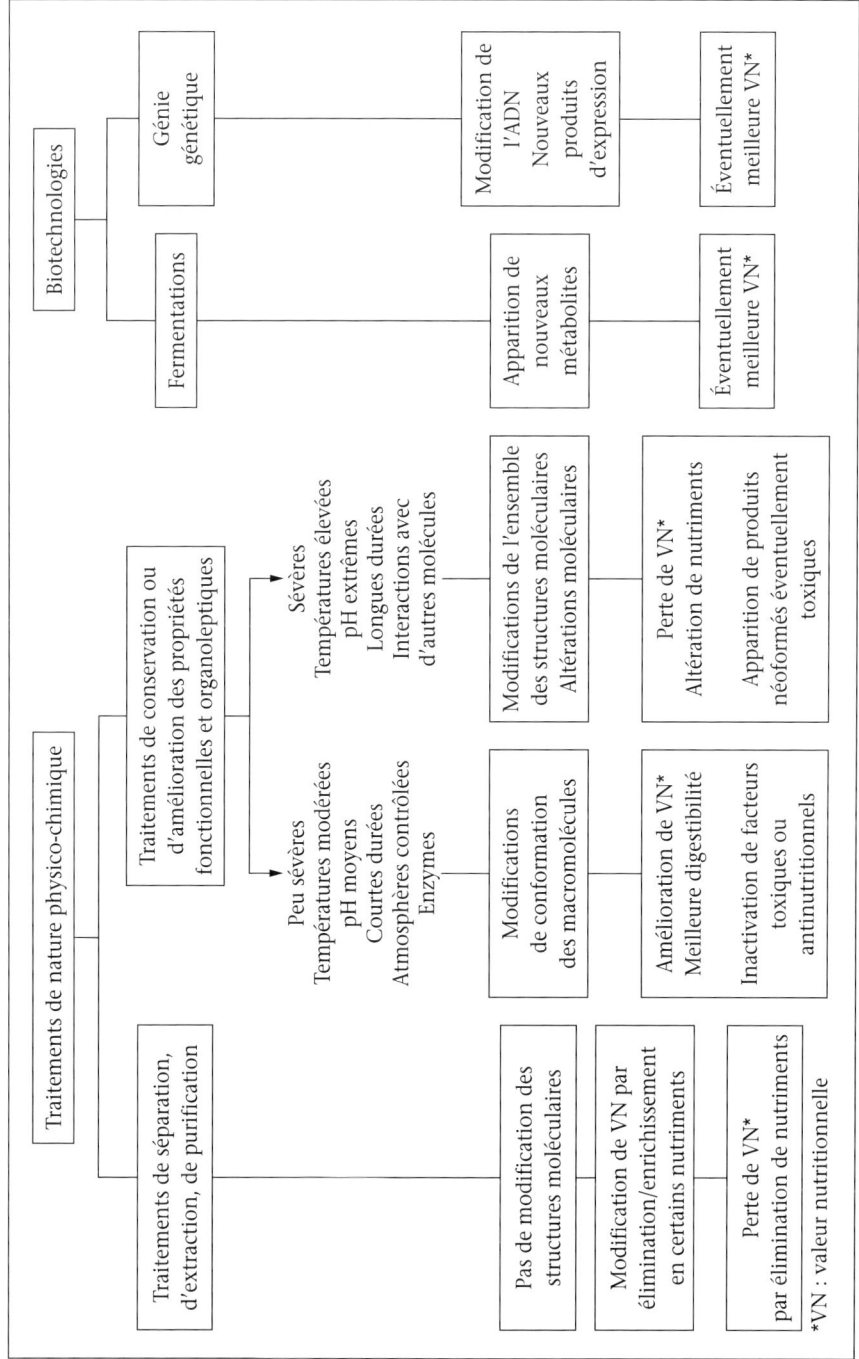

Figure 2. Effets généraux des traitements technologiques et biotechnologiques sur la valeur nutritionnelle des aliments.

aminés (méthionine, cystéine), des acides gras (acides gras poly-insaturés). L'oxydation des vitamines peut être catalysée par la présence de métaux (fer, cuivre), d'enzymes (oxydases) et accélérée par la chaleur ; elle intervient lors du blanchiment par la vapeur, de la déshydratation des légumes (vitamine C), de la pasteurisation du lait (folates), de la friture (vitamine A et E). La perte de vitamines intervient tout au long du stockage des denrées alimentaires et peut être ralentie si le produit contient des agents de protection anti-oxydants (présence de composés phénoliques) et si le stockage se fait à l'abri de l'oxygène, en atmosphère contrôlée. La chaleur est toujours un facteur de détérioration pour la vitamine B1 et la vitamine C, indépendamment des effets d'oxydation.

Il faut aussi mentionner les possibilités de réaction avec de nombreux composés et additifs ; les sulfites détériorent la vitamine B1, mais stabilisent la vitamine C, les nitrates réagissent avec de très nombreuses vitamines, les groupes sulfhydriles des protéines (cystéine) avec les vitamines B6 et B12.

De nombreuses autres causes de détérioration existent aussi pour les acides aminés (désamination, décarboxylation, isomérisation) dans des conditions de traitements sévères ; on peut voir apparaître des composés d'addition, de polymérisation (réaction de Maillard en présence de sucres réducteurs accélérée par les traitements thermiques) et la formation de liaisons covalentes intramoléculaires (traitements thermiques et alcalins sévères). Il ne saurait être question ici d'évoquer la possibilité de former des composés toxiques ou mutagènes dans les conditions les plus sévères. Mentionnons simplement que le grillage de viande conduit à des produits de détérioration des protéines et des lipides qui sont toxiques et mutagènes.

CONCLUSION ET PERSPECTIVES

Il y a trois objectifs à atteindre, et ils ne sont pas nécessairement compatibles totalement : la sécurité sanitaire de l'aliment, la qualité nutritionnelle, les qualités sensorielles.

Dans la mesure où la filière alimentaire s'industrialise de plus en plus et où l'alimentation collective se développe, de véritables compromis sont nécessaires.

La première des stratégies consiste à optimiser les traitements de façon à garantir un maximum de sécurité, ce qui reste une priorité, garder des qualités sensorielles raisonnables tout en préservant une bonne qualité nutritionnelle. On aboutit parfois à des solutions *a minima* : choisir un barème de stérilisation pour ne pas trop perdre de vitamines, ne pas trop purifier au risque de perdre des composés bénéfiques (anti-oxydants) et d'autres moins intéressants.

La solution qui consisterait à extraire et purifier les composés considérés comme bénéfiques et les utiliser comme des médicaments n'est pas forcément la plus intéressante ; elle sort de plus du champ de l'alimentation. L'analyse des résultats des études sur les rôles bénéfiques de certains aliments ou de leurs constituants montre bien que les effets synergiques sont aussi importants que la somme des effets individuels ; c'est bien le cas des anti-oxydants naturels, qu'il est plus judicieux de préserver dans leur matrice alimentaire.

Une autre approche est de mettre en œuvre des procédés nouveaux plus sélectifs à l'égard de la flore microbienne, plus respectueux des structures cellulaires et moléculaires (polyphénols, caroténoïdes). Les procédés à développer doivent aussi valoriser le potentiel anti-oxydant des végétaux, ainsi que leur potentiel enzymatique. Des extraits végétaux (anti-oxydants, enzymes) peuvent également offrir d'intéressantes alternatives à l'utilisation de quelques additifs et auxiliaires technologiques, sans tomber non plus dans le travers de considérer aveuglément que tout ce qui est naturel est sans danger !

La technologie alimentaire industrielle n'est certainement pas un mal nécessaire pour réaliser une alimentation moderne, mais doit être considérée plutôt comme une alliée, pour l'hygiéniste et le nutritionniste soucieux de préserver et même de développer le capital santé de l'aliment.

Références

- Bernard A, Carlier H. Aspects nutritionnels des constituants des aliments. Influence des technologies. *Les Cahiers de l'ENSBANA*. Paris : Tec Doc, 1992, 392 p.

- Cheftel JC, Cheftel H, Besançon P. *Introduction à la biochimie et à la technologie des aliments*. Paris : Lavoisier, 1997, vol. 1, 381 p., vol. 2, 410 p.

- Cheftel JC, Cuq JL, Lorient D. *Protéines alimentaires*. Paris : Tec Doc., 1985, 308 p.

- Linden G, Lorient D. *Biochimie agroindustrielle*. Paris : Masson, 1994.

- Spinnler HE. Technologies de transformation des produits agroalimentaires. In : Baert JP, ed. *Agroalimentaire F1-170-1-14*. Paris : Techniques de l'Ingénieur, 1999.

- Tirilly A, Bourgeois CM. *Technologies des légumes*. Paris : Tec Doc., 1999, 558 p.

Nouvelles pratiques agricoles et innovations agro-alimentaires pour développer la valeur santé des aliments méditerranéens

Stéphane Debosque, Marc Puygrenier

COMMENT DÉFINIR UN RÉGIME DE QUALITÉ

Nous avons vu, au cours des précédents chapitres, que pour comprendre les « mécanismes » nutritionnels qui concourent à maintenir un individu ou une population en bonne santé, il est nécessaire d'étudier précisément le rôle de certains constituants et microconstituants des aliments. C'est la façon habituelle d'opérer en recherche scientifique, dans tous les domaines des sciences expérimentales et des sciences du vivant.

Mais nous avons aussi constaté qu'on ne peut réduire le régime méditerranéen à la somme des nutriments qu'il apporte au cours d'un repas. Il faut donc se poser la question de l'appréciation de la qualité de ce régime pour l'optimiser à l'avenir, si possible.

L'homme ne consomme pas séparément des aliments isolés, mais il les associe en fonction de ses habitudes alimentaires. Lorsqu'il s'agit de régime méditerranéen, selon le constat établi par les épidémiologistes et spécialistes du comportement alimentaire (*voir Partie 1* : « Épidémiologie »), ces habitudes sont saines. C'est la raison pour laquelle les recommandations nutritionnelles, au lieu de fixer les quantités de chaque nutriment, devraient s'attarder à définir un régime sain, équilibré et proposer des méthodes pour déterminer la qualité « globale » du régime dans son ensemble.

C'est ce que propose l'approche dite de « pyramide-guide de l'alimentation », issue des travaux de l'USDA *(United States Department of Agriculture)*, qui recommande l'équilibre convenable entre les groupes d'aliments (*voir le chapitre* « Préserver et promouvoir l'alimentation méditerranéenne pour la santé : vers des politiques nutritionnelles intégrées »).

Les groupes d'aliments à consommer, recommandés selon une certaine fréquence, définis pour le modèle méditerranéen (et plus généralement occidental) sont :

– 1ᵉʳ groupe : les céréales et féculents (base de la pyramide), les fruits et légumes, l'huile d'olive et les fromages frais ou yaourts qui doivent être consommés quotidiennement ;

– 2ᵉ groupe : le poisson, la volaille, les œufs, les sucreries, accompagnés de vin (1 ou 2 verres par jour au cours des repas) quelques fois par semaine ;

– 3ᵉ groupe : les viandes rouges, quelques fois par mois (ou quelques fois par semaine, en petite quantité).

Cette « pyramide » n'est pas la seule qui ait été proposée. Au même titre que cette « pyramide méditerranéenne », ont été définis d'autres équilibres alimentaires ; on a ainsi pu évoquer une pyramide « chinoise », « britannique », etc. Dans tous les cas, on peut mesurer un bon équilibre avec le score de diversité alimentaire (SDA). Celui-ci évalue la consommation quotidienne d'aliments pris dans les groupes principaux : céréales et féculents, fruits et légumes, produits laitiers et viande (pour le modèle méditerranéen, *voir chapitres* « Comportements alimentaires et pratiques culinaires » *et* « Préserver et promouvoir l'alimentation méditerranéenne pour la santé »).

Autre critère d'évaluation de la qualité du régime à prendre en compte : la modération, notamment vis-à-vis d'aliments riches en lipides et particulièrement en graisses saturées, cholestérol, sucre et sel. L'indice de qualité du régime (IQR) intègre l'observance de cette modération. Dans le modèle méditerranéen, on privilégie l'huile d'olive, on évite le beurre, les viandes rouges et les produits laitiers.

Enfin, le score de variété alimentaire (SVA), défini comme « le nombre d'aliments différents consommés pendant une période de temps donné », signe les habitudes alimentaires et l'aptitude à consommer de nouveaux aliments par rapport aux jours précédents. L'ensemble de ces critères permet d'évaluer l'indice global de l'alimentation saine (ISA) (cf. la « pyramide méditerranéenne » *voir chapitre* « Préserver et promouvoir l'alimentation méditerranéenne pour la santé »).

On pourrait y ajouter l'hédonisme et la convivialité comme cela est suggéré dans le chapitre « Comportements alimentaires et pratiques culinaires ». Le goût des aliments et le plaisir que procure leur consommation sont le reflet direct de la qualité du régime (Drewnowski, 1999).

Ainsi, le régime méditerranéen ne peut sans doute pas être dissocié du style de vie où il a émergé, ni des produits de l'agriculture, de l'élevage, de la pêche et de l'aquaculture, fruits du travail de l'homme, de son expérience, de ses connaissances, mais aussi du climat et de l'ensoleillement exceptionnels.

LES NOUVELLES PRATIQUES AGRICOLES

« L'essence d'une cuisine (c'est-à-dire le mode de préparation des aliments) se fonde, en accord avec Padilla et Aubaile-Sallenave (*voir chapitre* « Comportements alimentaires et pratiques culinaires »), sur les produits utilisés... ». Nous allons essayer de comprendre, en suivant la « pyramide-guide » de l'alimentation méditerranéenne, comment la recherche agronomique et les professions agricoles contribuent à développer la valeur santé des produits.

Céréales féculents

Si les céréales sont consommées sous des formes multiples à tous les repas pour leur apport en glucides (amidon), les fibres alimentaires (céréales complètes) apportent également des vitamines du groupe B et des protéines intéressantes par leur composition en acides aminés (*voir chapitre* « Effets bénéfiques pour la santé des fruits et légumes »).

Toutefois, il existe certains cas, certes rares, d'intolérance au gluten. Chez les jeunes enfants et les personnes âgées, les céréales riches en phytates contenus dans les graines peuvent induire des irritations du tube digestif et des carences minérales (Champ, 1997).

Les efforts de la recherche et de la profession portent toujours sur le contrôle de la qualité des variétés, la qualité sanitaire (élimination des résidus de pesticides), l'amélioration et la maîtrise de la teneur en protéines pour ses conséquences sur l'aptitude technologique et la valeur nutritionnelle. En effet, on connaît encore assez mal comment conduire la fertilisation azotée pour assurer une teneur élevée en protéines de haute qualité. Par ailleurs, l'amélioration variétale, en utilisant les acquis des biotechnologies dans le cadre d'un projet européen (PROTALL), vise à créer des variétés de blé consommables par les personnes allergiques au gluten (maladie cœliaque). Selon les mêmes techniques génétiques, des travaux visent à développer l'expression des protéines de blé pour améliorer leurs aptitudes technologiques, pour la fabrication des pâtes alimentaires (« force » des pâtes) et la stabilité thermique de l'amidon (amylose et amylopectine). On a pu également accroître la teneur en amidon des pommes de terre par le biais d'un transfert de gène pour améliorer leurs utilisations industrielles (purée, fécule, frites absorbant moins d'huile de friture par exemple) (*Les plantes génétiquement modifiées, une clef pour l'avenir*, 1977).

Fruits et légumes

Les fruits, légumes et légumineuses, conseillés quotidiennement en quantité, ont un effet protecteur contre les maladies cardiovasculaires et les cancers, en particulier des voies digestives et aériennes supérieures, de l'estomac, du poumon, des bronches, du pancréas, du col de l'utérus et de la vessie, selon les revues présentées (*voir chapitre* « Bénéfice santé du modèle de consommation méditerranéen »). En effet, la plupart des études épidémiologiques considèrent les nutriments contenus dans ces aliments : fibres, vitamines hydrosolubles, anti-oxydants, folates, minéraux.

Ces produits saisonniers, souvent consommés frais en période estivale de production, sont très diversifiés. Ils sont conservés selon des techniques modernes (congélation) ou des pratiques traditionnelles (séchage, salage, conservation au vinaigre ou à l'huile, etc.) (*voir chapitre* « Comportements alimentaires et pratiques culinaires »).

Les efforts de recherche-développement sur la filière ont porté sur les méthodes alternatives de lutte pour diminuer les risques de présence de résidus d'insecticides. Ainsi, la recherche s'attache à la lutte contre des maladies importantes des arbres fruitiers (l'enroulement chlorotique de l'abricotier, la sharka commune aux abricotiers, pêchers, pruniers et cerisiers). Parallèlement, des expérimentations portent sur l'évaluation des sensibilités de porte-greffes (Labonne *et al.*, 1999, Quiot *et al.*, 1999).

Globalement, sur le plan technique, l'objectif est l'absence de résidus de pesticides et de nitrates, l'allongement de la durée de production, notamment en développant la production sous abri.

Par ailleurs, la recherche-développement, avec les producteurs de salades, comme pour la plupart des productions maraîchères, vise l'amélioration de la compétitivité et de la qualité, en développant le choix variétal, le type de couverture d'abri adapté à une productivité accrue, une conduite d'irrigation pilotée par tensiométrie selon un cahier des charges « qualité salade », ainsi que le choix des outils du travail du sol (Peyrière *et al.*, 1999).

Enfin, comme pour les fruits, des programmes de lutte alternative et de lutte biologique contre les parasites (thrips et aleurodes) des cultures légumières permettent l'amélioration de la qualité et de la sécurité alimentaire.

À plus long terme, la recherche de nouvelles variétés ou la modification de variétés pour certains caractères ou aptitudes fait l'objet de travaux visant l'amélioration de leur qualité. Ainsi, pour les laitues ou les épinards, on envisage de réduire la quantité de nitrates contenus dans les feuilles en augmentant l'expression d'une enzyme qui dégrade les nitrates (la nitrate-réductase).

Les recherches finalisées sur la pomme de terre, la tomate, le concombre, le melon, la courge, la betterave tentent d'introduire un gène spécifique qui permettra à ces plantes de réaliser une protéine qui arrête la multiplication et le développement de virus pathogènes (*Les plantes génétiquement modifiées, une clef pour l'avenir*, 1997).

De même, on travaille à la stimulation de la résistance du radis aux champignons parasites.

La première application commercialisée en 1994, aux États-Unis, par la société Calgène a été la tomate transgénique « longue » conservation. Cette tomate n'offrait cependant pas les qualités gustatives satisfaisantes du point de vue des consommateurs. De nouvelles recherches portent maintenant sur l'amélioration du goût, une teneur élevée en β-carotène des tomates ou, pour ce qui est des melons, une teneur en sucres augmentée associée à la longue conservation.

Parallèlement, des équipes de recherche et groupements professionnels travaillent à la valorisation des « espèces mineures » méditerranéennes de fruits et légumes, dans une perspective de conservation de la biodiversité et de la diversification agricole et alimentaire. Cette démarche sera confortée par l'identification et le dosage systématiques des micronutriments et microconstituants, bénéfiques à la santé des consommateurs de chacune de ces espèces (figues, grenades, arbouses, etc.).

Huile d'olive

Les travaux des épidémiologistes et des nutritionnistes (*voir chapitre* « Huile d'olive, coproduits de l'huilerie d'olive et olive-fruit ») ont permis d'établir une relation entre la teneur en acides gras de l'huile d'olive (acide oléique très largement majoritaire) et en fractions non glycéridiques (polyphénols anti-oxydants), et sa « valeur nutritionnelle ».

Ainsi, l'effet bénéfique de l'huile d'olive vis-à-vis de la prévention des maladies cardiovasculaires est lié à la combinaison de l'acide oléique, reconnu hypocholestérolémiant et les propriétés anti-oxydantes réduisant l'oxydabilité des LDL *(low density lipoproteins)*. Les LDL oxydées jouant un rôle majeur dans le processus athérogène.

Les recherches visant l'amélioration des propriétés nutritionnelles des olives fruits et des huiles d'olives portent sur une connaissance accrue de la composition en composés phénoliques. En effet, celle-ci dépend de la variété et du degré de maturité des olives au moment de l'expression (extraction) de l'huile. Au-delà de cette phase d'inventaire, l'identification de marqueurs nutritionnels à prendre en compte dans la sélection variétale permettra d'optimiser la valeur santé des olives et de l'huile d'olive, parallèlement à leur qualité organoleptique.

L'avantage comparatif de l'huile d'olive sur les autres huiles végétales, même issues de variétés modifiées génétiquement, est lié à sa « double action anti-oxydante » :
– l'une « passive », du fait de ses acides gras mono-insaturés peu ou pas oxydables ;
– l'autre « active » par la présence de composés anti-oxydants polyphénoliques.

Ainsi, la création de variétés de tournesol à haute teneur en acide oléique ou de colza sans acide érucique, l'accroissement de leur rendement en huile et la modification de leur teneur en acides gras poly-insaturés ne permettent pas à ces huiles d'agir selon les mêmes mécanismes nutritionnels que l'huile d'olive.

Fromages frais et yaourts

Les produits laitiers du régime méditerranéen recommandés se limitent aux fromages frais à base de lait de brebis ou de chèvre, du fait de leur faible apport, par la fraction lipidique, en acides gras saturés et de leur relative richesse en acides gras insaturés (18 : 3 n-3 = acide linolénique (*voir chapitre* « Bénéfice santé du modèle de consommation méditerranéen »). Les yaourts sont aussi recommandés du fait des nutriments élaborés par la microflore (*Lactobacillus*, bactéries lactiques) : sécrétion de protéines, vitamines du groupe B hydrosolubles.

Dans ce domaine, la qualité hygiénique du lait, la compréhension et la résolution des problèmes technologiques (*Listeria monocytogenes, Clostridium butyricum*) et la généralisation de la réfrigération ont contribué à l'amélioration de la qualité des produits laitiers.

Les recherches se poursuivent sur les flores lactiques, propioniques et les flores de surface (levures, *Pénicillium, Geotrichum, Corynebacterium*, etc.) en génétique microbienne, sous l'aspect stabilité des souches utilisées dans les fermentations et l'affinage des fromages, et l'étude de leur comportement au cours de la fabrication (génie des procédés).

Les recherches zootechniques visent, chez la chèvre, à développer l'expression du gène de la caséine κ (kappa) qui conditionne la texture du fromage. Par ailleurs, d'autres recherches ont pour but de faire exprimer le gène de la caséine α S1 d'origine humaine dans le lait de chèvre, pour accroître sa valeur biologique (digestibilité). D'autres études visent à réduire la concentration de lactose, à supprimer l'expression de la β-lactoglobuline, reconnue allergisante chez certains sujets susceptibles (Leroy, 1997).

Poissons

Les poissons (*voir chapitre* « Poissons et produits de la mer ») ont globalement un effet bénéfique sur la santé et, en particulier, un effet protecteur pour les maladies cardiovasculaires par l'apport des lipides qui présentent des propriétés antifibrillaires sur le muscle cardiaque, en relation avec le risque de décès dans les jours qui suivent l'infarctus du myocarde.

Les proportions en acides gras poly-insaturés de la série n-3 (EPA, DHA) seraient également impliquées dans les phénomènes vasculaires de nécroses intratumorales et réduiraient l'apparition de métastases.

Ainsi, la recommandation de consommer du poisson est (*voir chapitre* « Comportements alimentaires et pratiques culinaires »), sujette à deux contraintes :
– d'une part, celle de la conservation des acides gras du poisson, qui s'oxydent très rapidement après la pêche et la mort du poisson. Il est donc essentiel de préparer, de réfrigérer ou de congeler rapidement le poisson sur les lieux de pêche ;
– d'autre part, celle de la disponibilité des réserves halieutiques qui diminuent avec la pression croissante de la pêche.

Sur ce plan, le développement de l'aquaculture permettrait :
– une meilleure gestion des ressources existantes, respectant les dynamiques de repeuplement ;
– une diversification des espèces pêchées, sous réserve de la vérification de la qualité des propriétés nutritionnelles de celles-ci ;
– une limitation des agressions du milieu naturel sur certains sites et la protection de l'environnement ; associé aux techniques de pêche sélective, et pourrait ainsi, assurer une production durable et répondre à une consommation croissante.

Au niveau européen, l'aquaculture en eaux douces, avec le développement de l'élevage extensif de salmonidés (truites arc-en-ciel), couvre environ 82 % des besoins. En aquaculture marine, le bassin méditerranéen produit 85 % des mollusques (moules, huîtres) consommés en Méditerranée et près de 15 % des poissons (dorades, loups et mulets), tandis que le bassin Atlantique, mer du Nord, Baltique, produit 57 % des mollusques et 30 % des poissons, tout particulièrement du saumon qui, de produit considéré jusqu'ici de luxe, passe progressivement dans la consommation courante (Welcomme, 1997).

Ainsi, si la croissance des pêches en Europe est limitée pour les raisons évoquées de surexploitation des réserves dans les principales espèces capturées, les progrès en aquaculture, tant en volume qu'en diversification, sont notables. Dans ce sens, un effort de recherche de sources de protéines adaptées aux besoins de poissons d'élevage est nécessaire. De plus, une prévention des risques de pollution, inhérents aux systèmes d'élevage intensif et, une protection de l'environnement et des sites sont à développer.

Quant à la conservation du poisson, les recherches portent sur la caractérisation rapide de la fraicheur, l'étude des interactions moléculaires au cours des traitements, notamment de texturation, et l'analyse de nouvelles sources alimentaires (poissons, algues, coquillages).

Ainsi, la mise au point de capteurs performants, la production de connaissances sur l'intérêt nutritionnel (constituants, microconstituants) de nouvelles espèces et leurs propriétés biologiques sont prioritaires pour cette filière.

Volaille et œufs

En accord avec Delpeuch (*voir chapitre* « Préserver et promouvoir l'alimentation méditerranéenne pour la santé »), les œufs et la viande de volaille contribuent, dans le cadre d'associations judicieuses de produits de qualité d'usage pratique, à assurer une alimentation diversifiée.

En effet, si la consommation de viande rouge peut être associée à une augmentation du risque de cancer du côlon, la consommation de volaille, comme de poisson, est au contraire associée à une réduction de ce risque (*voir chapitre* « Bénéfice santé du modèle de consommation méditerranéen »).

Outre ces aspects nutritionnels, il faut souligner le fait que les volailles et les œufs sont des aliments largement utilisés et acceptés sur le plan culturel. Fischler (1993) signale que, sur près de 383 cultures et traditions ethniques alimentaires étudiées, les volailles sont bien acceptées par 363 d'entre elles, ce qui en fait un aliment « universel » par excellence, devançant largement les autres sources de protéines animales (159 par exemple pour le poisson, 108 pour le mouton, d'après Abrams, 1987).

Les perspectives de recherche tiennent compte des comportements des consommateurs, des prix, de la diversification des produits, qui contribuent à la concurrence entre espèces animales et entre pays producteurs.

Ainsi, la teneur en graisse des carcasses de volailles et la prolificité des souches font l'objet de recherches génétiques à échelle mondiale. L'abattage et la découpe de volailles doivent améliorer leurs résultats d'exploitation très faibles aujourd'hui (voisins de 0 % à 0,5 % du chiffre d'affaires dans les meilleurs cas, pour la dinde comme pour le poulet).

Le vin

Le vin et les produits dérivés du raisin, ont fait l'objet de très nombreuses études visant à mieux connaître leurs aspects bénéfiques et/ou indésirables sur la santé. Si le raisin peut être assimilé au bénéfice global qu'apportent les fruits (*voir chapitres* « Bénéfice santé du modèle de consommation méditerranéen » et « Fruits et légumes, légumineuses ») ou les jus de fruits, la consommation de vin doit davantage être examinée sur le plan de la balance bénéfice/risque, liée à un effet-dose dont le seuil est établi par l'apport d'alcool.

Nous retiendrons, avec Claude-Louis Léger (*voir chapitre* « Consommation de vin et prévention contre les maladies cardiovasculaires »), que la consommation modérée de vin protège contre les maladies cardiovasculaires. Il faut ajouter que ce sont principalement les effets du vin vis-à-vis de ces risques qui ont été étudiés. Sur une revue de décembre 1999 relative à 258 publications scientifiques répertoriées dans Medline que nous avons réalisée, 96 portent sur les pathologies cardiovasculaires.

Les cancers, sous diverses formes, et les maladies dégénératives (du métabolisme ou du système nerveux central) ont bénéficié de beaucoup moins de publications : respectivement 22 et 6. Ainsi, outre les recherches permettant de mieux fixer les seuils de sensibilité vis-à-vis de l'alcool selon les individus, liés à l'âge, au sexe, aux facteurs de prédisposition, les recherches s'orientent vers les effets anti-oxydants et autres effets des polyphénols et de leurs métabolites chez l'homme. La connaissance de leur biodisponibilité, les mécanismes d'action des molécules « marqueurs » des différentes familles de polyphénols du vin doivent permettre de mieux apprécier le rôle du vin, des vins, non seulement dans la prévention des maladies cardiovasculaires, mais aussi vis-à-vis des diverses formes de cancers et de maladies dégénératives ou liées au vieillissement.

Innovations technologiques et transformations

Dans le cadre de cet ouvrage, il s'agit de préciser en matière d'innovations technologiques celles qui peuvent préserver les nutriments et en particulier les micro-constituants, identifiés comme marqueurs d'intérêt santé pour le consommateur, en favorisant, par exemple, leur libération après transformation et/ou ingestion.

D'autres technologies peuvent accroître le bénéfice santé recherché. Parmi les « technologies clés » telles qu'elles sont définies par le GIS (Groupement national d'intérêt scientifique) RIA (recherche sur les industries alimentaires) et développées par Pierre Feillet, son coordinateur (Feillet P, 1998), la plupart peuvent concourir à cet objectif d'assurer la maîtrise de la conception et de la fabrication des aliments et boissons préfabriquées industriellement.

Mentionnons préférentiellement l'aéraulique, qui consiste à contrôler les particules transportées par les flux d'air ambiant. Les applications visent la prévention des sources de contaminations aériennes à l'échelle d'une usine ou d'un atelier (c'est l'objet du programme « usine ultra-propre ») ou d'équipements et postes de travail. On parle alors de protection rapprochée (par exemple, grâce à des hottes à flux d'air laminaire filtré).

L'écologie microbienne étudie, pour sa part, les interactions entre les aliments (considérés de ce point de vue comme substrats) et les flores bactériennes ou fongiques bénéfiques utiles aux procédés de biotransformation ou liées à des contaminants saprophytes ou pathogènes (pouvant induire un risque technologique ou nuire à la sécurité hygiénique des aliments).

Le développement de méthodes ou moyens de contrôles en cours de fabrication qui doivent donner des indications instantanément, sans destruction massive du produit. On parlera alors de méthodes rapides, non invasives et de capteurs « en ligne ». Elles sont largement appliquées aux mesures physiques ou optiques (température, humidité relative, teneur en eau, pH, mesure des particules, couleurs, etc.).

Ainsi, va-t-on vers une conception « assistée » des aliments, en prenant en compte simultanément les caractéristiques biochimiques, physiques, hygiéniques, nutritionnelles et organoleptiques recherchées en essayant de les optimiser, tant pour la définition des paramètres de fabrication que pour la maîtrise et le contrôle de qualité *in process* et du produit fini.

En ce qui concerne la valeur santé des aliments, on choisira le plus souvent les technologies « douces » ou « minimales », afin de conserver le caractère frais ou « équivalent au frais » des produits finis, tout en assurant leur sécurité hygiénique (*voir chapitre* « Préserver le capital santé de l'aliment par des traitements technologiques appropriés »).

Ainsi, historiquement, la pasteurisation ou l'usage de « ultra-haute température » pendant un temps très limité pour les produits liquides (lait, jus, etc.) répondaient à ce type de préoccupation.

Plus récemment, le recours aux hautes pressions associées à la congélation semble prometteur, sous réserve de développer des équipements qui permettent le travail en continu à échelle industrielle.

L'application de champs électriques, de champs magnétiques ou de rayonnements lumineux pulsés sont au stade expérimental en laboratoire. Ils permettent la décontamination de bactéries, champignons, spores et virus en surface et sur des produits présentés sous diverses formes : poudres, pâtes, solides hétérogènes. Les applications sont potentiellement très vastes (épices, farines, légumes déshydratés, ovo-produits, fromages, charcuteries, plats cuisinés, etc.). Toutefois, les développements industriels devront valider ces nouvelles technologies, notamment en termes économiques.

D'autres procédés physiques ont été développés avec succès et répondent à ce critère de technologies douces. Ainsi, la déshydratation osmotique ou déshydratation-imprégnation par immersion dans une solution concentrée, afin de limiter la teneur en eau a été appliquée avec succès aux fruits, aux poissons et produits carnés. Les morceaux de fruits ou filets de poissons conservent de bonnes caractéristiques de texture et d'analyses sensorielles et une teneur en matière sèche élevée, compatible avec une meilleure conservation ou transformation.

La connaissance de l'écologie microbienne et de l'expression de systèmes enzymatiques permet également la maîtrise de la qualité microbiologique de certains aliments : c'est le cas des produits laitiers et fromages, à l'aide d'agents microbiens qui expriment le système lactoperoxydase, permettant l'inhibition de bactéries pathogènes, par exemple, les *Listeria* sp.

Enfin, il nous semble utile de signaler que les technologies classiques, appliquées à des matières premières recherchées par les nutritionnistes et les prescripteurs médecins, diététiciens, mais dont la consommation était jusqu'alors limitée, faute de pouvoir les utiliser de façon simple et pratique, peuvent constituer une innovation importante pour une approche nutritionnelle de l'alimentation. C'est ainsi que « Ébly » (blé précuit) a été créé avec succès et répond à l'objectif de développer la consommation de céréales quotidiennement.

Références

- CFS, GNIS, UIPP. *Les plantes génétiquement modifiées, une clef pour l'avenir*. St-Denis : Imprimerie Rosay, 1997 : 67.

- Champ M. Céréales : aspect nutrition. 8e Journées Nationales de Diététique (n° spécial) 1997 : 1-6.

- Drewnowski A. Comment évaluer la qualité de l'ensemble du régime alimentaire ? *Cah Nutr Diet* 1999 ; 34(1) : 15-20.

- Feillet P. *Un point sur... aliments et industries alimentaires : les priorités de la recherche publique*. Paris : INRA, 1998 : 288.

- Fischler C. *L'Homnivore : le goût, la cuisine et le corps*. Paris : Odile Jacob, 1993 : 29.

- Labonne G, Quiot JB, Quiot L, Lauriaut F. Enroulement chlorotique de l'abricotier. Identification des vecteurs et lutte. 10e Rencontres INRA, Agro Montpellier, 1999 : 83-4.

- Leroy P. Amélioration de la production. In : *La Recherche agronomique européenne dans le monde du XXIe siècle : quelle innovation pour l'alimentation, l'agriculture et le cadre de vie ?* Palais de l'Europe. Strasbourg : INRA, Brodard et Taupin, 1997.

- Peyrière J, *et al*. Amélioration de la compétitivité de la filière salade en Roussillon. 10e Rencontres INRA-Agro Montpellier, 1999 : 87-8.

- Quiot JB, *et al*. Lutte contre la sharka : raisonnements et mise en place d'une protection du verger méridional. 10e Rencontres INRA, Agro Montpellier, 1999 : 85-6.

- Welcomme R. Diversification des productions. In : *La recherche agronomique européenne dans le monde du XXIe siècle : quelle innovation pour l'alimentation, l'agriculture et le cadre de vie ?* Palais de l'Europe. Strasbourg : INRA, Brodard et Taupin, 1997 : 176-81.

Préserver et promouvoir l'alimentation méditerranéenne pour la santé : vers des politiques nutritionnelles intégrées*

Francis Delpeuch

L'intérêt pour les effets bénéfiques de l'alimentation méditerranéenne sur la santé remonte aux années 1950 avec les observations épidémiologiques réalisées par Ancel Keys et son épouse Margaret dans le Sud de l'Italie et en Grèce. Ils mirent en relation, pour la première fois, l'alimentation consommée habituellement dans ces régions, et notamment la faible teneur en lipides des régimes, avec une espérance de vie parmi les plus fortes au monde et des taux de maladies chroniques, en particulier de maladies coronariennes, parmi les plus faibles. La confirmation de cette relation avec la célèbre « étude des sept pays », qui visait à identifier les facteurs de risque des maladies coronariennes, donna naissance au concept d'alimentation méditerranéenne, inédit alors.

Si ce terme est aujourd'hui passé dans le langage courant comme dans la littérature scientifique avec une connotation toujours positive, sa définition est bien souvent confuse. D'une manière générale, il se réfère aux régimes alimentaires consommés traditionnellement dans les sociétés des pays bordant la Méditerranée ou dans certaines régions de ces pays. Au-delà de nombreuses variantes nationales et régionales (*voir chapitre* « Comportements alimentaires et pratiques culinaires »), la principale caractéristique commune de ces régimes était d'être largement composés de produits végétaux : céréales souvent peu raffinées, légumineuses, fruits et légumes en grande diversité, herbes aromatiques également très variées, huile d'olive comme principale source lipidique, vin consommé modérément au moment des repas. Pour autant, il ne s'agissait pas de régimes végétariens : fromages, surtout de chèvre et de brebis, poissons et viandes étaient présents partout, à des degrés divers, en accompagnement. L'alimentation méditerranéenne traditionnelle était par ailleurs reconnue pour ses hautes qualités gustatives et son caractère hédoniste. Mais on peut souligner également que ces régimes étaient relativement frugaux, sans excès calorique, insérés dans des modes de vie favorisant une activité physique régulière et conduisant ainsi à de faibles taux d'obésité dans les populations.

---

* Le texte présenté ici n'engage que son auteur et non l'IRD ou l'OMS.

Sur le plan nutritionnel, la principale observation de départ fut la faible teneur en lipides, notamment en acides gras saturés de la ration. Mais l'intérêt pour l'alimentation méditerranéenne a été renouvelé par les découvertes des recherches, tant épidémiologiques qu'expérimentales, montrant, d'une part, l'importance du stress oxydatif pour les maladies chroniques et dégénératives, et d'autre part, le pouvoir anti-oxydant, non reconnu jusque-là, d'un certain nombre de vitamines, minéraux et substances biologiquement actives (polyphénols et flavonoïdes, par exemple) *(voir fiche technique)*. Ces substances, qui font l'objet d'un courant de recherche actuel particulièrement actif, sont très présentes dans les nombreux produits végétaux caractéristiques de l'alimentation méditerranéenne.

Ainsi, aujourd'hui, l'avantage nutritionnel de l'alimentation méditerranéenne vis-à-vis des maladies chroniques paraît double :

– elle contient moins de facteurs nocifs, par exemple moins d'excès en acides gras saturés ;

– elle contient beaucoup plus de facteurs protecteurs divers, anti-oxydants, folates et fibres, entre autres.

Ces connaissances scientifiques nouvelles permettent déjà de formuler un certain nombre de recommandations pour une alimentation plus favorable à la santé et au bien-être *(voir Parties 1, 2 de l'ouvrage)*.

L'ALIMENTATION MÉDITERRANÉENNE TRADITIONNELLE : UN MODÈLE FAVORABLE À LA SANTÉ

C'est sur ces bases qu'a été décrit dans les années 1990, parmi les nombreuses variantes de l'alimentation méditerranéenne, le régime traditionnel considéré comme le plus favorable à la santé *(encadré « Caractéristiques de l'alimentation méditerranéenne traditionnelle »)*. C'est celui qui était encore observé au tout début des années 1960, dans le Sud de l'Italie, en Crète et dans la plupart des régions de la Grèce, précisément là où étaient enregistrés l'espérance de vie la plus élevée et les taux de maladies chroniques les plus faibles (Milio et Helsing, 1998 ; Trichopoulou et Lagiou, 1997 ; Willett *et al.*, 1995).

C'est également à partir de là qu'a été développé le concept de pyramide alimentaire méditerranéenne, comme exemple de modèle culturel traditionnel favorable à la santé (Willett *et al.*, 1995) *(figure 1)*. Ce type de modèle constitue une nouvelle approche pour l'information et l'éducation du public en matière d'alimentation et de nutrition (Milio, Helsing, 1998) : il offre une alternative à l'éducation nutritionnelle plus traditionnelle qui s'appuyait sur la construction de directives alimentaires théoriques et qui a largement montré ses limites. Il autorise un choix très large dans les types, les fréquences et les quantités d'aliments consommés, plutôt que de fixer des directives contraignantes très difficiles à respecter en pratique. Le principe qui sous-tend son élaboration consiste à identifier des modèles alimentaires et des modes de vie qui, à une période et dans une situation données, sont associés à des populations présentant des niveaux de santé très élevés. Les recherches pour établir de tels modèles portent aussi bien sur la santé et la nutrition (épidémiologie et biologie) que sur les régimes alimentaires, la culture, l'histoire et les traditions culinaires.

> **Caractéristiques de l'alimentation méditerranéenne traditionnelle**
>
> 1) Abondance de produits végétaux, comprenant fruits et légumes frais, pommes de terre, pains et autres graines, haricots, légumes et fruits secs ;
> 2) Grande variété d'aliments peu transformés et, là où c'est possible, d'aliments de saison, frais et produits localement (optimisation du contenu en micronutriments et anti-oxydants) ;
> 3) Huile d'olive comme source principale de matières grasses, en substitution à d'autres huiles et matières grasses (parmi lesquelles le beurre et la margarine) ;
> 4) Graisses saturées apportant au maximum 7 à 8 % de l'énergie, la totalité des matières grasses apportant entre 25 et 35 % de l'énergie des régimes ;
> 5) Consommation quotidienne de quantités faibles à modérées de fromages et yaourts (les produits à faible teneur en matières grasses ou sans matières grasses peuvent être utilisés) ;
> 6) Consommation hebdomadaire de quantités faibles à modérées de poisson et de volaille (des recherches récentes suggèrent que la consommation de poisson pourrait être favorisée) et jusqu'à 4 œufs (y compris ceux utilisés dans les plats cuisinés) ;
> 7) Fruits frais tous les jours, notamment comme dessert habituel ; pas plus de quelques fois par semaine pour les sucreries qui contiennent des quantités significatives de sucre et de matières grasses saturées ;
> 8) Viande rouge quelques fois par mois (des recherches récentes suggèrent que sa consommation devrait être limitée à un maximum de 340 à 450 g par mois ; quand le goût est acceptable les parties maigres sont préférables) ;
> 9) Activité physique régulière pour maintenir un poids normal et favoriser le bien-être ;
> 10) Consommation modérée de vin, en général au cours des repas : environ 1 à 2 verres par jour pour les hommes et 1 verre pour les femmes. En ce qui concerne la santé, la consommation de vin devrait être considérée comme facultative et être évitée chaque fois qu'elle entraîne des risques, par exemple lors de la grossesse ou dans des situations exigeant vigilance.
>
> *Source : Adapté de Milio et Helsing, 1998*

La *pyramide méditerranéenne* décrit un régime qui s'applique à la plupart des adultes. Mais, pour une utilisation en éducation nutritionnelle, des adaptations sont probablement nécessaires pour les femmes, en particulier au cours de la grossesse et de l'allaitement, pour les jeunes enfants qui ont des besoins spécifiques pour leur croissance, et peut-être pour d'autres groupes de la population.

Cette pyramide n'a pas nécessairement une vocation universelle, d'autres régions du monde ayant des modèles culturels traditionnels correspondant aux recommandations internationales, en Asie par exemple. Elle a toutefois été proposée comme cadre général pouvant encourager des modifications favorables à la santé dans les régimes alimentaires habituels en Amérique du Nord et en Europe du Nord et de l'Est. Aux États-Unis, elle constitue ainsi le support des recommandations alimentaires actuelles. En Europe, la structure alimentaire proposée par cette pyramide peut être obtenue à partir de préparations culinaires propres aux cultures autres que celles du bassin méditerranéen. Dans la région méditerranéenne, elle peut servir de base pour perpétuer les régimes alimentaires traditionnels et leurs avantages, tout en les adaptant à l'évolution des modes de vie.

Au-delà, peut-on et doit-on formuler des recommandations sur la base de tel ou tel facteur pris isolément ?

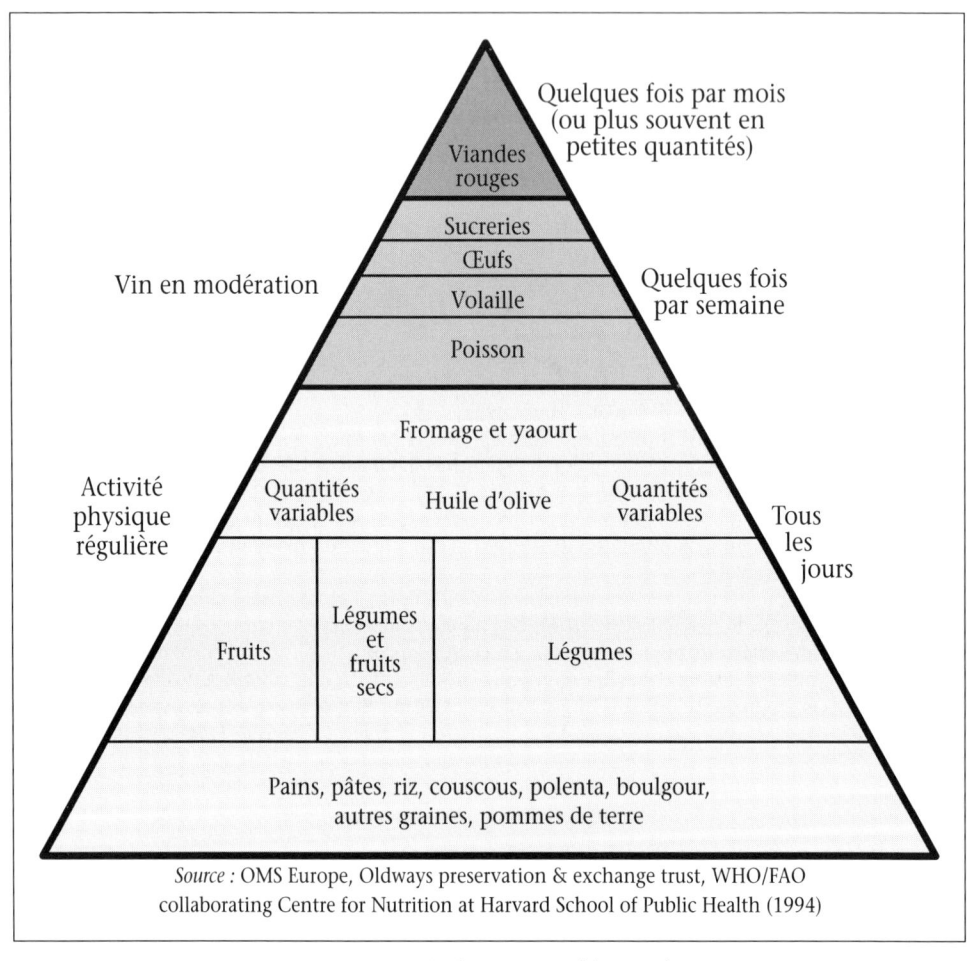

Figure 1. La pyramide alimentaire méditerranéenne :
un modèle traditionnel favorable à la santé et au bien-être.

Au niveau des nutriments, en particulier des anti-oxydants, le bilan des connaissances les plus récentes, dressé dans les chapitres « Bénéfice santé du modèle de consommation méditerranéenne » et « Huile d'olive, coproduits de l'huilerie d'olive et olive-fruit : données actuelles et perspectives concernant la relation aliment et santé », montre bien qu'il n'y a ni molécule miracle ni solution unique pour une nutrition optimale. Il serait ainsi fort hasardeux de se livrer à une sélection variétale (par exemple de l'olivier ou de la vigne) sur ces bases, alors que tout tend à indiquer que les enjeux se situent dans la conservation de la richesse variétale et des effets des terroirs, bref de la richesse des patrimoines. En revanche, il paraît tout à fait justifié de continuer les travaux sur :
– la variabilité des teneurs dans les produits (par exemple en un anti-oxydant particulier) et plus encore sur les associations existantes ;

– la transformation des aliments, dans une optique de conservation de la qualité et d'élaboration de produits d'usage pratique.

En ce qui concerne les aliments, le constat est le même : pas « d'effet aliment » isolé de l'ensemble de l'alimentation. Les résultats des recherches exposés dans les deux premières parties de l'ouvrage convergent ici avec les leçons qui peuvent être tirées de l'observation de divers aspects de l'alimentation méditerranéenne décrits dans la partie III : « Comportements alimentaires et pratiques culinaires » : multiplicité des techniques culinaires, des pratiques, des savoir-faire, des aliments. Ainsi, pratiquement aucun aliment n'est vraiment spécifique mais c'est leur combinaison qui l'est, ainsi que les variations saisonnières et la manière de les consommer.

Le vin constitue l'un des meilleurs exemples de cette exigence de globalité, dès lors qu'il s'agit de considérer les bénéfices de l'alimentation méditerranéenne pour la santé. Avec des modes de consommation très modérée au moment des repas, le vin fait partie à l'évidence de cet ensemble ; pourtant, et sans remettre en cause cette caractéristique, sa consommation ne peut être considérée que comme facultative, compte tenu d'un certain nombre d'autres effets indésirables (*encadré* « Caractéristiques de l'alimentation méditerranéenne traditionnelle »). On ne peut ainsi proposer des recommandations isolées qui pourraient légitimer le comportement des consommateurs excessifs et surtout laisser supposer à ceux qui ne boivent pas qu'ils le devraient.

Dès lors que cette globalité de l'alimentation méditerranéenne et de ses avantages est acceptée, se pose de manière aiguë, pour les pays de la région, les questions de sa réalité aujourd'hui, de son maintien, voire des conditions d'un renversement d'une évolution perçue le plus souvent comme défavorable. Mais au-delà, c'est peut-être une nouvelle manière de considérer l'alimentation, tout au long de la chaîne alimentaire, y compris dans ses conséquences à long terme pour la santé, qui est en jeu.

FACE AUX CHANGEMENTS : RETOURNER VERS LE PASSÉ OU PROMOUVOIR UNE IDÉE NEUVE ?

De nombreux éléments indiquent qu'on assiste en Europe, depuis plusieurs années, à une relative uniformisation des modes de vie et aussi des régimes alimentaires. Ainsi, en Italie et en Crète, les consommations de viandes, de produits laitiers et de graisses animales ont sensiblement augmenté depuis le début des années 1960 alors que dans le même temps, celles de pain, fruits, et même... d'huile d'olive diminuaient (Nestle, 1995). Dans beaucoup de pays de la région, un certain nombre de données suggèrent que ces changements alimentaires s'accompagnent d'une diminution généralisée de l'activité physique et de l'accroissement des taux d'obésité, de cholestérol élevé et d'hypertension, entraînant une élévation des taux de maladies coronariennes, de diabète et de certains cancers liés à l'alimentation. L'importance de ces changements est l'objet de controverses : certains pensent que l'alimentation méditerranéenne est en danger et que ses bénéfices pour la santé remis en cause, dans les pays mêmes de la Méditerranée (Nestle, 1995) ; d'autres considèrent que ses caractéristiques de base ont été maintenues, en dépit des changements récents, et que les avantages comparatifs des comportements alimentaires, en termes de statistiques vitales, sont toujours aussi nets (par exemple dans le Sud de l'Italie : Ferro-Luzzi et Branca, 1995).

Considérés globalement, les pays méditerranéens ont connu, par rapport aux divers avantages pour la santé évoqués précédemment, à la fois des changements négatifs – augmentation de la consommation de produits animaux, diminution de la consommation de céréales, notamment peu raffinées, et de légumes secs – et des changements positifs – augmentation de la consommation de fruits.

De fait, selon les situations, il pourra être nécessaire de renverser la tendance ou plus simplement de favoriser le maintien des facteurs favorables. Mais au-delà des changements, il faut aussi se souvenir que l'ensemble des facteurs du modèle traditionnel méditerranéen le plus favorable à la santé (celui présenté dans l'encadré 1) n'était réuni, au début des années 1960, que dans une partie très limitée de la région méditerranéenne. Si, dans une perspective de recherche d'une meilleure santé et d'un plus grand bien-être, l'objectif est de se rapprocher de ce modèle, alors il ne s'agit en rien de retourner à des habitudes alimentaires et à des modes de vie peut-être révolus, mais bien de se situer dans une perspective moderne d'adoption d'une alimentation et de modes de vie plus sains. Bien évidemment, cette perspective paraît, en théorie, beaucoup plus facile à atteindre dans les pays de la Méditerranée, dont les régimes alimentaires restent tous, dans une large mesure, beaucoup plus proches du modèle méditerranéen traditionnel, que ne le sont ceux des régions du nord de l'Europe.

Tout le monde s'accorde aujourd'hui pour reconnaître la multiplicité des facteurs – culturels, sociaux, économiques, institutionnels – qui influencent l'alimentation, dans la région méditerranéenne comme ailleurs, et le fait que si l'alimentation a une influence majeure sur la santé, bien d'autres facteurs sont à considérer. Les changements observés en Espagne depuis deux décennies, qualifiés de *Spanish paradox* en référence au fameux *French paradox*, illustrent parfaitement la complexité des relations alimentation/santé et l'importance des facteurs autres qu'alimentaires (Serra-Majem *et al.*, 1995). En effet, depuis 1976, le taux de mortalité par maladies cardiovasculaires a constamment baissé en Espagne. Or, les tendances de la consommation indiquent une augmentation pour la viande, les produits laitiers, les fruits et le poisson, et une diminution pour l'huile d'olive, le sucre et tous les aliments riches en glucides complexes. Bien que la consommation de matières grasses, en particulier de matières grasses saturées, ait augmenté significativement, ce changement ne s'est pas accompagné d'un accroissement du taux de mortalité par maladies coronariennes. Cette situation paradoxale pourrait s'expliquer par l'augmentation de la consommation de fruits et de poissons, l'extension de l'accès aux soins, l'amélioration du contrôle de l'hypertension et la réduction du tabagisme.

> Une étude récente révèle que la consommation de fruits et légumes en Espagne était en moyenne de 600 g/personne/jour au cours de la période 1992-1996 ; cette consommation, beaucoup plus élevée que dans la plupart des pays européens, était environ le double de celle observée en France et aux États-Unis à la même époque (EPIC Group of Spain : Agudo *et al.*, 1999).

La diversité des situations et des secteurs impliqués conduit naturellement à considérer que la survie de l'alimentation méditerranéenne dans la région qui a été son berceau, comme son extension à d'autres régions, passent par la définition et la mise en œuvre de politiques nutritionnelles globales.

Des politiques alimentaires et nutritionnelles globales et intégrées

Les politiques nutritionnelles peuvent se définir comme un ensemble d'actions concertées, fondées sur des principes scientifiques, visant à assurer à tous les groupes de la population la qualité et la sécurité de l'approvisionnement alimentaire, l'accessibilité à des aliments de prix abordables et correctement étiquetés, et à faciliter et encourager une utilisation des aliments favorables à la santé (Milio et Helsing, 1998). Elles concernent donc toutes les politiques sectorielles qui, impliquées à un degré ou à un autre dans l'alimentation, pourraient prendre davantage en compte la santé et le bien-être nutritionnel de la population dans leurs objectifs.

Ces politiques sont globales dans la mesure où elles portent à la fois sur l'offre alimentaire (production, transformation, distribution) et sur la demande (choix des consommateurs). Pour favoriser le développement de l'alimentation méditerranéenne dans une perspective moderne de prévention et de promotion de la santé, les politiques nutritionnelles doivent ainsi apporter des réponses aux trois questions suivantes (O'Brien, 1995) :

– Comment encourager des choix alimentaires à une large échelle ?
– Comment faciliter, le cas échéant, les évolutions nécessaires dans le secteur agricole ?
– Comment renforcer la contribution des produits transformés ?

L'intégration souligne l'importance de la coopération et de la coordination entre les différents secteurs concernés, au niveau central comme au niveau local, de la complémentarité entre les politiques agricoles et les politiques sanitaires, de l'adhésion et du soutien de l'industrie agro-alimentaire.

La notion de politique alimentaire et nutritionnelle n'est pas neuve, mais depuis les années 1950 jusqu'aux années 1980-1990, ces politiques ont été plutôt quantitatives (produire suffisamment d'aliments) et dominées par les questions concernant les producteurs et l'autosuffisance. Ainsi, une étude réalisée au cours des années 1980 dans 21 pays a montré qu'aucune de leurs politiques alimentaires n'avait d'objectif nutritionnel (OMS, 1990). En Europe, seules la Norvège et la Finlande avaient des politiques nutritionnelles explicites, basées sur les relations entre l'alimentation et les maladies chroniques et dégénératives. Pourtant, dès 1951, le premier comité FAO/OMS d'experts sur la nutrition déclarait qu'il y avait de bonnes raisons de supposer qu'une consommation excessive de sucre et de matières grasses notamment, pouvait conduire à des formes sérieuses de malnutrition (Helsing, 1997). Cette idée, novatrice à l'époque, était fort éloignée des priorités et des critères nutritionnels qui, dominant l'immédiat après-guerre, ont façonné de manière durable l'agriculture et l'industrie agro-alimentaire, en Europe et aux États-Unis, et sont aujourd'hui dépassés (Delpeuch et Maire, 1996). Ces priorités et ces critères sont tout autant éloignés des principes qui sous-tendent les bénéfices de l'alimentation méditerranéenne pour la santé. En partie à l'origine des dérives productivistes de l'agriculture et de l'agro-alimentaire dénoncées depuis quelques années, ils sont à l'évidence à revoir à l'aune de la demande sociale et des critères scientifiques actuels. Dès 1990, le groupe d'étude de l'OMS sur le régime alimentaire, la nutrition et la prévention des maladies chroniques, attirait l'attention sur l'acuité de cette question en Europe :

« Les politiques agricoles et économiques, qui sont naturellement liées à celles de la Communauté économique européenne, ne sont pas nécessairement compatibles avec les notions actuelles d'alimentation et de santé » (OMS, 1990).

L'idée du comité d'expert de 1951 allait donc trouver peu d'échos et mettre finalement près de 40 ans à être peu à peu acceptée. En Europe, le paysage a commencé à bouger sensiblement avec la première conférence intergouvernementale sur la nutrition au niveau mondial (Conférence internationale sur la nutrition – CIN –, Rome, 1992), qui a adopté une approche holistique des questions d'alimentation et de nutrition et a stimulé dans la plupart des pays l'élaboration de plans nationaux d'action, véritables précurseurs de politiques nutritionnelles contemporaines.

Dès 1994, 28 pays, sur les 33 que compte la région européenne de l'OMS, avaient préparé un plan d'action pour la nutrition. Les trois stratégies figurant le plus fréquemment étaient :
– l'amélioration de la qualité et de la sécurité des produits alimentaires ;
– la promotion de régimes alimentaires appropriés et de modes de vie sains ;
– l'évaluation, l'analyse et la surveillance de la situation nutritionnelle.

Dix-huit pays avaient également adopté, comme une de leurs stratégies, l'intégration dans différentes politiques sectorielles d'objectifs et de considérations d'ordre nutritionnel.

Dans ce contexte, les pays méditerranéens se trouvent dans une situation paradoxale face aux changements. En effet, dans ces pays il y avait traditionnellement peu de mobilisation politique et d'attention portée aux problèmes de santé publique liés à l'alimentation. Ce paradoxe s'explique certainement par des situations de départ plus favorables, en termes de statistiques vitales et de facteurs de risque, que celles de l'Europe du Nord. Un certain nombre de caractéristiques partagées par ces pays ont également été relevées et sont à prendre en compte pour la mise en œuvre de politiques nutritionnelles :
– recommandations alimentaires souvent irréalistes, peu adaptées à la situation des populations ;
– médicalisation excessive des actions, peu d'accent étant mis sur l'offre et donc sur la chaîne alimentaire ;
– confiance excessive dans les vertus du régime méditerranéen, pouvant conduire, par exemple à des consommations abusives d'huile d'olive, de vin et de fruits secs ;
– manque de coordination entre les secteurs de la santé et de l'agriculture ;
– problèmes législatifs divers (Serra-Majem *et al.*, 1997).

MISE EN ŒUVRE DES POLITIQUES NUTRITIONNELLES

Deux principes gouvernent l'élaboration des politiques nutritionnelles :
– aucune solution isolée n'est suffisante ;
– l'ensemble des stratégies et mesures nécessaires varie selon les situations.

Le cadre général (grandes options, principales étapes, aspects institutionnels) pour développer des politiques nutritionnelles en Europe a été décrit ailleurs (Milio et Helsing, 1998). Il paraît cependant utile de souligner quelques points clés par rapport à des objectifs de maintien et de promotion de l'alimentation méditerranéenne.

Les questions intersectorielles se situent au premier plan, comme le met en exergue le plan d'action pour la nutrition issu de la CIN :

« L'amélioration de la nutrition exige une coordination des initiatives des ministères compétents, des institutions et des bureaux qui travaillent dans divers domaines – agriculture, pêche, élevage, alimentation, santé, eau et travaux publics, ravitaillement, planification, finances, industrie, éducation, information, bien-être social et commerce. Elle exige également la coopération des universités et institutions de recherche, des entreprises de production, de transformation et de commercialisation des aliments, des services de santé, des éducateurs à tous les niveaux, ainsi que celle des médias et des organisations non gouvernementales qui interviennent dans ces secteurs » (CIN, 1992).

La prise en compte des différents intérêts en jeu est une nécessité, de même qu'un certain consensus entre les différents secteurs concernés, même si l'objectif principal reste la santé et le bien-être. Une des conditions est l'existence d'une structure où dialoguer et gérer la nature multifactorielle des questions, alors qu'en général diverses institutions sont en charge. Un organe de type consultatif paraît le mieux adapté pour :

– évaluer, analyser et suivre la situation ;

– définir les orientations générales et proposer des priorités d'action ;

– suivre leur mise en œuvre en liaison avec les différents secteurs concernés, publics et privés ;

– mettre au point les adaptations nécessitées par l'avancement des connaissances ou l'apparition de nouvelles technologies.

Le champ des politiques nutritionnelles est très vaste puisqu'il recouvre tout ce qui influence la demande et l'offre alimentaires. Les mesures potentielles sont donc multiples.

La demande alimentaire : les choix des consommateurs

L'information et l'éducation du public, sur les relations entre alimentation et santé, sont des tâches de longue haleine qui doivent faire l'objet d'un effort permanent et s'accompagner d'une formation à la nutrition dans tous les secteurs des professions médicales et de l'éducation, et de ceux qui sont en charge de l'alimentation collective et de la fabrication d'aliments. Les recommandations alimentaires et l'étiquetage nutritionnel des aliments fournissent également des informations qui, face à une offre alimentaire de plus en plus complexe, élargissent le choix d'aliments sains et de bonne qualité.

L'offre alimentaire : productions agricoles, transformation et distribution des produits, alimentation collective publique et privée

En dépit de la prise de conscience croissante des consommateurs du lien entre alimentation et santé, la capacité et/ou la volonté de changer peuvent rester limitées ou prendre beaucoup de temps. Des mesures de régulation jouant sur l'offre alimentaire (législation, standards de qualité et de sécurité, contrôles) se sont révélées maintes fois utiles, voire indispensables, et il n'y a aucune raison de penser que la promotion de l'alimentation méditerranéenne puisse y échapper. Les changements dans les caractéristiques de certains produits alimentaires offrent également un grand potentiel pour augmenter leur valeur nutritionnelle et diminuer leurs défauts. Par exemple, dans le domaine des carences en micronutriments, tels que le fer, l'iode ou la vitamine A, les programmes d'enrichissement ont fait leurs preuves. Dans le domaine de la prévention des maladies chroniques et de l'alimentation méditerranéenne, cela est toutefois beaucoup plus complexe. Enfin, des mesures économiques concernant la production et la consommation ne sont pas à exclure.

La prise en compte de la perception et du point de vue du public est essentielle pour le choix des composantes des politiques nutritionnelles. Cependant, une étude récente a montré que la qualité, le prix et le goût des aliments étaient, en Europe, les facteurs considérés par les consommateurs comme influençant le plus les choix alimentaires (Robertson, 1998) ; la sécurité des aliments est perçue comme représentant le plus grand problème pour la santé, alors que, dans le contexte européen, toutes les données scientifiques indiquent qu'une alimentation mal équilibrée a des conséquences à long terme sur la santé bien plus importantes. Faut-il pour autant seulement voler au secours de la victoire et se contenter d'assurer sécurité et prix bas, ou au contraire mettre aussi l'accent sur des actions favorisant un choix plus informé et responsable des consommateurs ?

Toutes les actions évoquées précédemment peuvent directement, ou indirectement au travers de changements dans les choix des consommateurs, impliquer des changements dans les secteurs de l'agriculture et de l'agro-alimentaire (Johnson, 1994). D'où l'importance d'une association très étroite de ces secteurs, pour des raisons évidentes d'efficacité et aussi pour que ces changements ne soient pas perçus comme des menaces, mais au contraire comme des opportunités d'innovation et d'amélioration de la compétitivité.

Enfin, un des éléments importants de succès est l'existence d'un volet de surveillance nutritionnelle qui fournisse une information, régulière, pertinente et de bonne qualité, sur l'alimentation et l'état nutritionnel de la population concernée, ainsi que sur les principaux déterminants de cet état (Maire *et al.*, 1999).

En conclusion, on peut dire qu'on connaît bien aujourd'hui l'ensemble des politiques, programmes et mesures, générales ou ciblées, qui peuvent contribuer au développement des politiques nutritionnelles. Reste à déterminer, à chaque fois, la meilleure combinaison de politiques et de programmes dans un contexte national ou régional spécifique.

Sur ce dernier point, l'évolution géopolitique de l'Europe fournit une nouvelle donne, avec notamment une double évolution : d'une part, un transfert de responsabilité des États vers le Parlement Européen et la Commission Européenne, la politique agricole étant un des exemples les plus marquants ; d'autre part, une décentralisation d'autres responsabilités des gouvernements des pays vers leurs régions. Ainsi, à la suite de la CIN, le gouvernement central de l'Espagne a donné mandat et ressources aux régions pour les questions de santé et de nutrition. Dans le cadre de son plan de santé, la Catalogne a développé la première politique nutritionnelle en Espagne *(encadré)*, considérée de ce fait comme modèle pour les autres régions (Serra-Majem *et al.*, 1997).

Entre politiques communes et politiques régionales spécifiques, le paysage institutionnel en Europe est devenu plus complexe et diversifié que jamais. Des études complémentaires sont indispensables, mais cette diversité offre déjà de multiples opportunités pour développer, en phase avec la réorientation générale des politiques sanitaires vers la prévention et la promotion de la santé, des politiques nutritionnelles novatrices favorisant l'alimentation méditerranéenne, et entraînant *in fine* les bénéfices pour la santé et le bien-être que tout le monde s'accorde maintenant à lui reconnaître.

La Catalogne espagnole : un exemple de politique nutritionnelle régionale

Les étapes principales pour établir des priorités :
– analyse soigneuse des principaux problèmes de santé publique en termes de mortalité, morbidité, invalidité, coûts économiques et sociaux ; estimation de la prévalence et des conséquences potentielles des facteurs de risque des maladies chroniques ;
– examen des bénéfices et de la faisabilité politique, institutionnelle et financière des diverses actions susceptibles de réduire ces problèmes de santé et leurs facteurs de risque ;
– identification des priorités sur les bases précédentes. Parmi les 13 problèmes de santé retenus, les 6 premiers sont directement liés aux habitudes alimentaires. Parmi les 18 actions sélectionnées, les interventions dans le domaine alimentaire sont classées au troisième rang.

Quelques caractéristiques :
– établissement d'objectifs alimentaires et nutritionnels ;
– généralisation des conseils diététiques dans les centres de santé ;
– contractualisation, notamment pour les activités préventives dirigées vers les problèmes de santé prioritaires, incluant la formation permanente des personnels impliqués dans les soins de santé primaires ;
– bien que le secteur de la santé soit dominant (la politique nutritionnelle est ici intégrée au plan de santé), l'importance d'autres secteurs (tels que l'agriculture, l'économie, l'industrie, le commerce, l'environnement, etc.) est reconnue et leur participation semble réelle ;
– existence d'un volet de surveillance comportant une évaluation globale du statut nutritionnel de la population catalane, le suivi des objectifs alimentaires et de la mise en œuvre des actions.

Adapté de Serra-Majem et al. 1997

RÉFÉRENCES

• Rapport final de la Conférence Internationale sur la nutrition. FAO, OMS, Rome, 1992 : 63 p.

• Delpeuch F, Maire B. Situation nutritionnelle dans le monde : changements et enjeux. *Cahiers Agricultures* 1996 ; 5 : 415-22.

• EPIC Group of Spain : Agudo, *et al.* Dietary intake of vegetables and fruits among adults in five regions of Spain. *Eur J Clin Nutr* 1999 ; 53(3) : 174-80.

• Ferro-Luzzi A, Branca F. Mediterranean diet, Italian-style : prototype of a healthy diet. *Am J Clin Nutr* 1995 ; 61(6 Suppl.) : 1338S-1345S.

• Helsing E. The history of nutrition policy. *Nutr Rev* 1997 ; 55(11 Pt 2) : S1-S3.

• Johnson SR. How nutrition policy affects food and agricultural policy. *J Nutr* 1994 ; 124 (9 Suppl) : 1871S-1877S.

• Keys A. Coronary heart disease in seven countries. *Circulation* 1970 ; 41 (Suppl. 1) : 1-211.

• Maire B, Beghin I, Delpeuch F, Kolsteren P, Remaut de Winter AM. La surveillance nutritionnelle : une approche opérationnelle et durable. Studies in Health Services Organisation & Policy. Antwerp : ITG Press 1999 ; 13.

• Milio N, Helsing E. European food and nutrition policies in action. WHO regional publications, European Series, 1998 ; n° 73. World Health Organization Regional Office for Europe. Copenhagen, 176 p.

- Nestle M. Mediterranean diets : historical and research overview. *Am J Clin Nutr* 1995 ; 61 (6 Suppl.) : 1313S-1320S.

- O'Brien P. Dietary shifts and implications for US agriculture. *Am J Clin Nutr* 1995 ; 61 (6 Suppl.) : 1390S-1396S.

- OMS. Régime alimentaire, nutrition et prévention des maladies chroniques : rapport d'un Groupe d'étude de l'OMS. Série de Rapports Techniques, 1990 ; n° 797, OMS, Genève, 229 p.

- Robertson A. Health, food, and nutrition policy. *Public Health Rev* 1998 ; 26(1) : 107-8.

- Serra-Majem L, Ferro-Luzzi A, Bellizzi M, Salleras L. Nutrition policies in Mediterranean Europe. *Nutr Rev* 1997 ; 55 (11 Pt 2) : S42-S57.

- Serra-Majem L, Ribas L, Tresserras R, Ngo J, Salleras L. How could changes in diet explain changes in coronary heart disease mortality in Spain ? The Spanish paradox. *Am J Clin Nutr* 1995 ; 61 (6 Suppl.) : 1351S-1359S.

- Trichopoulou A, Lagiou P. Healthy traditional Mediterranean diet : an expression of culture, history, and lifestyle. *Nutr Rev* 1997 ; 55 (11 Pt 1) : 383-9.

- Willett WC, Sacks F, Trichopoulou A, Drescher G, Ferro-Luzzi A, Helsing E, Trichopoulos D. « Mediterranean diet pyramid : a cultural model for healthy eating. » *Am J Clin Nutr* 1995 ; 61 (6 Suppl.) : 1402S-1406S.

Glossaire

Accident ischémique : « attaque » en langage populaire ou ramollissement cérébral. Au point de vue anatomo-pathologique, cela correspond à une zone qui a été privée de vascularisation pendant un certain temps.

α-tocophérol : vitamine E.

Acide α-linolénique : acide gras poly-insaturés de la série n-3, non synthétisé par l'organisme (dit essentiel) et présent essentiellement dans les végétaux.

Acide folique, ou folates ou vitamine B9.

Acides gras : constituants des graisses ou lipides, constitués de chaînes polycarbonées. Ils peuvent être saturés sur toutes leurs valences ou insaturés. Dans ce cas la chaîne polycarbonée a des doubles liaisons.

Acides gras n-3 : acides gras poly-insaturés dont la première double liaison se trouve sur le 3e atome de carbone de la chaîne polycarbonée.

Acides gras n-6 : acides gras poly-insaturés dont la première double liaison se trouve sur le 6e atome de carbone de la chaîne polycarbonée.

Adénomes : tumeurs bénignes.

Agrégation plaquettaire : phénomène physico-chimique permettant la formation du caillot sanguin.

Agoniste : capable de stimuler une sécrétion endo- ou exocrine.

Amines aromatiques hétérocycliques : substances chimiques dont le cycle est composé d'atomes de carbone associés à d'autres atomes (O, N, etc.).

Antagoniste : capable d'inhiber une sécrétion endo- ou exocrine.

Anti-hypercholestéromique (effet…) : la cholestérolémie (ou teneur en cholestérol plasmatique) moyenne (dite normale) chez l'adulte est de l'ordre de 2,15 g/l. L'hypercholestérolémie franche commence à partir de 2,5 g/l. Un effet anti-hypercholestérolémique définit l'action d'une substance qui s'oppose à l'hypercholestérolémie, qui tend donc à maintenir une cholestérolémie dans la gamme dite normale des valeurs.

Athérome : signature anatomo-pathologique de l'artériosclérose. La plaque athéromateuse qui rigidifie les parois artérielles est constituée de cellules spumeuses (macrophages ayant phagocyté les LDL-oxydées).

β-glycuronidase : enzyme capable de déconjuguer les composés à forme glycuronée.

Butyrate : acide gras à chaîne courte synthétisé par la flore bactérienne colique à partir de substrat polysaccharidique.

Cancérigène : facteur de diverse nature susceptible d'induire un processus cancéreux.

Carbonyl-amine : liaison entre un atome de carbone et un groupement aminé.

Caroténoïdes : large famille des composés hydrocarbonés, les carotènes, dont certains sont oxygénés, les xanthophylles. Dans notre alimentation, les carotènes les plus fréquents sont le lycopène, l'α- et le β-carotène, et les xanthophylles les plus fréquents, la β-cryptoxanthine, la lutéine, et la zéaxanthine. L'α- et le β-carotène, et la β-cryptoxanthine sont des pro-vitamines A.

Cholestérol-HDL : ou « bon cholestérol » associé aux lipoprotéines à haute densité, qui le transportent hors des cellules.

Cholestérol-LDL : ou « mauvais cholestérol » associé aux lipoprotéines à faible densité, qui le transportent à l'intérieur des cellules.

Cholesteryl-ester transférase : enzyme impliquée dans le métabolisme du cholestérol HDL.

Cohorte : échantillon de population présentant une ou plusieurs caractéristiques communes faisant l'objet d'une étude épidémiologique prospective ou rétrospective ; par exemple, les femmes de la MGEN, les employés de Gaz de France.

Composés phénoliques : composés chimiques comportant une ou plusieurs structures phénoliques leur conférant un pouvoir anti-oxydant.

Crucifères : famille de végétaux, comprenant les choux et les chicorées, caractérisée par une fleur en forme de croix.

Daidzéine : une isoflavone de la famille des flavonoïdes.

DHA : acide gras poly-insaturé de la série n-3, acide docosohexaénoïque.

Effet antifibrillaire : la fibrillation du myocarde est un des aspects de la pathologie cardiaque.

Effet dose-réponse : il existe une relation linéaire entre l'exposition (la dose) et l'effet observé (la réponse) ; par exemple, plus on consomme de fruits et légumes, plus le risque est faible de développer un cancer des voies aéro-digestives supérieures.

Enzymes de phase I : ce sont essentiellement les cytochromes ; ils participent à de nombreuses réactions métaboliques dans l'organisme, mais sont aussi capables d'activer des pro-carcinogènes en carcinogènes.

Enzymes de phase II : ils participent à de nombreuses réactions de détoxification, et sont donc capables d'éliminer des carcinogènes.

EPA : acide gras poly-insaturé de la série n-3, acide eicosapentaénoïque.

***Ex vivo* (mesure...) :** la mesure d'un paramètre biologique *ex vivo* consiste à prélever un échantillon représentatif (de plasma par exemple) *in vivo* et à pratiquer ensuite la mesure *in vitro* de ce paramètre. Entre ces deux étapes, il peut exister des étapes intermédiaires de séparation et de purification.

Fer héminique : fer lié à des protéines particulières comme l'hémoglobine ou la myoglobine.

Ferritine : protéine de transport du fer.

Fibrinogène : protéine impliquée dans la formation du caillot sanguin.

Flavonoïdes : famille de composés polyphénoliques naturels, comportant les flavonols, flavanols et anthocyanidines.

Génistéine : un isoflavonol de la famille des flavonoïdes.

Graisses saturées : acides gras ne comportant pas de double liaison.

HDL : abréviation de l'expression anglaise *high density lipoproteins*, en français lipoprotéines de haute densité. Elles sont considérées comme le bon transporteur du cholestérol.

Homocystéine : produit intermédiaire sur la voie de la méthionine dont l'accumulation survient lors de déficit en folates.

Hydrates de carbone amylacés : glucides polysaccharidiques constitués essentiellement d'amidon.

Hydroxytyrosol : composé phénolique présent dans l'huile d'olive.

IMC : l'index de masse corporelle, comme son nom l'indique, rend compte de la masse du corps en prenant en considération le poids mais aussi la taille. Il se calcule en divisant le poids en kg par le carré de la taille en mètres : ainsi, un sujet pesant 70 kg et mesurant 1 m 80 n'aura pas le même IMC qu' un sujet pesant 70 kg et mesurant 1 m 65 (respectivement 21,6, IMC normal, et 25,9, IMC de surpoids).

In vitro : expérience conduite dans un tube à essai, ou dans un modèle de culture cellulaire, faisant intervenir un nombre limité de paramètres contrôlés par l'expérimentateur.

In vivo : expérience conduite chez l'animal faisant participer les voies métaboliques physiologiques ; *ex vivo :* une expérience ou une manipulation diététique est conduite chez l'homme, et l'un des composants de son organisme que l'on veut spécifiquement étudier (par exemple, les particules LDL) est prélevé et introduit dans un modèle *in vitro*.

Intervalle de confiance : les calculs statistiques tiennent compte des erreurs possibles dans les mesures des expositions aux facteurs de risque et aussi des variations individuelles normales. De ce fait, un risque relatif estimé est toujours accompagné d'une fourchette de valeurs qui donne les limites de la probabilité ; c'est l'intervalle de confiance.

Kaempférol : flavonol de la famille des flavonoïdes.

LDL : abréviation de l'expression anglaise *low density lipoproteins*, en français lipoprotéines de basse (ou faible) densité. Elles sont considérées comme le mauvais transporteur du cholestérol.

Lignane : précurseur végétal des phyto-œstrogènes.

Lipase : enzyme hydrolysant les lipides.

Lipides : graisses.

Lipides membranaires : lipides contenus dans les membranes cellulaires.

Lipo-oxygénase : enzyme de la voie métabolique de l'acide arachidonique à l'origine des leucotriènes.

Mésothéliome : forme particulière de cancer du poumon, situé au niveau de la plèvre.

Métastases : constitution de tumeurs secondaires par essaimage des cellules malignes, à partir d'une tumeur primaire.

Méthionine : acide aminé soufré.

Molybdène : oligo-élément minéral.

Nécrose : mort cellulaire.

NO : oxyde nitrique, facteur relaxant des muscles lisses.

Œstrogène : hormone sexuelle majoritairement présente chez la femme. *Œstradiol* et *œstrone*, métabolites des œstrogènes.

Oleuropéine : composé phénolique présent dans l'huile d'olive.

Paramètres lipidiques humoraux : composés mesurés dans le sang qui ont trait au métabolisme lipidique : cholestérol total, cholestérol-LDL et HDL, triglycérides, etc.

PGH synthétase : enzyme de la voie métabolique de l'acide arachidonique à l'origine des prostaglandines.

Phyto-œstrogènes : composés ayant une structure proche des œstrogènes humains mais dérivés de produits végétaux, essentiellement isoflavonoïdes et lignanes.

Phospholipase : enzyme hydrolysant les phospholipides.

Pro-oxydant : composé ou mécanisme capable d'induire un stress oxydatif.

Quercétine : flavonol de la famille des flavonoïdes.

Radical hydroxyle : radical OH^- extrêmement oxydant.

Radicaux libres : espèces chimiques comportant un nombre d'électrons impair sous une forme particulièrement propice à l'oxydation.

Réaction de Fenton : réaction au cours de laquelle un métal de transition (le fer le plus souvent) rentre dans une réaction chimique conduisant à la production de radical hydroxyle.

Récepteur des œstrogènes : structure cellulaire capable de se lier spécifiquement aux œstrogènes. On distingue plusieurs formes, dont le récepteur α (présent dans le tissu mammaire et les ovaires), et le récepteur β (également présent dans le tissu mammaire mais aussi dans d'autres tissus de l'organisme, os, cerveau, paroi vasculaire).

Stress oxydatif : agression cellulaire de type oxydatif.

Triglycérides : esters de glycérol et d'acides gras.

Tyrosine kinase : enzyme impliquée dans la prolifération cellulaire.

Xénobiotiques : composés étrangers au monde vivant, généralement contaminant chimique introduit par l'alimentation.

Index

A

Acides aminés 31, 103, 107, 137, 139, 140, 142, 147.

Acide folique 13, 14, 100, 101.

Acides gras 9, 10, 31-37, 56-60, 62, 64, 66, 73-78, 80, 85, 86, 106, 107, 137, 139, 140, 142, 148-150.

– poly-insaturés 35, 36, 58, 73, 75, 78, 79, 142, 149, 150.

– saturés 34, 57, 58, 60, 75, 156.

Acide linoléique 36, 57, 58, 60.

Acide oléique 35, 55, 57-60, 67, 148, 149.

Acides phénols 62-67, 86, 88-90, 92, 93, 101, 102, 111.

Activateurs des enzymes de conjugaison 102.

Activité anti-oxydante spécifique 64, 65.

Agents réducteurs 102.

Alcools triterpéniques 60.

Alimentation méditerranéenne traditionnelle 80, 115, 119, 155-157.

Anthocyanidoles 110, 111.

Anti-oxydants 8-11, 13, 20, 26-29, 36, 38, 61, 63, 66, 67, 76, 82, 86, 93, 94, 100-102, 107, 131, 137, 142, 143, 147-149, 151, 156-158.

– autres 22, 36.

Appareil digestif 59.

Apport calorique 9, 33, 36.

Athérome 13, 59, 83, 86, 92.

Athérosclérose 59, 65, 66, 82, 86, 92-94.

B

Bénéfice santé 3, 55, 81, 82, 99, 100, 107, 109, 147, 149, 151, 152, 158.

Bêta-carotène 20.

Beurre 9, 33, 34, 37, 125, 146, 157.

Biodisponibilité 61, 82, 89, 94, 101-103, 107, 137, 139, 140, 152.

– des polyphénols 88.

β-sitostérol 61.

C

Cancer 5-10, 14-34, 36-40, 59, 60, 66, 73, 74, 99, 115, 147, 151, 152, 159.

Caroténoïdes 11, 15, 19-24, 27, 100, 101, 140, 143.

Index

– autres 18.

Carte génétique 62.

Cataracte 9, 29, 67.

Cellules spumeuses 83.

Cellulose 104-106.

Céréales 9-11, 14, 17-19, 99, 103, 106, 107, 115, 120, 121, 127, 129, 138, 140, 146, 147, 153, 155, 160.

– complètes 17, 103, 106, 147.

– raffinées 17.

Chélateurs de métaux 61, 102.

Cholagogue 59.

Cholestérol 7, 11, 13, 30, 33-38, 40, 56, 58, 60, 61, 82, 93, 103, 106, 116, 146, 159.

Cholestérolémie 30, 35, 37, 56, 57, 82, 116.

Comportements alimentaires 37, 119, 120, 122, 126, 146, 147, 150, 155, 159.

Composés phénoliques 13, 27, 29, 36, 37, 60-63, 65, 68, 87, 88, 100-102, 110-112, 140, 142, 149.

–, structures chimiques des principales classes 112.

Composés soufrés 27, 101.

Conditions de conservation 76.

Consommation de viande 9, 29-32, 57, 74, 151.

Coumestanes 103.

Cultivars 62.

Cystéine 107, 142.

D

Daidzéine 27, 103, 110.

Dégénérescence maculaire 29.

Densité nutritionnelle 100.

E

Effets défavorables 140.

– favorables 82, 140.

Eléments minéraux 100, 103, 137, 140.

Endothélium 83.

Ensoleillement 35, 39, 40, 146.

Epidémiologie analytique 3.

Epidémiologie descriptive 3.

ERO 92, 93.

Espèces réactives de l'oxygène 84, 92.

Etudes cas-témoins 4, 15, 17, 18, 32, 33, 85.

– d'intervention 5, 6, 12, 18, 20, 22, 28, 29.

– prospectives 4, 10, 13, 16-18, 22, 30, 32, 36.

F

Facteurs antinutritionnels 100, 107, 137, 140.

Féculents 125, 129, 146, 147.

Fibres 9, 10, 11, 17, 18, 36, 100, 102, 104-106, 108, 109, 115, 116, 119, 131, 137, 139, 140, 147, 156.

–, effets physiologiques 115.

–, principales sources 109, 115, 116.

– alimentaires totales 115.

– insolubles 104, 106.

– solubles 11, 104, 106, 115, 116.

Flavanols 27, 86, 88-90, 110, 111.

Flavanones 110, 111.

Flavones 62, 63, 110, 111.

Flavonoïdes, famille des 13, 27, 62, 63, 67, 89, 101-103, 110-112, 156.

Index

Fromage 33, 34, 124, 125, 129, 149.

Fruits 7-11, 13-17, 19, 20, 22, 28, 29, 61, 99, 100, 101, 103, 106, 107, 110, 111, 115, 116, 119-121, 125, 127, 130, 146-149, 151, 153, 155, 157, 159, 160, 162.

G

Gamma-glutamyl-transférase (GGT) 38, 81.

Génistéine 13, 27, 103, 110.

GGT, voir gamma-glutamyl transférase.

Glucides 75, 106, 107, 129, 139, 147.

– complexes 100, 160.

Glucosinolates 27, 29, 101.

Glutathion-peroxydase 28, 103.

Gommes 104, 106.

H

HDL, voir *high density lipoproteins*.

Hémicellulose 104, 105, 125.

Herbes 9-11, 40, 123, 128, 155.

High density lipoproteins 11, 33, 35, 37, 38, 58, 82.

Huile d'olive 9, 11, 35-37, 55-64, 66, 67, 100, 110, 127, 146, 148, 149, 155, 157-160, 162.

Hydrocarbures 60.

I

Identification variétale 62.

Indice de qualité du régime (IQR) 146.

Inhibiteurs d'enzymes 106, 139.

Innovations agro-alimentaires 145.

Intima 83.

Intolérance au gluten 147.

Isoflavones 19, 102, 103, 110, 111.

Isothiocyanates 27, 29, 101.

L

Lait 9, 19, 33, 34, 57, 79, 125, 130, 138, 140, 142, 149, 153.

LDL, voir *low density lipoproteins*.

LDL, oxydabilité des 59, 64, 84, 149.

LDL oxydées 13, 67, 82, 83, 149.

Légumes 7-11, 13-17, 19, 20, 22, 28, 29, 40, 99, 100, 101, 103, 106, 107, 110, 111, 115, 119-121, 123-125, 127, 130, 142, 146-148, 151, 153, 155, 157, 160.

Légumineuses 9-11, 13, 17, 19, 100, 101, 103, 106, 107, 111, 124, 129, 140, 147, 151, 155.

Lignanes 17, 19, 20, 103.

Lignine 102, 104, 105, 106, 115.

Lipides 9, 18, 31-34, 36, 55, 56, 58-60, 75-79, 82, 83, 100, 103, 106, 107, 126, 142, 146, 150, 155, 156.

– saturés 56, 116.

Low density lipoproteins 11, 13, 30, 33, 34, 35, 36, 37, 56, 58, 59, 61, 63, 64, 65, 66, 82, 83, 84, 85, 86, 87, 90, 91, 93, 101, 102, 103, 116.

LTB4 74, 92.

Lysine 103, 107.

M

Macrophages 59, 66, 93.

Maladies cardiovasculaires 7, 9-11, 13, 29, 30, 32, 33, 35, 37-40, 56, 73, 74, 81, 86, 99, 101, 102, 116, 119, 132, 147-149, 151, 152, 160.

Index

Margines 60, 61, 63, 67.

Maturité 61, 122, 149.

Méthionine 13, 101, 107, 142.

MONICA 38, 81.

Monocytes 66, 83, 93.

N

Nouvelles pratiques agricoles 145, 146.

Nutriments 3, 4, 10, 12, 17, 20, 22, 28-30, 74, 100, 105, 119, 137, 139, 140, 145, 147, 149, 152, 158.

O

Oleuropéine 36, 61.

Olive 36, 55, 57, 60-62, 64, 66, 67, 100, 110, 111, 129, 148, 158.

Ostéoporose 34, 35, 39, 67.

P

Paroi d'un vaisseau 83.

Partie glycéridique 60.

Pectines 104-106.

Peroxydation 101.

Phyto-œstrogènes 19, 34, 100, 103, 106, 110.

Phytostérols 61.

Piégeurs de radicaux libres 61, 102.

Poisson 9, 30, 32, 33, 73-76, 79, 80, 130, 146, 150, 151, 157, 160.

Politiques nutritionnelles 145, 155, 160-165.

Polymorphisme génétique 31, 38.

Polyphénols 9, 13, 27, 60-67, 84, 86-94, 100, 102, 104, 109-111, 142, 148, 151, 152, 156.

Potassium 14, 103.

Pratiques culinaires 119-121, 126, 127, 146, 147, 150, 155, 159.

Processus athérogénique 59, 83, 92.

Procyanidines 86, 88, 90, 92, 102.

Produits riches en eau 100.

Propriétés anti-oxydantes 27, 61, 84, 86, 100, 101, 103, 149.

Protéines 19, 31, 35, 75, 77, 88, 89, 100, 104, 106, 107, 139, 140, 142, 147, 149, 150, 151.

Pyramide méditerranéenne 146, 157.

Q

Qualités nutritionnelles 139.

– sensorielles 139, 142.

R

Radicaux libres 30, 32, 63, 83, 85, 86.

Recommandations 40, 74, 116, 119, 120, 145, 150, 156, 157, 159, 162, 163.

Résistance à l'oxydation 79, 84, 86, 90.

Risque cardiovasculaire 11, 14, 37, 56-58, 74, 81, 82, 84, 85, 116.

S

Score de diversité alimentaire (SDA) 146.

Score de variété alimentaire (SVA) 146.

Sécurité sanitaire de l'aliment 142.

Sélection 24, 62, 149, 158.

Sélénium 28, 66, 103.

Sodium 103.

Squalène 60, 61.

Index

Stérols 60, 61.

Stries lipidiques 59, 93.

Surveillance nutritionnelle 164.

Syndrome d'insulino-résistance 9, 10, 18, 31, 37.

T

Tanins 102, 106, 111.

Techniques de conservation 76, 129.

Temps de latence 64, 86, 91.

Teneur en eau 152, 153.

Terpènes 27, 29, 101.

Tocophérols 60.

Traitements technologiques 137, 140, 141.

Transméthylation 101.

Triglycérides 33, 61, 75, 139.

V

Valeur nutritionnelle 100, 137, 140, 141, 147, 148, 164.

Variétés 61-63, 129, 147-149.

Vésicule biliaire 59.

Vieillissement cognitif 29.

Vin 7, 9, 37-39, 60, 81, 82, 86-94, 100, 102, 110, 111, 125, 129, 146, 151, 152, 155, 157, 159, 162.

Vitamines 6, 10, 13, 22, 25, 27, 28, 100, 101, 131, 137, 139, 140, 142, 147, 149, 156.

Vitamine B12 100, 101.

Vitamine C 7, 12, 14, 15, 21, 22, 25-28, 100, 101, 103, 107, 140, 142.

Vitamine E 11-13, 22, 25-29, 36, 60, 65, 66, 77, 85, 86, 90-93, 100, 101, 140.

Y

Yaourts 33, 34, 146, 149, 157.

Achevé d'imprimer par Corlet, Imprimeur, S.A.
14110 Condé-sur-Noireau (France)
N° d'Imprimeur : 43887 - Dépôt légal : février 2000
Imprimé en U.E.